Peter Gibbons / Philip Tehan

Foreword by Timothy W. Flynn

Photographs by Tim Turner / Effie Coleman / Shane Coleman

MANIPULATION of the SPINE, THORAX and PELVIS

FOURTH EDITION

脊柱、胸廓和骨盆手法治疗

第 4 版

编　著　〔美〕彼得·吉本斯
　　　　　　　菲利普·泰汉

主　译　王拥军

天 津 出 版 传 媒 集 团

天津科技翻译出版有限公司

著作权合同登记号：图字：02-2020-361

图书在版编目(CIP)数据

脊柱、胸廓和骨盆手法治疗 / (美)彼得·吉本斯
(Peter Gibbons)，(美)菲利普·泰汉(Philip Tehan)
编著；王拥军主译.—天津：天津科技翻译出版有限
公司，2024.2
书名原文：Manipulation of the Spine, Thorax
and Pelvis, fourth edition
ISBN 978-7-5433-4409-9

Ⅰ.①脊… Ⅱ.①彼… ②菲… ③王… Ⅲ.①脊柱病
-诊疗 ②胸腔疾病-诊疗 ③骨盆-骨疾病-诊疗 Ⅳ.
①R681.5 ②R561 ③R681.6

中国国家版本馆 CIP 数据核字(2023)第 217147 号

Elsevier(Singapore)Pte Ltd.
3 Killiney Road, #08-01 Winsland House I, Singapore 239519
Tel: (65)6349-0200; Fax: (65)6733-1817

授权单位：Elsevier (Singapore) Pte Ltd.
出　　版：天津科技翻译出版有限公司
出 版 人：刘子媛
地　　址：天津市南开区白堤路 244 号
邮政编码：300192
电　　话：(022)87894896
传　　真：(022)87893237
网　　址：www.tsttpc.com
印　　刷：山东临沂新华印刷物流集团有限责任公司
发　　行：全国新华书店
版本记录：787mm×1092mm　16 开本　16.75 印张　350 千字
　　　　　2024 年 2 月第 1 版　2024 年 2 月第 1 次印刷
　　　　　定价：148.00 元

(如发现印装问题，可与出版社调换)

译者名单

主　译　王拥军

副主译　崔学军　孙悦礼

译校者　(按姓氏汉语拼音排序)

崔佳雯　崔学军　戴宇祥　李　淦

李俊文　李桌瑶　马增斌　苗　成

倪国栋　浦佩珉　孙悦礼　王晓赟

王拥军　姚　敏　郑　重　周爱芳

编者名单

编者

Peter Gibbons MB BS DO DM-SMed MHSc
Adjunct Associate Professor, Department of Rehabilitation Sciences,
College of Allied Health,
Oklahoma University Health Science Center, USA

Philip Tehan DO DipPhysio MHSc
Adjunct Associate Professor, College of Health & Biomedicine,
Victoria University, Australia
Adjunct Associate Professor, Department of Rehabilitation Sciences,
College of Allied Health,
Oklahoma University Health Science Center, USA

序言作者

Timothy W. Flynn, PT PhD OCS FAAOMPT
Professor, School of Physical Therapy, South College, USA
Executive Team, Evidence in Motion, USA

图片提供者
Tim Turner
Effie, Shane Coleman

中文版前言

　　整脊手法,常被用来治疗脊柱、胸廓和骨盆等区域的疼痛和功能障碍。相关从业人员想要熟练掌握这些技术,需要经过专业的培训、实践,并建立触诊和动作分析的技巧。本书针对手法治疗从业人员和初学者,详细介绍了高速低幅(HVLA)推挤这项手法技术,尤其强调不同关节的对应体位、手势以及发力速度和幅度。HVLA推挤技术也被称为整脊手法或关节松动术 V 级手法,与中医推拿手法中的"扳法"类似,即用双手向同一方向或相反方向用力,使受术关节向某一特定方向运动的手法。

　　这类手法技术在生物力学和力学生物学方面都具有一定的优势:①扳法能够调整颈椎关节相对不正的状况;②扳法能够刺激或激活相关核心肌群的感受器,从而对相关组织(筋、骨、肉)进行良性调节,让相关肌群在被激活后进行自我修复;③关节在极限位或邻近失稳状态下,施予巧力闪动,可将相关组织回归到相对平衡的、舒适的位置;④脊柱两侧的相关拮抗、协调肌群在瞬间被拉伸后得到松解和强化,从而让双侧肌群达到相对平衡状态。

　　中医认为,"筋""骨"紧密相连,各归其位,通过筋的"束骨"作用,维系骨关节及其与周围组织的正常结构关系,二者处于动态平衡,并完成生理范围内的各种功能活动,即"筋骨和合"。《素问·五脏生成篇》提及"诸筋者皆属于节"。"骨张筋",骨对筋具有支撑作用;"筋束骨",筋对骨起约束作用。对于"骨错缝,筋出槽"的认识,古代医家多有论述,如《医宗金鉴·正骨心法》指出:"骨节间微有错落不合缝者"即指"骨错缝";《仙授理伤续断秘方》对"筋出槽"已有"差爻""乖张""偏纵"等表述,而《伤科大成》则述及"弛纵、卷挛、翻转、离合各门……"等不同分类。"骨错缝、筋出槽"最常见于脊柱退行性疾病。

　　脊柱的筋骨系统就像帆船的桅杆和缆绳,桅杆(脊柱)歪了,是桅杆本身问题,还是固定桅杆的缆绳群(肌肉软组织)长短不平衡呢?真正的调衡是诊疗一体的,并非依赖一招一技,采用最恰当的技术或手法(针对骨与关节的整脊手法和针对肌肉软组织的松解手法),有效解决动静失衡问题(本),疼痛与痉挛的恶性循环(标)自然就迎刃而解,此乃"筋柔骨正"也。临床中要根据不同的适应证而确定整治方案,合理地使用 HVLA 推挤技术,从而消除引起肌肉紧张的病理环节,最终解除患者的病痛。

当然,并不是对所有的患者都使用该技术,在操作时要注意以下几点:①熟悉解剖位置;②详细询问病史,结合患者的体格检查和影像学资料做出诊断;③必须果断,用力要稳,两手动作配合要协调一致,扳动幅度不要超过各关节的生理活动范围,手法宜轻巧、准确;④严格把握推拿的适应证和禁忌证,要排除肿瘤、结核、骨折等;⑤切勿将弹响声作为判断复位成功的唯一标准。

该操作对术者的技术水平和解剖知识要求较高,手法的实施存在一定的风险,在操作中将风险控制在最低程度,应该引起每一位医生的重视。

序 言

　　我非常荣幸能为《脊柱、胸廓和骨盆手法治疗》第 4 版作序。本书前 3 个版本的序言由已故的 Philip Greenman 医生（医学博士，FAAO）撰写。他对我的教导，还有他对我能力的信任和他个人的指导，促进了我在手法医学研究和实践方面的事业。我们对他所做出的贡献深表感谢，使我们能在手法医学实践的基础上继续发展。

　　直至现在，我们尚未能以一致和有效的方式治疗脊柱疼痛。事实上，我们还继续走在过度使用医学影像、药物治疗、脊柱注射和脊柱手术的路上。这些典型的侵入性和有害的治疗并没有减缓脊柱疼痛的流行，反而增加了慢性疼痛的人数。如果说有一线希望的话，那就是有源源不断的研究表明，由充满爱心和同情心的医生提供的手法治疗、锻炼和患者教育不仅安全有效，而且其对个人和社会的经济负担也较低。

　　手法治疗方面的专业知识要求从业者致力于手法治疗的精益求精。本书的主要目的是为脊柱手法专业知识的发展和完善提供框架。作为手法治疗的老师，我经常问我的学生，当他们进行口腔或身体检查时，他们更喜欢牙医或临床医生有一双温柔体贴的手，还是有一双粗暴的手？我还没有发现有学生喜欢后者。这部著作的重点是教导从业者要拥有一双温柔的治疗之手，并指导患者以舒适和放松的姿势进行治疗。此外，本书还讨论了围绕患者同意的重要问题，并在相对风险较大的背景下讨论了安全问题。书中还提出从业者要反思自己是如何进行手法治疗的，因此重点是要不断改进和完善自己的技能。

　　总之，我敦促手法治疗师们不仅要阅读图书，还要花时间培养温柔的双手、卓越的身体意识和关怀的语言，这些都是手法艺术和科学的一部分。

Timothy W. Flynn

PT, PhD, OCS, FAAOMPT

美国南方学院物理治疗学院教授

EIM 执行团队带头人

前　言

随着临床实践中有关操作技术使用知识的增加,《脊柱、胸廓和骨盆手法治疗》第 4 版也得到了相应的更新。为实现以证据为基础、以患者为中心的健康护理方针,现代医生需要利用现有的最佳证据为临床实践提供信息,并认识到知情同意的法律和道德要求,第 4 版反映了这些实践要求。

在选择治疗时,患者的舒适度和安全性仍然是主要考虑因素。一些操作方法使用充分的杠杆作用、端部压迫和障碍技术,这可能使患者感到不舒服。本文提出了一种方法,使用最小的杠杆,以安全有效的方式实现关节的空化,并使患者感到舒适。

似乎缺乏证据表明颈部操作和脑卒中之间有很强的联系,或者没有任何关联。目前的生物力学证据不足以确定颈椎 HVLA 推挤技术会导致颈动脉夹层和随后的脑卒中。在目前知识的基础上,颈部操作后发生脑卒中的绝对风险是未知的,但很可能是非常小的,并且在过去被严重高估了。证据支持这样一种观点,即患者可能因正在进行的剥离而出现颈部疼痛和(或)头痛,这需要将重点转向早期发现颈动脉剥离患者。研究证据表明,颈椎动脉疾病的预处理筛查功能无效且缺乏临床效用。本书内容已经更新,以适应当前的研究发现:有关颈动脉功能障碍及颈部操作和脑卒中之间的联系。

我们的目标仍然是提供一本综合性著作,其中的内容涉及 HVLA 推挤技术的所有方面,以便从业者可以在适当的情况下安全地使用这些技术。研究证据支持脊柱手法治疗相关的风险较低,也有越来越多的证据证明其临床疗效,特别是在多模式方法中应用时。自第 3 版出版以来,支持应用 HVLA 推挤技术的很多研究和指南已经发表,这些均纳入第 4 版。对椎间盘病变和神经根病患者应用脊柱手法治疗的证据基础也已经更新和扩大。第 4 版也回顾了使用脊柱手法治疗妊娠期女性和儿童病变方面的证据。

对于一种常用的治疗方法,令人惊讶的是有如此有限的资源支持 HVLA 推挤技术的学习和技能改进。 HVLA 推挤技术的学习大多依赖于个人指导和演示。 目前关于整骨疗法技术的书籍和手册仍然屈指可数,其中很少有专门与推挤技术相关的书籍和手册。

本书中介绍的材料是为响应 **40** 年来本科生和研究生的学习需求而开发的。新手要掌握基本功,有经验的练习者要反思自己的表现,不断完善每一个推挤技巧。根据我们的经验,书中使用的结构化、逐步式格式和丰富图像提供的视觉强化已成功地帮助了 **HVLA** 推挤技术的有效实现所需的心理运动技能的初始发展和后续改进。

Peter Gibbons

Philip Tehan

致　谢

在前 3 个版本中,我们感谢那些为本书的改进而做出贡献的同事。我们承认,本科生和研究生的不断提问,对本书内容的打磨做出了重大贡献。

Tim Turner 为所有版本提供了照片,Effie 和 Shane Coleman 为第 4 版提供了新的照片等材料。我们要感谢他们在摄影会议期间的耐心和理解。我们感谢 Andrea Robertson 在作为照片和视频模特时的耐力,也感谢 Sarah Sturges 和 Alastair Tehan,他们是第 4 版中出现的额外内容的模特。我们非常感谢 Frank Burke 医生(放射科顾问医生)的帮助,他提供了有关腰椎透视图像的成像设备和建议,以及 John Kwon 医生提供的颈椎透视图像。视觉材料极大地增强了图书的教学潜力。我们要感谢 Brett Vaughan 和 Ouita Spalding 在文献检索和手稿准备方面的协助,也要感谢维多利亚大学为摄影和拍摄提供场地。

特别感谢爱思唯尔的 Rita Demetriou-Swanwick 和 Nicola Lally,感谢他们对《脊柱、胸廓和骨盆手法治疗》第 4 版的帮助、支持和鼓励。

最重要的是,我们要感谢 Jill Tehan 和 Christine Leek,他们孜孜不倦的支持使本书的写作和更新成为可能。

目 录

第 **1** 部分

推挤技术——骨科视角

第 1 章

引言

脊柱、胸廓和骨盆手法常被用来治疗疼痛和功能障碍。熟练掌握这些技术需要经过专业的培训、实践，并建立触诊和动作分析的技巧。本书主旨是为我们练习高速低振幅(HVLA)推挤技术时应掌握的知识和技能提供一项资源。本书不仅适用于手法治疗初学者，而且也适用于经常使用推挤技术的治疗师。尽管在本书中提到了整骨疗法的观点，但本书并不提倡和赞同任何特定的治疗模式和方法。

"手法"这一术语通常用来描述一系列徒手治疗技术。本文特别关注在HVLA推挤技术实施过程中操作者所采用的速度和幅度。HVLA推挤技术的目的是实现关节的空化，这一过程会伴有"呼呼"或"咔咔"的弹响声。这种有声化的特征使得HVLA推挤技术明显区别于其他骨科手法。HVLA推挤技术还有许多其他的名称，如整脊、高速推冲、震颤松动和关节松动术V级手法。

这本书分为3个部分。第1部分包括7个章节，从骨科的角度讲述了HVLA推挤技术的应用，包括其适应证、评价依据、运动学原理、安全告知等内容。

第2章概述了整骨疗法的发展、原则和实践，这些都是整骨疗法技术和治疗的基础。第3章回顾了脊柱的运动学和操作耦合运动。为了掌握在HVLA推挤技术中所需的脊柱交锁原理，操作者需要具备生物力学和耦合运动的相关知识。整骨专业已制定出了脊柱运动的分型。第4章介绍了1型和2型运动模式，以及在治疗僵硬或过度松弛的脊柱节段时，适当改变与耦合运动有关的脊柱位置关系和关节的锁定。本章描述了使用最小杠杆效应，强调患者的舒适感，禁止在关节活动的末端和活动度受限处强行实施暴力技术。

第5章概述了HVLA推挤技术的并发症和禁忌证。回顾了实施推挤技术和非推挤技术的相关风险、颈椎HVLA推挤技术和颈动脉夹层之间的关系。介绍了符合颈动脉夹层症状和体征患者的临床病史、临床表现和检查结果。描述了非稳定性上颈椎手法治疗实施前的评估，应用已发表的系统评价中推荐的评估方案。

第6章回顾了与空化作用和脊柱手法疗效相关性文献，并概述了临床决策过程，这将有助于治疗师在临床过程中确定在什么情况下运用HVLA推挤技术。本章还介绍了治疗椎间盘病变患者使用HVLA推挤技术时的临床指征，以及在治疗妊娠女性和儿童时使用该技术的适应证。

第7章提出了知情同意是提供医疗保健的一个关键概念，同意书中需要特别强调脊柱区域进行手法治疗过程中可能存在的潜在风险。

第2部分特别详细地介绍了脊柱、胸廓

和骨盆特定部位的 HVLA 推挤技术。

HVLA 推挤技术可借骨的运动或关节的运动来描述。本文包括 41 项技术。这种教学方法在给本科生和研究生讲授 HVLA 推挤技术时已经证明是非常有效的。

本书一直保持着以循序渐进的方式介绍该治疗技术。整个治疗过程的每项技术都是从患者平躺在治疗床上的位置开始描述一系列操作过程，其中包括每个关节节段的定位和力量传递的情况。每项技术都系统地归纳在特定的标题下：

- 受力点
- 施力点
- 患者体位
- 操作者体位
- 推挤定位
- 调整以获得适当的预推挤张力
- 推挤前即刻准备
- 施行推挤手法

每位操作者可使用各种方法来获得完整的手法技能，规范化、重复性的练习是建立和熟练掌握这门技术的关键因素。在学习过程中，无论是作为操作者还是作为模特，多加练习体验可加强 HVLA 推挤技术的学习。

手法治疗具有个体性特征，所以 HVLA 推挤技术需要同时满足治疗师和患者的需求。随着操作者熟练程度的不断提高，其会对我们所描述的技术做一些改变，但其基本原则是不变的。这些基本原则可描绘如下：

1. 排除禁忌证。
2. 获得知情同意。
3. 确保患者舒适。
4. 确保操作者舒适和应用最佳的姿势。
5. 使用脊椎锁定机制。
6. 确定适当的预推挤组织张力。
7. 实施 HVLA 推挤技术。

如果遵循了这些原则，HVLA 推挤技术将会是一个安全有效的治疗方法。

在熟练掌握推挤技术过程中，一个较常见的现象是，当技能掌握变得缓慢和不稳定时，操作者会感到沮丧和不耐烦。即使是有经验的治疗师有时也同样不会达到空化的效果。第 3 部分提供的禁忌证排除和自我评估指南，可用来排除一些限制 HVLA 推挤技术效果的问题。

整骨疗法医学的整体性包含对心理、身体和环境之间相互关系的理解。整骨疗法不单只包括了关节手法治疗操作，本手册仅仅展示了整骨医疗艺术性和科学性的一部分。

整骨疗法的发展史、原则和实践

整骨疗法的起源和早期发展

整骨疗法的创始人 Andrew Taylor Still (图 2.1)于 1828 年出生于美国弗吉尼亚州。与当时的大多数美国医生一样,他通过学徒学习医学[1]。大约在 1889 年,Still 提出了整骨疗法这一术语[2],他认为这是一个独立的医学体系,但最初他的想法遭到了强烈的反对。整骨疗法早期历史的关键日期见表 2.1。

第一批骨科学校

1892 年,Still 创办了美国的柯克斯维尔整骨学校[3]。两年后,该校第一批学生毕业;1896 年, 佛蒙特州成了第一个承认整骨专业的州。1896 年至 1899 年间,美国开设了 13 所整骨学院[4]。Still 于 1917 年去世,当时美国大约有 5000 名整骨从业者[5],还有许多人搬到了世界各地。

澳大利亚

整骨疗法于 1909 年被引入澳大利亚。该职业最初的发展主要集中在维多利亚州,到 1939 年,该州有 13 名受过海外培训的整骨医生[6]。

英国

John Martin Littlejohn 是 1892 年移民美国的苏格兰人, 曾在美国整骨学院学习,是英国第一位介绍整骨疗法的人。他于 1913 年回到英国居住, 并于 1917 年在伦敦开办了英国整骨学校[7]。

欧洲

到 20 世纪 30 年代,整骨疗法已经传播到欧洲大陆。许多学习过整骨疗法的欧洲从业者都是合格的物理治疗师,他们在实践中使用整骨疗法技术来避免法律和监管制裁。

当前全球范围内的整骨疗法医疗保健

现在除南极洲以外,其他大洲都有整骨疗法医疗保健,并在 50 多个国家实行。在全球范围内,出现了两个专业流——整骨医师(整骨医学专业)和整骨治疗师(整骨治疗技术)。所有整骨医师都拥有医学学位,并获得执业许可,可从事各种医疗保健工作,包括开具处方药物和进行手术[4]。而整骨治疗师通常没有开具处方药物、进行手术或协助分娩的资质,但能在每个国家的医疗体制内从

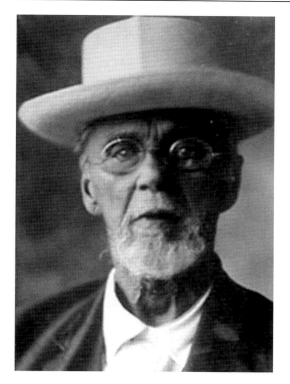

图 2.1　Andrew Taylor Still 照片。

事手法和关节松动术等操作[7]。受各国文化、经济、法律和政治因素的影响,这两个领域的专业培训途径和监管结构各不相同,其都在以不同的方式和速度发展[8]。

整骨疗法医疗保健的原则

1953 年,柯克斯维尔整骨和外科学院的整骨原则和整骨技术特别委员会公布了

表 2.1　整骨疗法早期历史的关键日期

1828 年	Andrew Taylor Still 出生
1892 年	Andrew Taylor Still 在密苏里州的柯克斯维尔开办了美国整骨学校
1917 年	Andrew Taylor Still 去世
1909 年	整骨疗法传入澳大利亚
1917 年	John Martin Littlejohn 创办了英国正骨学校
1930 年	整骨技术传入欧洲大陆

一份 4 项整骨原则的清单[9],列于框 2.1 中。

2002 年公布了基本原则和患者护理原则(框 2.2)[10]。结合当前的医学知识,这些原则和明细为整骨医师和治疗师们建立了护理常识。

整骨疗法的评估和诊断

整骨医师和整骨治疗师是对整个个体

框 2.1　整骨原则

- 人是一个动态的功能单位
- 人体拥有自我调节机制,本质上是自我康复的
- 结构和功能在各个水平都是相互关联的
- 基于这些原则进行合理治疗

框 2.2　基本原则和患者护理原则

基本原则

- 每个个体是身体、心灵和精神有机统一的整体
- 这种复杂的统一性是机体维持健康和实现自我修复的能力
- 各种因素,包括外在的和内在的都会挑战个体的这种能力,而引起疾病的发生
- 肌肉骨骼系统最容易影响个体保持内在修复能力而抵制疾病的发生

患者护理原则

- 患者是医疗保健的关注点
- 患者对自己的健康负有最主要责任
- 针对患者关怀所采取的有效治疗计划必须建立在这些原则之上:
  - 纳入循证指南
  - 优化患者的自愈能力
  - 解决疾病的主要原因
  - 强调健康维护和疾病预防

进行整骨疗法评估和治疗,而不仅仅是关注特定的症状或疾病。所有患者都需要接受结构和功能方面的评估,主要是因为引起这些症状和功能障碍的原因可能来自症状区域以外较远的部位[4]。当临床需要时,整骨疗法从业者在病史采集和检查过程中使用所有的标准临床程序,包括影像检查和实验室检查。框2.3中概述了整骨医师和整骨治疗师用于临床决策的通用模板。

触诊和整骨疗法的诊断

在考虑整骨疗法的评估和诊断时,强调神经肌肉骨骼系统是身体功能和健康整体性的重要组成部分。触诊是整骨疗法中结构和功能诊断的基础,但许多研究表明涉及触诊的临床试验的可靠性差。高水平触诊技能的建立需要练习和耐心[11]。

研究者探究了不同医师之间和同一医师每次触诊诊断的可靠性。不同医师之间的可靠性是由两个或两个以上医师对所有受试者进行一次评估组成。他们对彼此的诊断结果视而不见,并允许他们对彼此的一致性进行评估。同一医师诊断结果的可靠性评估是通过对其某个重复性触诊结果的评价来确定该医师评价结果的自我一致性。

整骨医师对选定受试者的被动全身运动测试显示出合理的医师间一致水平,并发现有一致的区域运动不对称性[12,13]。一项整骨研究显示,在急性脊柱疾病患者中,医师使用自己的诊断程序得出结果的一致性较低[14]。通过协商和选择检测患者改善的特定测试,可提高一致性水平[15]。评估程序的标准化可提高医师间和医师个体评估结果的可靠性[16]。

在无症状的躯体功能障碍中,检查者之间和观察者之间对触诊结果的高度一致尚未得到证实。许多研究和系统综述表明,无疼痛刺激的触诊和运动测试可靠性很差[17-28]。

也有关于脊柱静态触诊不对称可靠性低的报道[29,30]。许多研究报道,触诊组织结构异常的可靠性不高[31-34]。

临床触诊试验结果可靠性差,部分原因可能是骨性标记位置错误[35]和触诊技术的差异[36]。

已证实一致性的训练可在腰椎组织结构和痛点的触诊检查中提高观察者之间的可靠性[37],经过4个月的培训,检查者能维持并提高4次腰椎诊断性触诊试验的观察者间可靠性[38]。据报道,触诊作为一种诊断工具,在检测有症状的椎间节段时敏感性和特异性较高[39,40]。一项进一步的研究却提出了不同观点,表明徒手检查在识别颈椎关节突关节疼痛方面具有高敏感性,但特异性较差[41]。

虽然触诊的可靠性已被广泛研究,但其有效性的研究仍相对不足。疼痛刺激和运动触诊试验在准确区分颈椎有症状节段和无症状节段的有效性受到质疑[41],据报道,徒手触诊特定的腰盆腔带骨性标志点的有效性有限[42]。

脊柱徒手检查的系统性回顾发现,触诊对疼痛再现的反应始终优于运动触诊[43]。越来越多的证据表明,在评估骶髂关节时,刺激和运动触诊试验的聚集性比单一试验有

框2.3 制订临床决策

- 排除禁忌证
- 确定心理社会影响因素
- 确认存在可治疗性的损伤——躯体功能障碍
- 分析执行风险
- 确认患者对治疗方法的取向
- 如有必要,可参考进一步的评估结果,或采取适当的治疗(包括联合管理治疗)

更好的可靠性和有效性[28,44-46]。

躯体功能障碍

"整骨疗法术语表"中对躯体功能障碍的公认定义如下：

躯体功能障碍是躯体(身体结构)系统相关部件的功能受损或改变,如骨骼、关节和肌筋膜结构,以及相关的血管、淋巴和神经等[47]。

框 2.3 中概述的是卫生专业的从业人员使用的临床决策模板。但"躯体功能障碍"的概念,是用以识别可治疗病变的存在,其来源于整骨,在当前的整骨文献中仍然被提倡[48-50]。

传统意义上,对躯体功能障碍的诊断是基于许多积极的发现。已经制定了与观察和触诊结果相关的功能障碍的具体标准,缩写为 TART(组织压痛、不对称、活动范围和组织结构变化)[47-50]。

疼痛刺激和症状再现也被用来定位躯体功能障碍。这种躯体功能障碍和(或)病理变化表现不仅要通过体格检查,还要根据收集病史和评估过程中患者的反馈信息来确定。如何确定哪些病例可接受治疗,哪一治疗方法可能是最有效的,同时要为患者提供合理的预后,这种判断至关重要。我们主张扩大躯体功能障碍诊断公约(TART),使其包括患者对引起疼痛和症状再现的反馈。

通过 S–T–A–R–T 诊断体系来确定躯体功能障碍(框 2.4)

S 与症状产生有关

虽然躯体功能障碍可以是无症状的,但它通常会发生在有症状的人群中。因此,引起疼痛和症状再现是体格检查时主诉的重要组成部分。

框 2.4　躯体功能障碍的诊断
• S:症状再现
• T:组织压痛
• A:非对称性
• R:关节活动范围
• T:组织纹理改变

T 与组织触痛有关

组织触痛可能会经常存在,但必须与患者的疼痛再现相区别。

A 与非对称性有关

DiGiovanna 将不对称的标准与位置焦点联系起来,指出"椎体或其他骨骼的位置是不对称的"[48]。除了结构和功能不对称外,Greenman 还拓宽了关于不对称的概念[49]。

R 与关节活动范围有关

关节活动范围的改变可适用于单个关节、多个关节或肌肉骨骼系统组成的区域。异常为活动受限或活动增强,包括对活动质量和"终感"的评估。

T 与组织结构变化有关

鉴别组织结构的异常在躯体功能障碍的诊断中具有重要意义。可在浅、中、深的组织中观察到明显的改变。临床医师识别异常与正常的能力是很重要的。

躯体功能障碍的诊断不应基于单一的发现,而应由临床医师确定多个与患者临床表现一致的阳性发现(框 2.5)。

例如,伴有相关躯体功能障碍的颈源性头痛患者, 颈椎的主动和被动活动可能受限;节段性评估可识别局部运动受限;触诊

框 2.5　体功能障碍的诊断

- 不是基于单一的发现
- 通过确定与患者临床表现一致的多个阳性体征来确定

可发现肌肉紧张和(或)局部压痛;检查时可引起患者感觉再现。

整骨治疗的目标和共同管理

框 2.6 列出了脊柱疾病诊断和治疗的目标。在临床实践中,最佳实践模式支持应用药物干预措施。人们认识到生活方式和一般健康建议的重要性,包括饮食和运动处方的重要性。需要确定相关的社会心理和情感因素,并根据临床情况转诊给合适的卫生专业人员。

整骨疗法的手法处方

医师一旦确定了治疗目标,就必须考虑对躯体功能障碍的具体治疗。很多因素都会影响最终的手法操作成功。就像医师在开处

框 2.6　脊柱疾病诊断和治疗的目标

- 重点关注病史和临床检查,将患者分为以下几类:
  - 不涉及神经系统的机械性疼痛
  - 与神经系统相关的机械性疼痛
  - 严重病理导致的脊椎疼痛(危险信号)
- 评估心理社会危险因素和恢复正常活动的障碍
- 提供信息使患者对其病情放心
- 向患者提供有效的自我护理选项的信息
- 向患者提供保持积极的建议
- 优先考虑已知有效的治疗。

方时考虑患者的年龄、体重、药物和过敏史,以及其他因素一样,整骨医师也要考虑包括患者的年龄、当前症状的急性或慢性、一般健康状况、对以前治疗的反应,以及整骨医师自身的培训和提供特定治疗方法的专业知识在内的因素。这个列表并不是详尽无遗的,还有许多其他因素会影响最终确定的手法操作技术和治疗的频率。

在制订手法处方时,整骨医师和整骨治疗师有许多技术可供借鉴(框 2.7)。

有些整骨技术是根据所使用的激活力命名的[如肌肉能量、关节或高速低振幅(HVLA)推挤],而其他技术(如应变/反应变、肌筋膜松解和颅骨区域的整骨)指的是治疗的概念。技术也分为直接技术和间接技术。直接技术涉及使用外力来直接治疗限制性障碍,而间接技术则是通过远离受限位置的"自由"或"轻松"的运动来达到治疗障碍的目的。理想情况下,从业者应该采用一系列

框 2.7　整骨手法技术

- 软组织
- 关节
- 高速低振幅(HVLA)推挤
- 身体调节
- 肌筋膜
- 肌肉能量
- 拮抗松弛技术
- 功能性
- 位置松解
- 颅骶
- 生物力学
- 平衡韧带
- 内脏
- 淋巴
- Chapman 反射
- 触发点

不同的技术,而不应偏爱于任何一种特定的方法。澳大利亚整骨协会成员的一项研究表明,高速手法是最常用的整骨手法之一[51]。

多模式治疗方法

HVLA 推挤技术很少被整骨医师和整骨治疗师作为脊柱疼痛和功能障碍的独立治疗方法使用。通常 HVLA 推挤技术与其他骨科治疗手法相结合(框 2.7),如软组织、关节和肌肉能量。

在治疗脊柱疼痛和功能障碍时,特别是在颈椎,许多研究支持多模式的治疗方法,即将手法、活动和锻炼相结合[52-63]。

参考文献

1 Laughlin GM. Asks if AT Still was even a doctor. Osteopathic Physician 1909;15(Jan):8.

2 Peterson BE. Major events in osteopathic history. In: Chila A ed. Foundations of Osteopathic Medicine, 3rd edn. Philadelphia, PA: Wolters Kluwer Health/Lippincott Williams & Wilkins; 2010 [Ch. 2].

3 Walter GW. The First School of Osteopathic Medicine: A Chronicle, 1892–1992. Kirksville, MO: Thomas Jefferson University Press at Northeast Missouri State University; 1992.

4 Osteopathic International Alliance. Osteopathy and Osteopathic Medicine. A Global View of Practice, Patients, Education and the Contribution to Healthcare Delivery. Chicago, IL: Osteopathic International Alliance; 2013.

5 American Osteopathic Association. Important Dates in Osteopathic History. Chicago, IL: American Osteopathic Association; 2013. <http://history.osteopathic.org/timeline-shtml>.

6 Hawkins P, O'Neill A. Osteopathy in Australia. Bundoora, Victoria: P.I.T. Press; 1990.

7 European Federation of Osteopaths. History of Osteopathy. Brussels, Belgium: EFO; 2013. <http://www.efo.eu/portal/index.php?option=com_content&view=article&id=68&Itemid=74>.

8 Carreiro JE, Fossum C. International osteopathic medicine and osteopathy. In: Chila A ed. Foundations of Osteopathic Medicine, 3rd edn. Philadelphia, PA: Wolters Kluwer Health/Lippincott Williams & Wilkins; 2010 [Ch. 4].

9 Special Committee on Osteopathic Principles and Osteopathic Technique. The osteopathic concept: An interpretation. J Osteopath 1953;7–10.

10 Rogers FJ, D'Alonzo GE, Glover J, et al. Proposed tenets of osteopathic medicine and principles for patient care. J Am Osteopath Assoc 2002;102:63–5.

11 Ehrenfeuchter WC, Kappler RE. Palpatory examination. In: Chila A ed. Foundations of Osteopathic Medicine, 3rd edn. Philadelphia, PA: Wolters Kluwer Health/Lippincott Williams & Wilkins; 2010 [Ch. 33].

12 Johnston WL, Elkiss ML, Marino RV, et al. Passive gross motion testing: Part II. A study of interexaminer agreement. J Am Osteopath Assoc 1982;81(5):65–9.

13 Johnston WL, Beal MC, Blum GA, et al. Passive gross motion testing: Part III. Examiner agreement on selected subjects. J Am Osteopath Assoc 1982;81(5):70–4.

14 McConnell DG, Beal MC, Dinnar U, et al. Low agreement of findings in neuromusculoskeletal examinations by a group of osteopathic physicians using their own procedures. J Am Osteopath Assoc 1980;79(7):59–68.

15 Beal MC, Goodridge JP, Johnston WL, et al. Interexaminer agreement on patient improvement after negotiated selection of tests. J Am Osteopath Assoc 1980;79(7):45–53.

16 Marcotte J, Normand M, Black P. The kinematics of motion palpation and its effect on the reliability for cervical spine rotation. J Manipulative Physiol Ther 2002;25(7):471.

17 Van Duersen LLJM, Patijn J, Ockhuysen AL, et al. The value of some clinical tests of the sacroiliac joint. Man Med 1990;5:96–9.

18 Laslett M, Williams M. The reliability of selected pain provocation tests for sacroiliac joint pathology. In: Leeming A, Mooney V, Dorman T, et al. eds. The Integrated Function of the Lumbar Spine and Sacroiliac Joint. Rotterdam: ECO; 1995:485–498.

19 Gonnella C, Paris S, Kutner M. Reliability in evaluating passive intervertebral motion. Phys Ther 1982;62:436–44.

20 Matyas T, Bach T. The reliability of selected techniques in clinical arthrokinematics. Aust J Physiother 1985;31(5):175–95.

21 Harvey D, Byfield D. Preliminary studies with a mechanical model for the evaluation of spinal motion palpation. Clin Biomech 1991;6:79–82.

22 Lewit K, Liebenson C. Palpation–problems and implications. J Manipulative Physiol Ther 1993;16(9):586–90.

23 Panzer DM. The reliability of lumbar motion palpation. J Manipulative Physiol Ther 1992;15(8):518–24.

24 Love RM, Brodeur R. Inter- and intra-examiner reliability of motion palpation for the thoracolumbar spine. J Manipulative Physiol

Ther 1987;10(1):1-4.

25　Smedmark V, Wallin M, Arvidsson I. Inter-examiner reliability in assessing passive intervertebral motion of the cervical spine. Man Ther 2000;5(2):97-101.

26　Hestboek L, Leboeuf-Yde C. Are chiropractic tests for the lumbo-pelvic spine reliable and valid? A systematic critical literature review. J Manipulative Physiol Ther 2000;23(4):258-75.

27　Van Trijffel E, Anderegg Q, Bossuyt P, et al. Inter-examiner reliability of passive assessment of intervertebral motion in the cervical and lumbar spine: A systematic review. Man Ther 2005;10(4):256-69.

28　Robinson H, Brox J, Robinson R, et al. The reliability of selected motion and pain provocation tests for the sacroiliac joint. Man Ther 2007;12(1):72-9.

29　Sutton C, Nono L, Johnston R, et al. The effects of experience on the inter-reliability of osteopaths to detect changes in posterior superior iliac spine levels using a hidden heel wedge. J Bodyw Mov Ther 2013;17(2):143-50.

30　Spring F, Gibbons P, Tehan P. Intra-examiner and inter-examiner reliability of a positional diagnostic screen for the lumbar spine. J Osteopathic Med 2001;4:47-55.

31　Seffinger MA, Najm WI, Mishra SI, et al. Reliability of spinal palpation for diagnosis of back and neck pain. Spine 2004;29:E413-25.

32　Boline PD, Haas M, Meyer JJ, et al. Interexaminer reliability of eight evaluative dimensions of lumbar segmental abnormality: Part II. J Manip Physiol Ther 1993;16:363-74.

33　Stochkendahl MJ, Christensen HW, Hartvigsen J, et al. Manual examination of the spine: A systematic critical literature review of reproducibility. J Manip Physiol Ther 2006;29:475-85.

34　Paulet T, Fryer G. Inter-examiner reliability of palpation for tissue texture abnormality in the thoracic paraspinal region. Int J Osteopath Med 2009;12(3):92-6.

35　O'Haire C, Gibbons P. Inter-examiner and intra-examiner agreement for assessing sacroiliac anatomical landmarks using palpation and observation: A pilot study. Man Ther 2000;5(1):13-20.

36　Holmgren U, Waling K. Inter-examiner reliability of four static palpation tests used for assessing pelvic dysfunction. Man Ther 2008;13(1):50-6.

37　Degenhardt BF, Snider K, Snider E, et al. Interobserver reliability of osteopathic palpatory diagnostic tests of the lumbar spine: Improvements from consensus training. J Am Osteopath Assoc 2005;105(10):465-73.

38　Degenhardt BF, Johnson JC, Snider KT, et al. Maintenance and improvement of interobserver reliability of osteopathic palpatory tests over a 4 month period. J Am Osteopath Assoc

2010;110(10):579-86.

39　Jull G, Bogduk N, Marsland A. The accuracy of manual diagnosis for cervical zygapophysial joint pain syndromes. Med J Aust 1988;148:233-6.

40　Jull G, Zito G, Trott P, et al. Inter-examiner reliability to detect painful upper cervical joint dysfunction. Aust J Physiother 1997;43(2):125-9.

41　King W, Lau P, Lees R, et al. The validity of manual examination in assessing patients with neck pain. Spine J 2007;7(1):22-6.

42　Kilby J, Heneghan NR, Maybury M. Manual palpation of lumbo-pelvic landmarks: A validity study. Man Ther 2012;17(3):259-62.

43　Stochkendahl M, Christensen H, Hartvigsen J, et al. Manual examination of the spine: A systematic critical literature review of reproducibility. J Manipulative Physiol Ther 2006;29(6):475-85.

44　Cibulka M, Koldenhoff R. Clinical usefulness of a cluster of sacroiliac joint tests in patients with and without low back pain. J Orthop Sports Phys Ther 1999;29(2):83-9.

45　Arab A, Abdollahi I, Joghataei M, et al. Inter- and intra-examiner reliability of single and composites of selected motion palpation and pain provocation tests for sacroiliac joint. Man Ther 2009;14(2):213-21.

46　Laslett M. Diagnosis of sacroiliac joint pain: Validity of individual provocation tests and composites of tests. Man Ther 2005;10(3):207-18.

47　The Glossary Review Committee of the Educational Council on Osteopathic Principles. Glossary of osteopathic terminology. In: Allen TW ed. AOA Yearbook and Directory of Osteopathic Physicians. Chicago, IL: American Osteopathic Association; 1993 [Glossary].

48　DiGiovanna EL, Schiowitz S, Dowling DJ. An Osteopathic Approach to Diagnosis and Treatment, 3rd edn. Philadelphia, PA: Lippincott Williams & Wilkins; 2005.

49　DeStefano L. Greenman's Principles of Manual Medicine, 4th edn. Philadelphia, PA: Lippincott Williams & Wilkins; 2010.

50　Hohner JG, Tyler CC. Thrust (high velocity/low amplitude) approach; "the pop". In: Chila A ed. Foundations of Osteopathic Medicine, 3rd edn. Philadelphia, PA: Wolters Kluwer Health/ Lippincott Williams & Wilkins; 2010 [Ch. 45].

51　Orrock P. Profile of members of the Australian Osteopathic Association: Part 1–The practitioners. Int J Osteopath Med 2009;12(1):14-24.

52　Jull G, Trott P, Potter H, et al. A randomized controlled trial of exercise and manipulative therapy for cervicogenic headache. Spine 2002;27(17):1835-43.

53　Gross A, Kay T, Kennedy C, et al. Clinical

practice guideline on the use of manipulation or mobilization in the treatment of adults with mechanical neck disorders. Man Ther 2002;7(4):193–205.

54 Gross A, Hoving J, Haines T, et al. A Cochrane review of manipulation and mobilization for mechanical neck disorders. Spine 2004;29(14):1541–8.

55 Gross A, Goldsmith A, Hoving J, et al. Conservative management of mechanical neck disorders: A systematic review. J Rheumatol 2007;34(5):1083–102.

56 Hurwitz E, Carragee EJ, Van Der Velde G, et al. Treatment of neck pain: Noninvasive interventions: Results of the Bone and Joint Decade 2000-2010 Task Force on Neck Pain and Its Associated Disorders. Eur Spine J 2008;17(Suppl. 1):123–52.

57 Leaver AM, Refshauge KM, Maher CG, et al. Conservative interventions provide short-term relief for non-specific neck pain: A systematic review. J Physiother 2010;56(2):73–85.

58 Miller J, Gross A, D'Sylva J, et al. Manual therapy and exercise for neck pain: A systematic review. Man Ther 2010;15(4):334–54.

59 Boyles R, Toy P, Mellon J, et al. Effectiveness of manual physical therapy in the treatment of cervical radiculopathy: A systematic review. J Man Manip Ther 2011;19(3):135–42.

60 Forbush SW, Cox T, Wilson E. Treatment of patients with degenerative cervical radiculopathy using a multi-modal conservative approach in a geriatric population: A case series. J Orthop Sports Phys Ther 2011;41(10):723–33.

61 Licciardone J, Kearns CM, Minotti DE. Outcomes of osteopathic manual treatment for chronic low back pain according to baseline pain severity: Results from the Osteopathic Trial. Man Ther 2013;18(6):533–40.

62 Bryans R, Decina P, Descarreaux M, et al. Evidence-based guidelines for the chiropractic treatment of adults with neck pain. J Manipulative Physiol Ther 2014 37(1):42–63.

63 Maiers M, Bronfort G, Evans R, et al. Spinal manipulative therapy and exercise for seniors with chronic neck pain. Spine J 2014;14(9):1879–89.

第 3 章

脊柱的运动学和耦合运动

临床医师在手法操作之前,会对脊柱各节段进行触诊。Fryette 模型可反映脊柱的生理活动, 常被用于躯体功能障碍的诊疗中。Fryette[1]早在 1918 年就将他对椎体生理活动的研究进行了提炼总结。Fryette 脊柱模型可反映不同姿势下各节段椎体不同的耦合运动特点。基于 Fryette 定律的肌肉能量评估,可用于脊柱节段损伤的诊疗中[2]。手法施术者采用肌肉能量技术(MET)可更好地认识并预测出椎体之间的耦合运动,以此为依据,一方面可对生物力学进行诊断,另一方面可更精准地选择患者体位,来达到肌肉能量状态及推挤手法的需求。近年来,相关研究都在质疑 Fryette 定律的正确性[3]。

生物力学

众所周知,椎间运动是根据上椎体相对下椎体的运动来描述的。根据椎体前侧面,椎体之间的相对活动会被进一步定义,比如椎体旋转,可用椎体前侧面(而不是后侧面)的相对活动方向来描述。

在诊室中,椎体运动采用标准的解剖学基本平面和身体轴来描述。脊柱运动可描述为椎体沿着某个主要平面平移或绕某个轴旋转。垂直轴以 y 轴表示,水平轴以 x 轴表示,前后轴以 z 轴表示(图 3.1)[4]。

在生物力学术语中,"屈曲"被定义为"矢状面方向上,上椎体绕 x 轴向前旋转,同时伴有椎体沿 z 轴向前平移";"伸展"与之相反,被定义为"矢状面方向上,上椎体绕 x 轴向后旋转,同时伴有椎体沿 z 轴向后平移";"侧屈"被定义为"椎体绕前后轴(z 轴)旋转",但侧屈很少是单纯运动,大多伴有椎体旋转。这类椎体单一活动的组合和关联常被称为"耦合运动",这个概念不是最近才提出的,早在 1905 年,Lovett[5]就提出了脊柱耦合运动的观点。

耦合运动

White 和 Panjabi[6] 将"耦合运动"描述为:耦合运动是物体同时绕多个轴的运动(平移或旋转)并产生一致与联系的现象。Bogduck 和 Twomey [4]将"耦合运动"描述为:在执行计划运动时被无意识引发出来的另外方向的运动。Stokes 等[7]简单阐明:"一个主要运动导致另一个向其他方向的运动",耦合就是这样的状态。当侧屈的同时引发旋转,这就是所谓的"交联旋转"[8,9]。因此,虽然椎体是绕着 y 轴旋转,但平移却是来源于"耦合运动"的方向和幅度。此外,耦合也会使运动轴发生改变。

Greenman[10]认为,除了寰枢关节,脊柱椎体间的旋转总是伴随着侧屈,在同一个侧屈方向下,耦合旋转方向可一致,也可相反,

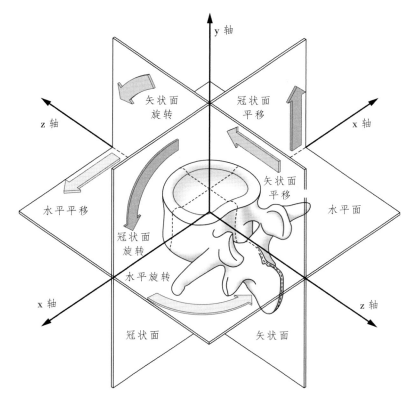

y 轴

矢状面
旋转

冠状面
平移

z 轴

x 轴

矢状面
平移

水平平移

水平面

冠状面
旋转

x 轴

水平旋转

z 轴

冠状面

矢状面

图 3.1 运动轴。(Reproduced with permission from Bogduk[4].)

比如右侧屈既可带动右转,也可带动左转,整骨专家把这两类耦合运动分别定义为 1 型和 2 型(图 3.2 和图 3.3)[11]。

椎体运动的概念由 Fryette 提出,他的观点大多来自 Lovett 对脊柱运动的研究,通过尸体研究,Lovett 系统地阐明了脊柱结构及脊柱侧弯的病因。

Fryette 认同 Lovett 尸体研究中脊柱处于正确放置位置下胸腰椎段活动度的结论,但对屈曲和伸展位置下胸腰椎活动的结论持保留意见。Fryette 把脊柱装在软橡胶上进行运动实验,并引入中立位(椎间关节未相互接触)和非中立位(椎间关节发生接触)的概念。Fryette 把中立位定义为"脊柱所有椎间关节处于静息状态,即屈曲或伸展活动的开始状态"。在 C2 以下的颈椎,关节面被认为总是处于非中立位,因此被认为颈椎始终处于活动状态。而胸腰椎区域可在中立位和

非中立位之间切换。Mitchell[2]总结了 Fryette 定律,具体内容如下。

Fryette 定律

● 定律 1:中立位(未屈曲或伸展)的侧屈会向另一侧产生旋转,或者换句话说,活动的侧屈关节组会同时向凸面旋转,位于侧屈顶点的区域旋转角度最大。

● 定律 2:非中立位(屈曲或伸展)的侧屈会向同一侧产生旋转,每一个关节同时做出侧屈和旋转。

● 定律 3:椎关节在一个平面的运动会自动降低在其他两个平面的活动幅度。

已经在尸体和临床进行了对耦合运动的研究。尸体研究可对耦合行为进行精确测量,但其缺点是不能准确反映肌肉在不同姿势下的活动和负荷。单一平面放射学已被双平面放射学、三维计算机断层扫描(CT)、数字

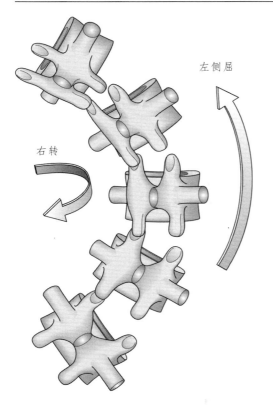

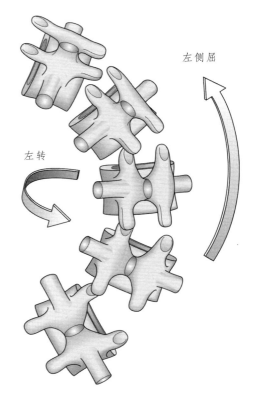

图 3.2　1 型运动模式。侧屈和旋转的方向相反。(Reproduced with permission from Gibbons and Tehan.[11])

图 3.3　2 型运动模式。侧屈和旋转的方向一致。(Reproduced with permission from Gibbons and Tehan.[11])

透视和磁共振成像(MRI)所取代。

　　文献综述认为耦合运动是存在的,但关于耦合运动的具体特征却存在着争议[12-15]。许多作者已经证明了侧屈和旋转之间存在耦合关系[9,16-34],但对于个体间不同脊柱节段的耦合方向却报道不一致[14,15,27,28,35-37]。

颈椎(图 3.4)

　　Stoddard[16]通过放射学研究证实,无论颈椎姿势如何,颈椎侧屈总是伴随着同侧旋转。Stoddard 对颈椎的观察与 Lovett 的发现及 Fryette 定律是一致的。应用双平面 X 射线分析[21]、三维 CT 成像[33]和立体摄影测量技术[25]进行的研究进一步支持了这些发现。在 20 例正常男性志愿者中,当头部旋转时,C3 椎下每个节段以相同的方向侧屈,形成耦合

运动。有趣的是,耦合并不局限于侧屈。与此同时,通过连接 C5-6 椎节段以下的每个节段进行屈曲,并在 C4-5 椎节段以上进行伸展。20 例健康志愿者接受了中立位和最大

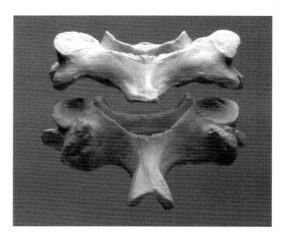

图 3.4　颈椎。

轴向旋转位的三维 CT 成像。在 C0-1 和 C1-2 节段之间进行轴向旋转，同时向另一侧进行侧屈和伸展。在颈椎，C2 以下，在 C4-5 节段发现轴向旋转最大，并同时向同侧侧屈。C2-5 节段伸展，而 C5-7 节段发生屈曲[33]。在一项关于颈椎日常功能活动范围的研究中，Bennett 等[26]指出，颈椎正常的耦合模式是旋转并向同侧侧屈。三维 MRI 证实 C2 以下颈椎侧屈和轴向旋转的耦合方向相同[28]，Malmstrom 等[27]证实了 70 例以下无症状受试者的这种耦合行为，随着年龄的增长，所有主平面的耦合性会降低。老年受试者(70~79 岁)表现出旋转伴对侧侧屈的耦合行为改变。然而，Lansade 等[38]在对 140 例 20~93 岁无症状志愿者的研究中报道，年龄和性别对颈椎耦合运动没有显著影响。

颅颈交界区(图 3.5)

上颈椎的解剖结构与 C2 下的颈椎明显不同。耦合行为已被报道与上颈椎有关[25,33,39-41]，但还没有像在脊柱其他区域那样进行广泛研究。立体摄影测量显示 C0-1、C1-2 轴向旋转和侧屈的耦合一致，反之亦然[25]。三维 MRI[41]、三维 CT[33]证实了轴向旋转和侧屈之间的关系。这与 C2 下颈椎的耦合行为相反。

颈胸交界区(图 3.6)

关于较软的颈椎和较硬的胸椎交界处

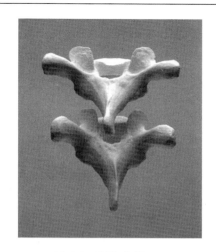

图 3.6　颈胸交界区。

的运动学和耦合行为的相关信息很少。整骨相关文献表明，有关该区域耦合的主流观点是，从 C2 到 C7，轴向旋转和侧屈的耦合是在同侧，而在 C7 以下，轴向旋转和侧屈的耦合可以是同侧的，也可以是对侧的[10,42]。CT 成像已经确定颈胸交界区的硬度是颈椎的 2 倍。关于颈胸椎轴向旋转和侧屈的耦合行为的定量数据还没有可靠报道[43]。

胸椎(图 3.7)和腰椎(图 3.8)

虽然在 C2 以下颈椎的轴向旋转和侧屈耦合的方向(即侧弯和旋转发生在同一侧)是一致的，但胸腰椎的耦合模式仍不太清楚。Fujimori 等对 13 例健康志愿者的胸椎进行了活体三维研究。对胸椎进行了 3 种体位的

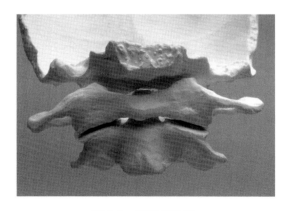

图 3.5　颅颈交界区。

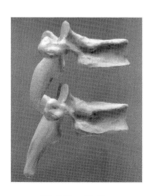

图 3.7　胸椎。

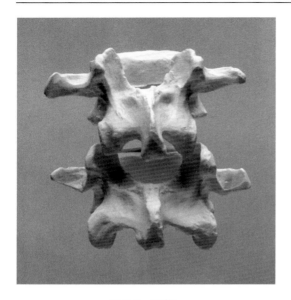

图 3.8　腰椎。

研究:平板支撑、右侧和左侧最大干线旋转。在上胸段，侧屈与同方向的轴向旋转相耦合，而在中、下胸段，侧屈发生在与轴向旋转相同和相反的方向[32]。在另一项对15例健康男性志愿者进行的活体三维胸椎研究中，Fujimori 等观察到，耦合的轴向旋转与侧屈通常是在同一方向上。然而,研究胸椎在 3 种仰卧位:中立、右侧最大侧屈和左侧最大侧屈，T2 和 T6 节段之间存在较高的变异性[34]。

Stoddard 在腰椎的发现是:"如果起始位置是伸展的直立位置，则侧屈伴随着向相反方向旋转。然而,如果起始位置是完全弯曲的，那么侧屈就伴随着同侧旋转[16]。Russell 等使用 3 Space Isotrak 系统[3]对 181 名年龄为 20~69 岁的无症状志愿者进行了腰椎范围和耦合运动的研究,发现在直立位时，侧屈存在相反轴向旋转的强耦合[24]。尽管受试者被告知要使侧屈尽可能是纯粹的侧向运动，但 Russell 等也注意到屈曲和相反的轴向旋转对侧屈有很强的耦合作用。然而,其他作者不支持这些发现,并报道了不一致的耦合[9,15,18,20,22,29]。

Plamondon 等使用立体放射学方法研究了活体腰椎间的运动,证明了轴向旋转和横向弯曲是耦合运动,但报道说"脊椎在执行运动时没有严格遵循的模式"[20]。

Pearcy 和 Tibrewal 在一项对没有背痛病史的正常志愿者进行的三维放射学研究中发现,轴向旋转和横向弯曲之间的关系在腰椎的不同水平上并不一致[18]。一些人偶尔会表现出"与自愿的方向相反"的单个椎间节段的运动，最常见的是 L4-5 和 L5-S1 在侧弯时，L5-S1 弯曲方向一般与随意运动方向相反。这一意想不到的发现与 Weitz 的一项研究是一致的[44]。

Panjabi 等利用新鲜的尸体腰椎，从 L1 到骶骨，使用立体摄影测量法评估了不同脊柱姿势在负荷下的耦合运动[22]。他们得出结论，耦合是 Lovett[5]倡导的腰椎固有属性，但体外耦合模式比通常认为的要复杂得多。他们证实,肌肉的存在并不是耦合运动的必要条件，但他们承认，这些肌肉可能会显著改变耦合行为。生理负荷和肌肉活动对耦合运动的具体影响目前尚不清楚。在中立体位下，左侧轴力矩在腰椎上节段产生右侧弯曲，在下两个节段产生左侧弯曲,L3-4 为过渡节段。他们的结论是，"腰椎的旋转耦合模式是椎间水平和姿势的函数"。在上腰椎节段，轴向扭矩产生向对侧的侧向弯曲，而在下腰椎节段，轴向扭矩产生向同侧的侧向弯曲。还应注意到，"脊柱没有表现出力学上的互易性";例如，在 L4-5，施加左轴扭矩会产生耦合的左侧弯曲，但施加左侧弯曲会产生耦合的右轴旋转。

Panjabi 等[22]发现，在 L2-3,耦合侧弯从完全伸展姿势下的约 0.5°增加到中立姿势下的 1.5°和屈曲姿势下的约 2°,这与 Fryette 定律 3 相抵触。Fryette 定律 3 表明，在一个平面上对椎骨关节引入运动会自动降低其在其他两个平面上的活动范围。腰椎屈曲时，从中立位到屈曲位的耦合侧弯增加了

0.5°。

许多研究表明，耦合运动独立于肌肉活动而发生[9,17,45]。1977 年，Pope 等[17]利用双平面放射摄影技术评估了完整尸体和活体受试者的脊柱运动情况。他们证实，"脊椎运动是一种耦合运动，轴向均匀旋转与侧弯有关"。Frymoyer 等[45]对 20 具男性尸体和 9 例男性活体受试者使用正交 X 线片测量脊柱活动范围。他们发现，复杂的耦合确实发生在腰椎中，并在两组之间表现出非常相似的脊柱行为。这些研究表明，耦合的发生与肌肉活动无关。

Vicenzino 和 Twomey[9]使用耦合 4 根男性尸体腰椎，从 L1 到骶骨，韧带完整，肌肉被移除，以评估在弯曲和伸展位置引入侧弯时脊柱的联合旋转。他们发现，在屈曲位置，腰椎的侧向屈曲与向同侧的联合旋转有关。这与 Fryette 定律是一致的。然而，在伸展位置，侧屈与向对侧的联合旋转有关，这支持 Stoddard 对伸展位置耦合运动的 X 线观察[16]。这些发现与 Fryette 定律不一致，该定律预测，伸展位置时，侧弯和向与小关节同侧的旋转不是"空闲"的。Vicenzino 和 Twomey 的研究表明，L5-S1 节段的独特之处在于，联合旋转总是与侧屈方向相同，与屈曲或伸展位置无关[9]。对于 L5-S1 节段的这一发现得到了 Pearcy 和 Tibrewal 的支持，他们发现在 L5-S1 的轴向旋转期间，横向弯曲总是发生在与轴向旋转相同的方向上[18]。

Vicenzino 和 Twomey[9]得出的结论是，由于体外和体内研究都证明了联合旋转，腰椎的非收缩部分可能对联合旋转的方向负有主要责任，神经肌肉活动可能只会改变这种耦合。肌肉活动对正常和功能障碍的椎间关节耦合运动的影响需要进一步研究。

骨突关节偏向性的存在可能会影响脊柱运动和混乱的椎体耦合预测模型。据报道，小关节偏向性的发生率在所有腰椎节段

为 20%，但在 L5-S1 节段可能会增加到 30%[4]。在接受手法治疗的患者中，小关节偏向性的发生率也较高。据估计，出现腰痛和坐骨神经痛的患者中，多达 90% 的患者有关节偏向性，疼痛发生在更倾斜的侧面[4]。Cyron 和 Hutton[46]对 23 个尸体腰椎间关节进行了压缩和剪力的联合作用。当存在不对称小关节时，具有这种小关节的椎骨向更倾斜的小关节一侧旋转。他们得出结论，关节偏向性可能导致腰椎不稳定，表现为关节向更倾斜的小关节侧旋转。这不是一项关于耦合运动的研究，因此不能对小关节取向对耦合模式的影响做出明确的评论，但它确实表明偏向性可影响脊柱力学。

椎间盘退行性变和表现为疼痛和神经根征象的脊柱病理也可能影响脊柱耦合。1985 年，Pearcy 等[19]进行了腰椎运动的三维放射分析。他们研究了仅有背痛的患者和有背痛加神经张力体征的患者，这些患者表现为直腿抬高受到限制。耦合运动只有在那些没有神经张力体征的患者中才增加，这表明肌肉动作不对称的可能性。结论是："在仅有背痛的组中，对正常耦合运动模式的干扰表明，韧带或肌肉受到单侧受累，因此当患者移动时，其动作不对称。"背痛组的耦合运动增加的事实表明，肌肉活动虽然不是耦合所必需的，但可影响耦合运动的大小。在正常、功能障碍和疼痛状态下，收缩元素的作用需要更多的研究，然后才能确定它们对耦合运动的影响。使用经皮椎弓根螺钉和光电相机测量，Lund 等证明慢性腰痛患者与正常人群有不同的耦合行为[47]。

可见，小关节偏向性、椎体水平、椎间盘高度、背痛、脊柱位置等多种因素都可能影响耦合的程度和方向。

虽然 Fryette 定律似乎值得商榷，临床医师对腰椎耦合的概念也不一致[48]，侧弯和旋转的耦合仍然只有两种可能性：同侧或对

侧。考虑到这一点,将脊柱运动归类为与侧弯和旋转耦合有关的 1 型和 2 型似乎是合理的。没有明确确定的是屈曲和伸展对 1 型和 2 型运动的影响。

结论

从文献中得出的结论是有限的,原因有很多。尸体研究排除了肌肉活动和正常生理负荷的影响;研究通常也是单节段分析,通常样本量较小。平片研究与从二维胶片外推三维运动有关,存在固有的测量困难。双平面放射学评估、CT 和 MRI 的使用提高了测量的准确性,使研究可在肌肉活动和更正常的生理条件下进行;然而,研究的群体同样很小。

尽管有这些观察,还是可得出一些结论:

1. 脊椎的所有区域都会发生耦合运动。

2. 耦合运动独立于肌肉活动发生,但肌肉活动可能影响耦合运动的方向和大小。

3. 胸腰椎侧弯和旋转的耦合在程度和方向上是不同的。

4. 许多变量可影响耦合运动的程度和方向,包括疼痛、椎体水平、姿势和小关节偏向性。

5. 在胸椎和腰椎的联合旋转和椎间运动节段水平之间似乎没有任何简单和一致的关系。

有证据支持 Lovett 最初关于颈椎侧弯和旋转耦合的观察和 Fryette 定律,即侧弯和旋转发生在同一侧 [16,21,25,28]。然而,关于腰椎和胸椎耦合的证据是不一致的 [9,15,18,20,22,29,32]。

虽然 Fryette 定律可能有助于预测颈椎的耦合行为,但在应用这些定律评估和治疗胸椎和腰椎时应谨慎行事。

关于颅颈和颈胸区域的耦合行为的研究有限。然而,有证据表明,在 C0-1 和 C1-2 处,轴向旋转和横向弯曲发生在相反的一侧 [25,33,41]。

参考文献

1　Fryette H. Principles of Osteopathic Technic. Newark, OH: American Academy of Osteopathy; 1954 (Reprint 1990).

2　Mitchell FL. The Muscle Energy Manual. East Lansing, MI: MET Press; 1995.

3　Fryer G. Muscle energy technique: An evidence informed approach. Int J Osteopath Med 2011;14:3–9.

4　Bogduk N, Twomey LT. Clinical Anatomy of the Lumbar Spine and Sacrum, 3rd edn. Melbourne, Australia: Churchill Livingstone; 1997.

5　Lovett RW. The mechanism of the normal spine and its relation to scoliosis. Boston Med Surg J 1905;13:349–58.

6　White A, Panjabi M. Clinical Biomechanics of the Spine. Toronto, Canada: Lippincott Company; 1990.

7　Stokes I, Wilder D, Frymoyer J, et al. Assessment of patients with low-back pain by biplanar radiographic measurement of intervertebral motion. Spine 1981;6(3):233–40.

8　MacConaill M. The geometry and algebra of articular kinematics. Biomed Eng 1966;5:205–11.

9　Vicenzino G, Twomey L. Sideflexion induced lumbar spine conjunct rotation and its influencing factors. Aust J Physiother 1993;39(4):299–306.

10　DeStefano L. Greenman's Principles of Manual Medicine, 4th edn. Philadelphia, PA: Lippincott Williams & Wilkins; 2010.

11　Gibbons P, Tehan P. Muscle energy concepts and coupled motion of the spine. Man Ther 1998;3(2):95–101.

12　Brown L. An introduction to the treatment and examination of the spine by combined movements. Physiotherapy 1988;74(7): 347–53.

13　Brown L. Treatment and examination of the spine by combined movements–2. Physiotherapy 1990;76(2):666–74.

14　Legaspi O, Edmond S. Does the evidence support the existence of lumbar spine coupled motion? A critical review of the literature. J Orthop Sports Phys Ther

2007;37(4):169–78.

15 Sizer P, Brismee J-M, Cook C. Coupling behaviour of the thoracic spine: A systematic review of literature. J Manipulative Physiol Ther 2007;30(5):390–9.

16 Stoddard A. Manual of Osteopathic Practice. London, UK: Hutchinson Medical Publications; 1969.

17 Pope M, Wilder D, Matteri R, et al. Experimental measurements of vertebral motion under load. Orthop Clin North Am 1977;8(1):155–67.

18 Pearcy M, Tibrewal S. Axial rotation and lateral bending in the normal lumbar spine measured by three-dimensional radiography. Spine 1984;9(6):582–7.

19 Pearcy M, Portek I, Shepherd J. The effect of low back pain on lumbar spinal movements measured by three-dimensional X-ray analysis. Spine 1985;10(2):150–3.

20 Plamondon A, Gagnon M, Maurais G. Application of a stereoradiographic method for the study of intervertebral motion. Spine 1988;13(9):1027–32.

21 Mimura M, Moriya H, Watanabe T, et al. Three dimensional motion analysis of the cervical spine with special reference to the axial rotation. Spine 1989;14(11):1135–9.

22 Panjabi M, Yamamoto I, Oxland T, et al. How does posture affect coupling in the lumbar spine? Spine 1989;14(9):1002–11.

23 Nagerl H, Kubein-Meesenburg D, Fanghanel J. Elements of a general theory of joints. Anat Anz 1992;174(1):66–75.

24 Russell P, Pearcy M, Unsworth A. Measurement of the range and coupled movements observed in the lumbar spine. Br J Rheumatol 1993;32(6):490–7.

25 Panjabi M, Crisco J, Vasavada A, et al. Mechanical properties of the human cervical spine as shown by three-dimensional load–displacement curves. Spine 2001;26(24):2692–700.

26 Bennett SE, Schenk R, Simmons E. Active range of motion utilized in the cervical spine to perform daily functional tasks. J Spinal Disord Tech 2002;15(4):307–11.

27 Malmstrom E-M, Karlberg M, Fransson P, et al. Primary and coupled cervical movements. The effect of age, gender, and body mass index. A 3-dimensional movement analysis of a population without symptoms of neck disorders. Spine 2006;31(2):E44–50.

28 Ishii T, Mukai Y, Hosono N, et al. Kinematics of the cervical spine in lateral bending. In vivo three-dimensional analysis. Spine 2006;31(2):155–60.

29 Edmondston S, Aggerholm M, Elfving S, et al. Influence of posture on the range of axial rotation and coupled lateral flexion of the thoracic spine. J Manipulative Physiol Ther 2007;30(3):193–9.

30 Fujii R, Sakaura H, Mukai Y, et al. Kinematics of the lumbar spine in trunk rotation: In vivo three-dimensional analysis using magnetic resonance imaging. Eur Spine J 2007;16(11):1867–74.

31 Lee BW, Lee JE, Lee SH, et al. Kinematic analysis of the lumbar spine by digital videofluoroscopy in 18 asymptomatic subjects and 9 patients with herniated nucleus pulposus. J Manipulative Physiol Ther 2011;34(4):221–30.

32 Fujimori T, Iwasaki M, Nagamoto Y, et al. Kinematics of the thoracic spine in trunk rotation: In vivo 3-dimensional analysis. Spine 2012;37(21):E1318–28.

33 Salem W, Lenders C, Mathieu J, et al. In-vivo three-dimensional kinematics of the cervical spine during maximal axial rotation. Man Ther 2013;18(4):339–44.

34 Fujimori T, Iwasaki M, Nagamoto Y, et al. Kinematics of the thoracic spine in trunk lateral bending: In vivo 3-dimensional analysis. Spine J 2014;14(9):1991–9.

35 Cook C. Coupling behavior of the lumbar spine: A literature review. J Man Manip Ther 2003;11(3):137–45.

36 Edmondston SJ, Henne SE, Loh W, et al. Influence of cranio-cervical posture on three-dimensional motion of the cervical spine. Man Ther 2005;10:44–51.

37 Cook C, Hegedus E, Showalter C, et al. Coupling behaviour of the cervical spine: A systematic review of the literature. J Manipulative Physiol Ther 2006;29:570–5.

38 Lansade C, Laporte S, Thoreux P, et al. Three-dimensional analysis of the cervical spine kinematics: Effect of age and gender in healthy subjects. Spine 2009;34(26):2900–6.

39 Panjabi M, Oda T, Crisco J, et al. Posture affects motion coupling patterns of the upper cervical spine. J Orthop Res 1993;11(4):525–36.

40 Amiri M, Jull G, Bullock-Saxton J. Measurement of upper cervical flexion and extension with the 3-space fast-track measurement system: A repeatability study. J Man Manip Ther 2003;11(4):198–203.

41 Ishii T, Mukai Y, Hosono N, et al. Kinematics of the upper cervical spine in rotation. In vivo three- dimensional analysis. Spine 2004;29(7):E139–44.

42 Ehrenfeuchter WC. Segmental motion testing. In: Chila A ed. Foundations of Osteopathic Medicine, 3rd edn. Philadelphia, PA: Wolters Kluwer Health/Lippincott Williams & Wilkins; 2010 [Ch. 35].

43 Simon S, Davis M, Odhner D, et al. CT imaging techniques for describing motions of the cervicothoracic junction and cervical spine

during flexion, extension, and cervical traction. Spine 2006;31(1):44–50.

44 Weitz E. The lateral bending sign. Spine 1981;6(4):388–97.

45 Frymoyer JW, Frymoyer WW, Wilder DG, et al. The mechanical and kinematic analysis of the lumbar spine in normal living human subjects in vivo. J Biomech 1979;12:165–72.

46 Cyron BM, Hutton WC. Articular tropism and stability of the lumbar spine. Spine 1980;5(2):168–72.

47 Lund T, Nydegger T, Ing D, et al. Three-dimensional motion patterns during active bending in patients with chronic low back pain. Spine 2002;27(17):1865–74.

48 Cook C, Showalter C. A survey on the importance of lumbar coupling biomechanics in physiotherapy practice. Man Ther 2004;9(3):164–72.

第 4 章

HVLA 推挤技术的最小
杠杆定位

脊柱定位

脊柱锁定是长杠杆 HVLA 推挤技术在特定椎节段局部施力和实现弹响所必需的[1-7]。而短杠杆 HVLA 推挤技术无须锁定邻近的脊柱节段。

通过椎间关节对锁或利用韧带肌筋膜张力来实现定位(框 4.1)[1-5,7]。这两种方法的原理是脊柱的杠杆作用局限在一个关节而不引起相邻节段过度紧张。

整骨专业发明了一种结合侧屈和旋转运动来对脊柱运动进行分类的命名法。这种耦合行为会根据脊柱定位的改变而改变。

• 1 型运动:侧屈和旋转发生在相反的方向上(图 4.1[8])。

• 2 型运动:侧屈和旋转发生在相同的方向上(图 4.2[8])。

椎间关节对锁定位的原则是对脊柱施加杠杆作用,使未累及节段的椎间关节对锁而实现锁定。为了通过椎间关节对锁而实现锁定,脊柱会被置于与正常耦合行为相反的位置上。这种方法通常用在脊柱更易活动的部位上,比如颈椎和腰椎,或者用在有活动性和易弯曲脊柱的患者身上。

韧带肌筋膜定位的原则是利用正常生理运动将杠杆作用定位到一个脊柱节段。将脊柱置于正常耦合行为的位置,以通过韧带肌筋膜张力实现锁定,这种位置可以是单向的,也可以是多向的。这种方法通常用于脊柱更不容易活动的部位,如胸椎和腰椎,或用于有僵硬和不易弯曲脊柱的患者。

在这两种定位方法中,希望产生弹响的节段应保持自由活动,而绝不可被锁定。

最小的杠杆作用与界限定位

一些学者认为该技术的正确定位是让想要实现弹响的椎段处在运动受限的界限

框 4.1 HVLA 推挤技术的定位		
椎间关节对锁	与正常耦合行为相反的位置	通常用在灵活的区域,如颈腰椎及脊柱活动范围好的患者
韧带肌筋膜	与正常耦合行为相同的位置	通常用在较为僵硬的区域,如胸椎及脊柱活动范围较差的患者

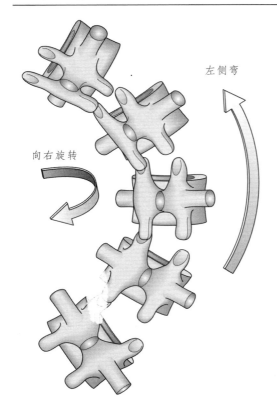

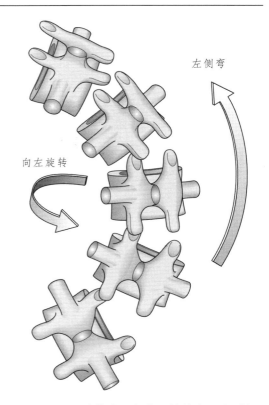

图 4.1　1 型运动模式。侧弯和旋转发生在相对的两侧。（Reproduced with permission from Gibbons and Tehan.[8]）

图 4.2　2 型运动模式。侧弯和旋转发生在同侧。（Reproduced with permission from Gibbons and Tehan.[8]）

上[7,9,10]。这个趋向于推挤前定位的界限会导致末端杠杆力全部作用在对患者来说不舒适的体位上。

　　考虑到患者的舒适性和安全性（框4.2），推荐另一种可供选择的最小杠杆作用来实现推挤前定位。该定位既不在末端，也不在运动受限的界限上。它的目的是使操作者能使用最少的杠杆作用力而安全有效地在患者舒适的体位上实现目标椎段的弹响。

　　当学生或者操作者开始学习如何应用HVLA 推挤技术时，他们会发现有必要施加逐渐增强杠杆作用，但推挤前定位不应在末

端。随着时间的推移和实践的增多，操作者可拥有更快的推挤速度，从而在推挤前定位中可使用更小的杠杆力。

脊柱定位

　　在应用 HVLA 推挤技术时，重要的是要明白所展示的模型是用来进行脊柱定位的，而不是用来评估和诊断躯体功能障碍的。

颈椎

　　许多学者将寰枕节段（C0–1）的正常耦合运动描述为绕轴旋转和向相反方向的侧向弯曲（如 1 型运动）[7,11-13]。椎间关节对锁的原理并不适用于针对枕骨至 C1 节段的HVLA 推挤技术，但该技术可应用在其他大多数的颈椎节段（表 4.1）。

框 4.2　患者的舒适度和安全性

　　最小杠杆定位方法，不在运动终末端或运动限制障碍处

表 4.1　其他颈椎节段应用 HVLA 推挤技术

脊柱水平	耦合运动	小关节对位锁定
C0–1（寰枢关节）	类型 1	类型 2
C1–2（寰枢椎）	复杂而主要的旋转	不适用
C2–7	类型 2	类型 1

C1–2 的耦合运动形式是复杂的。该节段在整个颈椎旋转中起着主要作用[14-17]。多达 77% 的颈椎旋转运动发生在寰枢关节，其任意一边的旋转角度范围为 40.5°[14,16]。寰枢关节较广的旋转范围可归因于关节面的平坦、韧带纤维囊的松散和 C2 上方黄韧带的缺失[17]。只有小部分的旋转发生在寰枢关节上下节段[18-20]。

C2 下方颈椎的耦合运动类型是 2 型（即侧屈和旋转发生在同一侧）[7,11, 21-25]。颈椎相对于中立位的平均旋转范围是 80°（图 4.3）。从患者舒适性和安全性角度考虑，操作者在应用推挤手法时应当限制颈椎旋转的总体范围。施术者通过颈椎旋转和反向侧屈来实现 C2 以下的这种限制（图 4.4）。为了在 HVLA 推挤技术中实现椎间关节对锁锁定，操作者必须采用向一个方向侧屈，向相反方向旋转的颈椎 1 型运动类型（如向右侧屈同时向左旋转）。这种定位使得关节上方需要实现弹响的节段变得僵硬，同时能使推

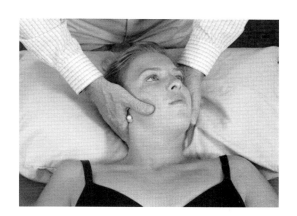

图 4.4　颈椎右侧屈限制了颈椎向左侧旋转的范围。

挤力作用在单个节段上。操作者可通过改变侧屈和旋转的力度及角度来实现关节面锁定。其目的在于使用以弯曲或者旋转为形式的主要和次要的杠杆作用。

C2–7 节段的推挤前椎间关节对锁定位有两种类型：

1. 上行滑动的主要旋转椎间关节对锁定位。一个向某方向旋转的主要杠杆作用加上另一个向其相反方向侧屈的轻度次要杠杆作用（图 4.5）。

2. 下行滑动的主要侧屈（椎间关节对锁）定位。一个向某方向侧屈的主要杠杆作用加上另一个向其相反方向旋转的轻度次要杠杆作用（图 4.6）。

对于较为僵硬和灵活度较为欠缺的颈椎（框 4.3），以及更为灵活或很易弯曲的颈椎（框 4.4），可能都需要调整推挤前的定位。

定位选择的基本原理

对患者应用 HVLA 推挤技术时，定位的

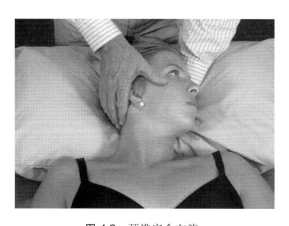

图 4.3　颈椎完全左旋。

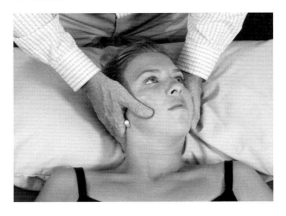

图 4.5 关节面向上滑行的初始旋转 (小面关节相对)定位。

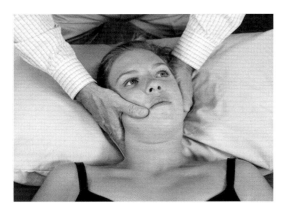

图 4.6 关节面向上滑行的初始侧弯 (小面关节相对)定位。

基本原理是使用一种耦合运动状态模型,该模型能在施展推挤前更容易对脊柱特定椎段的推挤力进行定位。即将被施展推挤的关节应保持自由活动状态,而不是被推挤前定位锁定。

患者的舒适度首先决定了是否选择使用主要旋转或主要侧屈推挤前定位。如果患

框 4.3　针对活动受限颈椎段的调整方法

主要旋转定位 （向上）	减少或去除次要的 侧弯杠杆
主要侧弯定位 （向下）	减少或去除次要的 旋转杠杆

框 4.4　针对灵活颈椎的调整方法

主要旋转定位 （向上）	包括横向平移和次要 侧弯杠杆
主要侧弯定位 （向下）	包括横向平移和主要 侧弯杠杆

者颈椎旋转受限,那么主要侧屈定位对该患者来说往往是更为舒适的。如果患者颈椎侧屈受限,那么主要旋转定位对该患者来说往往是更为舒适的。如果这两个定位对患者来说都是舒适的,那么主要旋转(斜向上)定位往往用在当触诊提示椎段前屈或旋转运动受限的时候,而主要侧屈(斜向下)定位往往用在当触诊提示椎段伸展或侧屈运动受限的时候。如果没有使患者感觉舒适的推挤前定位,则颈椎 HVLA 推挤技术(C2–7)是禁忌证。

应用于颈椎的椎间关节对锁和韧带肌筋膜定位的原理也适用于颈胸段的 HVLA 推挤技术(C7–T3)。如果颈胸段的推挤手法需要颈椎椎间关节对锁,那么这可通过在颈椎实施 1 型运动来实现。

胸腰椎部

目前关于胸腰椎部侧屈和旋转的耦合运动研究尚不一致。尽管目前的研究并没有证实任何胸腰椎脊柱定位和锁定的单一模型,但表 4.2 中的模型适用于推挤手法的教学。

有证据支持脊柱姿势和定位会改变耦合运动状态[27-30]。这就对胸腰椎的关节锁定和定位有影响。由于涉及患者的体位,锁定过程将根据患者的脊柱是前屈位还是中立/后伸位而有所不同,因为有证据表明,前屈或后伸的微小变化可显著改变耦合运动状态[30]。

有证据支持这样一种观点,即在弯曲体

表 4.2　胸腰椎部适用于 HVLA 推挤技术的模型

脊柱水平	耦合运动	小关节对位锁定
C7–T3	类型 1 或类型 2	类型 2 或类型 1
T3–L5	类型 1 或类型 2	类型 2 或类型 1
T3–L5 的姿势		
屈曲	类型 2	类型 1——侧弯和向对侧旋转
中立/伸展	类型 1	类型 2——侧弯和同侧旋转

位时，侧屈与旋转的结合是朝向同一侧的，而在中立/后伸位时，侧屈与旋转的结合发生在相反的两侧[27,28,31]。表 4.2 中概述的模型纳入了现有的证据，在 HVLA 推挤技术的教学和应用中是有用的。由于关于耦合运动状态的证据尚不一致，必须清楚的一点是，该模型仅是一个椎间关节对锁的模型，并不能在所有情况下都依赖它。

因为与颈椎和腰椎节段相比，胸椎和胸腔的活动范围有限，所以韧带肌筋膜定位常被用于 T4 和 T10 之间的胸椎和肋骨间的 HVLA 推挤技术。

为了患者的舒适和安全，操作者在 T10 和 S1 之间使用 HVLA 推挤技术时，应限制躯干旋转和扭转的总体幅度。在大多数情况下，这一点可在理解中立位/后伸位和前屈位的耦合运动的前提下使用椎间关节对锁模型来实现。HVLA 推挤技术可应用于中立位/后伸位或前屈体位。以中立位/后伸位为例（图 4.7），操作者使用脊柱定位和锁定来限制躯干旋转的幅度。如果操作者从下方（图 4.8）或上方和下方（图 4.9）实施躯干前屈，那么就需要增加躯干旋转幅度，以便在应用 HVLA 推挤技术前实现必要的锁定。

以前屈位为例（图 4.10），操作者使用脊柱定位和锁定来限制躯干旋转的幅度。如果操作者从患者腰椎下取下卷好的毛巾，那么在应用 HVLA 推挤技术之前，就需要增加躯

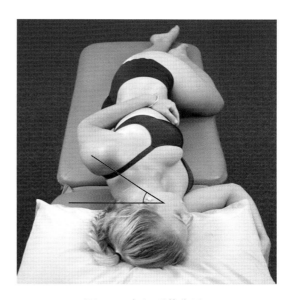

图 4.7　中立/延伸位置。

干旋转幅度，以实现必要的锁定（图 4.11）。在 T10–S1 段实施侧卧的 HVLA 推挤技术时，最小化推挤前定位下的躯干旋转幅度有两大益处：首先，这种方法降低了患者胸廓和脊柱紧张和不适的风险；其次，操作者可用更直立、更少前倾的姿势来传递推挤力，这使得在实施推挤时可更好地利用操作者的体重。

有两种类型的推挤前椎间关节对锁可用于 T10–S1 段侧卧位的 HVLA 推挤技术中。

中立/后伸（椎间关节对锁）定位

患者胸腰椎处于中立/后伸姿势　（图

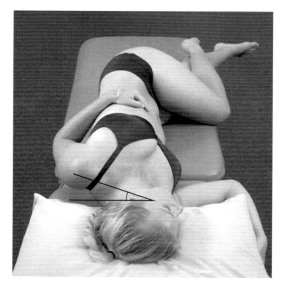

图 4.8　注意到旋转增加时伴随躯干下段弯曲。

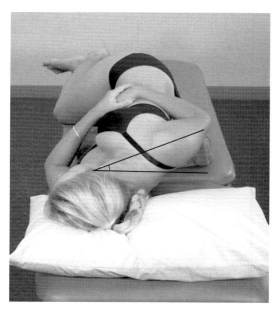

图 4.10　屈曲位。

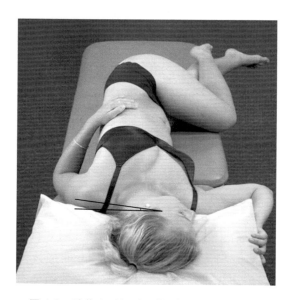

图 4.9　随着上下躯干屈曲,旋转进一步增加。

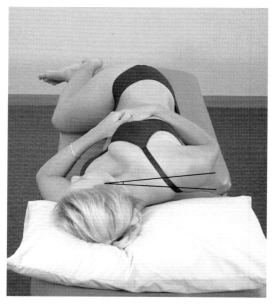

图 4.11　请注意,旋转随着卷毛巾的移除而增加。

4.12)。使用上述模型时,正常中立/后伸位上的旋转和侧屈耦合运动形式使用的是 1 型运动,椎间关节对锁锁定则通过 2 型运动来实现(即侧屈和旋转向同一侧)。

　　处于中立/后伸位的脊柱悬吊在骨盆和上肢带骨之间,当患者处于左侧卧位时,躯干向患者右侧前屈而形成一个长长的"C"形

曲线。

　　通过轻轻移动患者的上肩部使其远离操作者而使患者躯干向右旋转。向同一侧旋转和侧屈可实现中立位或后伸位的椎间关节对锁锁定,在这种情况下旋转和弯曲都朝

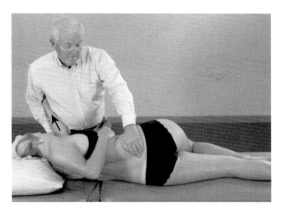

图 4.12　中立/伸展位。身体运动方向(患者)。

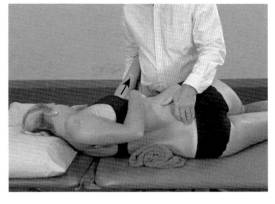

图 4.14　屈曲位。身体运动方向(患者)。

向右侧(图 4.13)。

前屈(椎间关节对锁)定位

　　患者胸腰椎处于前屈位(图 4.14)。正常处于前屈位的旋转和侧屈耦合运动形式使用的是 2 型运动,椎间关节对锁锁定则通过采用 1 型运动来实现(即旋转和侧屈向相反侧)。

　　躯干必须旋转和侧屈向相反侧以实现在前屈位上的脊柱椎间关节对锁锁定。操作者通过将卷好的毛巾放在患者腰椎下,使得躯干向左侧前屈。通过轻轻地移动患者上肩部,使其远离操作者而使得躯干向右侧旋转(图 4.15)。

　　随着操作者对应用侧卧 HVLA 推挤技术(T10–S1)经验的积累,他们也可通过对胸部和骨盆的手动施力来实现与旋转方向相反的侧屈,而无须通过毛巾来进行前屈定位(图 4.16)。

　　推挤前定位的调整对更加僵硬、灵活度欠佳的(框 4.5)和更加或者很灵活的(框4.6)胸腰椎(T10–S1)来说是十分有必要的。

　　许多因素诸如关节突关节的不对称、椎体节段、椎间盘高度、背痛、脊柱位置等,都会影响耦合运动状态,所以有时需要对模型进行调整以适应特定患者。在这种情况下,操作者需要调整患者的体位来帮助力量的有效定位。为此,在施展 HVLA 推挤前,操作者必须提升触诊技能来感觉推挤前张力和推挤力。

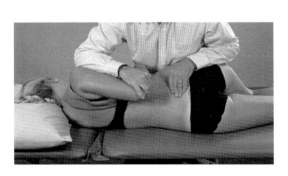

图 4.13　中立/伸展位。锁定方法类型 2,旋转和侧屈到同一侧,如右侧屈同时右旋。

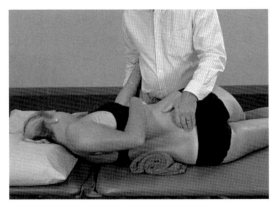

图 4.15　屈曲位。锁定方法类型 1,旋转和侧屈到相反的对侧,如向左侧屈同时向右旋。

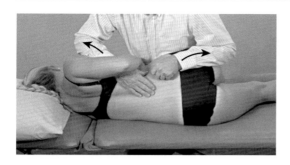

图 4.16　屈曲位。锁定方法类型 1，旋转和侧屈到相反的对侧，如左侧屈同时右旋，使用手动施加的力量到胸腔和骨盆。手动施加力的方向。

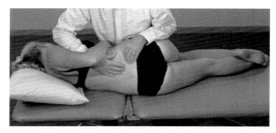

图 4.17　针对活动受限的胸腰段的调整方法。

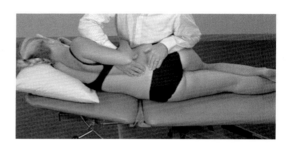

图 4.18　对胸腰椎灵活性的调整。中立/伸展位。

框 4.5　针对活动受限胸腰椎的调整方法 (T10—S1)

使用韧带肌筋膜定位，例如，屈曲位，不使用卷毛巾或不手动施力对侧侧屈（图 4.17）

框 4.6　针对活动不受限的胸腰椎的调整 (T10—S1)

侧卧时，使用增加侧弯杠杆的小关节对位姿势，例如在中立/伸展位抬高部分治疗床（图 4.18）

或不手动施力使得脊柱向反向弯曲的前屈定位（图 4.17）。具有灵活性胸腰椎（T10—S1）的患者通常需要椎间关节对锁定位，而选用中立位/后伸位或前屈位则取决于患者的舒适度。这种方法对患者来说更加舒适，并且增加了出现弹响的可能性，同时可将治疗后疼痛风险降至最低。患者没有舒适的推挤前定位是胸腰椎（T10—S1）HVLA 推挤技术应用的禁忌证。

定位选择的基本原理

在应用 HVLA 推挤技术时，支撑患者定位的基本原理是使用耦合运动模型，该模型有助于在施展推挤前，使力量有效地定位到脊柱的特定节段。待推挤关节应保持运动的自由性，而不是被推挤前定位锁定。选择是否使用中立位/后伸位或前屈椎间关节对锁首先由患者的舒适度决定。例如，有些患者在前屈体位，无法舒适地采取中立/后伸推挤前定位。这种情况下应当使用前屈定位。对胸腰椎僵硬、活动能力较差的患者（T10—S1），通常选择不使用卷毛巾

参考文献

1　Nyberg R. Manipulation: Definition, types, application. In: Basmajian J, Nyberg R eds. Rational Manual Therapies. Baltimore, MD: Williams & Wilkins; 1993:21–47.

2　Downing CH. Principles and Practice of Osteopathy. London, UK: Tamor Pierston; 1985.

3　Stoddard A. Manual of Osteopathic Technique, 2nd edn. London, UK: Hutchinson Medical; 1972.

4　Hartman L. Handbook of Osteopathic Technique, 3rd edn. London, UK: Chapman & Hall; 1997.

5　Beal MC. Teaching of basic principles of osteopathic manipulative techniques. In: Beal

MC ed. 1989. The Principles of Palpatory Diagnosis and Manipulative Technique. Newark, OH: American Academy of Osteopathy; 1989:162–4.

6　Kappler RE. Direct action techniques. In: Beal MC ed. The Principles of Palpatory Diagnosis and Manipulative Technique. Newark, OH: American Academy of Osteopathy; 1989; 165–8.

7　DeStefano L. Greenman's Principles of Manual Medicine, 4th edn. Philadelphia, PA: Lippincott Williams & Wilkins; 2010.

8　Gibbons P, Tehan P. Muscle energy concepts and coupled motion of the spine. Man Ther 1998;3(2):95–101.

9　DiGiovanna EL, Schiowitz S, Dowling DJ. An Osteopathic Approach to Diagnosis and Treatment, 3rd edn. Philadelphia, PA: Lippincott Williams & Wilkins; 2005.

10　Hohner JG, Tyler CC. Thrust (high velocity/low amplitude) approach; "the pop". In: Chila A ed. Foundations of Osteopathic Medicine, 3rd ed. Philadelphia, PA: Wolters Kluwer Health/Lippincott Williams & Wilkins; 2010: Ch. 45.

11　Panjabi M, Crisco J, Vasavada A, et al. Mechanical properties of the human cervical spine as shown by three-dimensional load–displacement curves. Spine 2001;26(24):2692–700.

12　Ishii T, Mukai Y, Hosono N, et al. Kinematics of the upper cervical spine in rotation. In vivo three-dimensional analysis. Spine 2004;29(7):E139–44.

13　Salem W, Lenders C, Mathieu J, et al. In-vivo three-dimensional kinematics of the cervical spine during maximal axial rotation. Man Ther 2013;18(4):339–44.

14　Penning L, Wilmink JT. Rotation of the cervical spine: A CT study in normal subjects. Spine 1987;12(8):732–8.

15　Mimura M, Moriya H, Watanabe T, et al. Three dimensional motion analysis of the cervical spine with special reference to axial rotation. Spine 1989;14(11):1135–9.

16　Iai H, Moriya H, Takahashi K, et al. Three dimensional motion analysis of upper cervical spine during axial rotation. Spine 1993;18(16): 2388–92.

17　Guth M. A comparison of cervical rotation in age-matched adolescent competitive swimmers and healthy males. J Orthop Sports Phys Ther 1995;21(1):21–7.

18　Penning L. Normal movements of the cervical spine. J Roentgenol 1978;130(2):317–26.

19　White A, Panjabi M. Clinical Biomechanics of the Spine, 2nd edn. Philadelphia, PA: Lippincott; 1990.

20　Porterfield JA, DeRosa C. Mechanical Neck Pain: Perspectives in Functional Anatomy. Sydney, Australia: WB Saunders; 1995.

21　Mimura M, Moriya H, Watanabe T, et al. Three dimensional motion analysis of the cervical spine with special reference to the axial rotation. Spine 1989;14(11):1135–9.

22　Stoddard A. Manual of Osteopathic Practice. London, UK: Hutchinson Medical; 1969.

23　Bennett SE, Schenk R, Simmons E. Active range of motion utilized in the cervical spine to perform daily functional tasks. J Spinal Disord Tech 2002;15(4):307–11.

24　Ishii T, Mukai Y, Hosono N, et al. Kinematics of the cervical spine in lateral bending. In vivo three-dimensional analysis. Spine 2006;31(2): 155–60.

25　Malmstrom E-M, Karlberg M, Fransson P, et al. Primary and coupled cervical movements. The effect of age, gender, and body mass index. A 3-dimensional movement analysis of a population without symptoms of neck disorders. Spine 2006;31(2):E44–50.

26　American Medical Association. Guides to the Evaluation of Permanent Impairment, 4th edn. Chicago, IL: American Medical Association; 1999.

27　Vicenzino G, Twomey L. Sideflexion induced lumbar spine conjunct rotation and its influencing factors. Aust J Physiother 1993;39(4):299–306.

28　Fryette H. Principles of Osteopathic Technic. Newark, OH: American Academy of Osteopathy; 1954:15–21 (reprinted 1990).

29　Panjabi M, Yamamoto I, Oxland T, et al. How does posture affect coupling in the lumbar spine? Spine 1989;14(9):1002–11.

30　Drake J, Callaghan J. Do flexion/extension postures affect the in vivo passive lumbar spine response to applied axial twist moments? Clin Biomech 2008;23(5):510–19.

31　Russell P, Pearcy M, Unsworth A. Measurement of the range and coupled movements observed in the lumbar spine. Br J Rheumatol 1993;32(6): 490–7.

第 5 章

安全性和 HVLA 推挤技术

引言

任何治疗都有风险和获益。HVLA 推挤技术不同于其他整骨技术,因为操作者会应用快速推挤或冲击技术,而与非冲击运动疗法相比,推挤或冲击技术具有更多的潜在危险。

并发症

发病率

颈椎

大多数发表的关于手法治疗导致损伤的文献都集中发生于颈椎手法治疗引起的严重后遗症。

由颈椎手法治疗引起的严重不良反应的报道存在很大差异。许多作者试图估计由颈椎手法治疗引起的医源性脑卒中的发病率[1-14],目前报道,10 000 次到 585 万次颈椎手法治疗中出现 1 次医源性脑卒中不等。Rivett 和 Milburn[9]估计颈椎手法治疗中严重神经血管损伤的发病率为 500 万分之一到 5 万分之一。其他作者估计颈椎手法治疗的并发症发病率为每 100 万次操作中出现 1.46 次[15],每 130 万次颈椎治疗中有 1 例脑血管意外,其中每 90 万次上颈椎手法治疗中

有 1 例脑血管意外[6]。Boyle 等[14]报道,手法治疗后脑卒中的发病率约为每 10 万人中出现 6 例,而 Patijn[8]发现总并发症发病率为每 518 886 次手法治疗中出现 1 例。Miley 等[13]估计 45 岁以下的人在颈椎手法治疗后 1 周内出现椎动脉夹层的发病率为每 10 万人中有 1.3 例,但这些研究并没有明确指出应用了哪种类型的颈部手法治疗技术,以及操作者的能力和经过的培训[16]。

公布的数据可能无法准确反映严重的颈椎并发症的真实发病率[7-9,17-19]。接受颈椎手法治疗的患者出现并发症的概率只能是一个估计,因为实施颈椎手法治疗的真实数量和接受颈椎手法治疗的患者数量仍未可知[20]。关于椎动脉夹层,Haldeman 等[21]指出,为了获得准确的统计数据,需要一个包含数百万颈椎手法治疗病例的数据库。这种并发症不仅可由颈椎手法治疗引起,也可由正常的颈部运动和轻微的外伤引起[21-29]。Haldeman 等[21]为了评估导致椎动脉夹层的危险因素及加快颈部活动,回顾相关发表文献,共找出 367 例椎动脉夹层的病例,其中 252 例为自发性或与轻微(表 5.1)或重大创伤有关。不到 1/3 的病例(115 例)与颈椎手法治疗有关[21]。Haneline 和 Lewkovich[23]检索了 MEDLINE 数据库中 1994—2003 年间发表的与颈动脉夹层有关的文章,其中 20 篇符合纳入标准的研究报道了 606 例颈动脉夹

表 5.1　与椎基底动脉夹层/闭塞病例相关的轻微创伤的描述

微伤类型	例子	病例数
体育活动	篮球、网球、垒球、游泳、健美操	18
业余活动	散步、跪着祈祷、做家务、性交	8
持续的旋转和(或)伸展	贴墙纸、洗墙壁和天花板、射箭、瑜伽	10
短期旋转和(或)伸展	开车时回头、倒车车道、抬头看	7
头部突然活动	打喷嚏、骑行、剧烈咳嗽、头部突然屈曲	7
杂项、轻微创伤	小摔、撞头	2
其他	寰枢椎-轴向不稳定、产后、胃切除术后	6
合计		58

Haldeman et al.[21]

层,而作者的结论是少数病例与颈椎手法治疗有关。框 5.1 概述了调查结果。Williams 等[31]指出,颈部手法治疗导致的脑卒中总是很难量化估算。选择、转诊和回忆偏差,加上年龄等相关变量,都有可能混淆对颈椎手法治疗后出现椎基底动脉夹层风险的评估[31,32]。

颈椎 HVLA 推挤技术与脑卒中的关系

关于 HVLA 推挤技术导致椎基底动脉和颈内动脉供血区内脑卒中的报道,大多来自病例报告、调查和专家意见。然而,针对像椎基底动脉及颈内动脉供血区内的脑卒中这种罕见病例,病例对照研究是能提供最有用信息的研究设计。

目前,有 6 篇病例对照研究报道了颈椎 HVLA 推挤技术与颈动脉夹层之间的关系[11,29,30,33-35]。有 4 项较大的病例对照研究发现,在 45 岁以下患者中,颈椎 HVLA 推挤技术与椎基底动脉供血区内的脑卒中存在关联性。Cassidy 等[29]通过基于人群的病例对照和交叉研究,分析了在加拿大安大略省 9 年期间的每一例椎基底动脉供血区内的脑卒中。他们发现,与年龄和性别匹配的对照组相比,到初级保健医生处就诊脊柱按摩治疗与椎基底动脉供血区内的脑卒中密切相关。本研究提出了椎基底动脉夹层患者在发展为脑卒中之前寻求临床治疗的可能性。Smith 等[30]采用病例对照的方法对 60 岁以下的患者进行观察,发现在发展为脑卒中的病例中,26 例与颈内动脉夹层相关,24 例与椎基底动脉夹层相关,100 例与动脉夹层无关。同时,他们认为在前一个月接受手法治疗与脑卒中和椎基底动脉夹层密切相关,但与颈内动脉夹层无关。Rothwell 等[11]查询了加拿大安大略省数据库中椎基底动脉脑卒中的患者,在这 5 年的时间里确定的 582 例因椎基底动脉系统脑卒中住院的患者中,与匹配的对照组相比,45 岁以下患者的脑卒中与前一周接受的捏脊治疗有密切相关性,但在老年患者中没有关联。颈动脉夹层与缺

框 5.1　颈动脉夹层的病因

- 54%为颈内动脉夹层
- 46%为椎动脉夹层
- 61%归为自发性
- 30%与创伤、轻微创伤有关
- 9%与颈椎手法有关

(Reproduced with permission from Haneline et al.[23])

血性脑卒中患者研究组分析了 966 例颈动脉夹层患者,并将其与年龄和性别相匹配的其他原因导致的缺血性脑卒中患者及健康受试者进行比较[35]。研究发现,与其他原因引起的缺血性脑卒中患者和健康受试者相比,颈椎手法治疗与颈动脉夹层显著相关。Haynes 等[36]在一项纳入了 5 项病例对照研究的系统评价中报道,目前缺乏颈部手法和脑卒中之间密切相关的结论性的证据,但是目前也没有证据证明两者没有关联。

尽管一些研究支持颈椎 HVLA 推挤技术与颈动脉夹层,特别是椎基底动脉夹层之间的联系,但仍然很难确定原因,因为患者可能会因颈动脉夹层进展中的症状寻求治疗。Marx 等[37]评估了在 1996—2005 年期间因颈椎手法导致的动脉夹层病例。他们发现在 7 例颈动脉夹层中有 5 例,以及在 9 例椎动脉夹层中有 7 例存在明确的证据或很有可能在操作前就存在动脉夹层。他们认为,在这 7 例颈动脉夹层和 9 例椎动脉夹层病例中,动脉夹层和操作之间都没有因果关系。

许多研究者认为[36,38,39],颈动脉夹层引起的头痛和颈痛的患者可能会寻求推拿医师的治疗。治疗方法可能涉及 HVLA 推挤技术、活动和运动处方,或者联合采用上述这些治疗方法。在这种情况下,如果医师没有识别出颈动脉夹层,任何涉及颈部运动的干预(手法/活动/锻炼)都可能与颈动脉夹层及任何后续发生的脑卒中有关。Haynes 等[36]通过系统评价评估颈部手法导致脑卒中的风险,建议患者应注意颈部运动,包括手法,这些都可能增加罕见形式的脑卒中风险。

大多数发表的关于颈部手法治疗后的严重并发症的文章都集中在血管相关并发症上,但也有非血管并发症的记录。有少量病例报告[40-42]报道了由颈部手法导致的脊髓压迫,其中有些患者存在未确诊的病理状态,如较大椎间盘突出,并且这些病例没有涉及

诸如操作者的培训或所使用的操作技术的类型等因素的报告。

一篇关于不良事件和手法治疗的系统综述认为,手法治疗(包括颈椎 HVLA 推挤技术)导致的主要不良事件的风险较低[43]。Carnes 等[43]明确了在他们审查的随机对照试验(RCT)中,在对患者进行适当筛查和对操作者进行适当培训的情况下,没有出现任何重大不良事件的报告,其中包括颈椎操作。

胸椎和肋骨

操作者需要注意可能与应用于胸椎和肋骨的 HVLA 推挤技术相关的并发症。Oppenheim 等[40]研究 6 年内接受神经外科手术的患者,发现这些患者在脊柱手法治疗后症状立即发生了恶化,在这 18 种严重并发症中有 4 例患者发生在胸椎,包括脊髓病、四肢瘫、中央脊髓综合征和轻截瘫。这 4 例患者中有 3 例出现因未确诊肿瘤侵袭的椎体病理性骨折,同时产生了相应的症状和体征。

据说,有操作者报道了肋骨骨折的发生,然而胸椎或肋骨 HVLA 推挤技术治疗后立即发生椎体骨折的情况不太常见。其中一些骨折可能与未确诊的骨密度降低或肿瘤有关,但其他骨折可能与使用不适当的高强度 HVLA 推挤技术有关。在已发表的文献中,肋骨和椎体骨折尚未被认为是脊柱手法治疗的并发症。

Puentedura 等[44]在一项小规模的随机对照试验中,对纳入的 24 例急性颈痛患者进行了胸椎推挤关节手法与颈椎推挤关节手法的比较,结果符合临床预测模型[44]。他们认为,与接受颈椎手法治疗的患者相比,接受胸椎手法治疗的患者有更多明显的暂时性副作用。

腰椎和骨盆

与腰椎和骨盆的 HVLA 推挤技术相关

的严重并发症极为罕见，并且与脊柱操作相关的 5 项系统评价也明确诸如腰椎间盘突出症或马尾综合征恶化等不良后果极为罕见[45]。但腰椎间盘突出症和马尾综合征在大多数病例报告中被认为是腰椎骨盆脊柱手法治疗后的严重不良事件[46]。由于病例报告的特点，因果关系不能确定，因此，尚不清楚病例报告中确定的严重不良事件是由腰椎骨盆手法引起的，还是该手法与不良事件之间的关联是偶然的。

对随机对照试验、队列研究和一项患者调查的一系列系统评价尚未发现任何与腰椎骨盆脊柱手法治疗相关的严重不良事件[43,47-49]。Chou 等[45]报道称，与腰椎手法治疗相关的严重不良事件（如腰椎间盘突出症恶化）非常罕见，每 100 万次就诊中不到 1 人次。Chou 等[45]认为，在可能对患者进行适当筛查和对操作者进行适当培训的情况下，在 70 项临床对照试验中，未出现 1 例与腰椎和骨盆手法治疗相关的严重并发症。

一篇评估脊柱手法治疗腰椎间盘突出症的安全性的系统评价认为，患者在脊柱手法治疗后出现临床症状进一步恶化或患马尾综合征的风险低于 1/370 万[50]。尽管人们认识到，腰椎和骨盆的脊柱手法治疗并非没有风险，但 Haldeman 评论认为，这应该是脊柱疾病最安全的治疗形式之一[51]。

并发症分类

并发症可分为暂时性副作用、实质性可逆损害、实质性不可逆损害和严重不可逆损害。

暂时性副作用

- 局部疼痛或不适。
- 僵硬。
- 头痛。
- 疲劳。
- 放射性疼痛或者不适。

颈椎手法治疗比较普遍[52]，较不常见的暂时性副作用包括头晕或不平衡、四肢无力、耳鸣、抑郁或焦虑、恶心或呕吐、视力模糊或受损、意识混乱或定向障碍[53]。

手法治疗产生的暂时性副作用可能比预期的更常见，除非明确要求，否则患者可能不会报告。前瞻性研究报道，由脊柱操作引起的常见副作用发生于 30%~61% 的患者[54-58]。在手法治疗后，包括脊柱 HVLA 推挤技术，几乎一半的患者经历了轻微且持续时间短的不良事件[143]。Carnes 等[143]报道，这些小事件大多会在 24 小时内发生，72 小时内消除。

实质性可逆损害

颈椎

- 椎间盘突出/脱出。
- 神经根压迫。
- 颈椎和上胸椎拉伤。

胸椎

- 肋骨骨折。
- 轻度椎体压缩性骨折。
- 后柱骨折，无结构完整性损失。
- 肩胛带、胸椎和肋骨拉伤。

腰椎

- 轻度椎体压缩性骨折。
- 后柱骨折，无结构完整性损失。
- 椎间盘突出/脱出。
- 神经根压迫。
- 肩胛带、胸椎/肋骨及腰骶部拉伤。

实质性不可逆损害

颈椎

- 未解决的椎间盘突出/脱出/挤压。
- 未解决的神经根病。

胸椎

- 明显的椎体压缩性骨折。
- 后柱骨折伴椎管破裂。

腰椎

- 明显的椎体压缩性骨折。
- 后柱骨折伴椎管破裂。
- 未解决的椎间盘突出/脱垂/挤压。
- 未解决的神经根病。

严重不可逆损害

颈椎

- 脑卒中。
- 脊髓压迫。

胸椎

- 脊髓压迫。

腰椎

- 马尾综合征。

并发症的原因

使用 HVLA 推挤技术出现并发症通常与不正确的患者选择或技术不当有关。

不正确的患者选择

- 缺乏诊断或诊断不正确。
- 对可能出现的并发症缺乏认识。
- 触诊检查不充分。
- 缺乏患者的知情同意。

技术不当

- 用力过大。
- 幅度过大。
- 杠杆过大。
- 手法组合不当。
- 推挤平面不正确。
- 患者体位不当。
- 操作者体位不当。
- 患者反馈不足。

HVLA 推挤技术和相关风险

大多数关于手法干预的暂时性和更严重并发症的研究和报道都集中在 HVLA 推挤技术上。其他手法治疗技术并发症的发病率很大程度上仍然未知。非推挤技术,包括松动手法和按摩技术,也与严重的不良后果相关。据报道,颈椎和胸椎手法治疗后硬膜撕裂继发自发性颅内低血压[59]。据报道,颈椎手法治疗后发生 1 例脑血管意外,仅部分功能恢复;6 例臂痛伴有神经功能障碍[60]。1 例患者在"从 C2 到 C7 的低力关节活动"[61]后出现视网膜动脉阻塞,大脑动脉栓塞归因于指压按摩[62]。另有 1 例患者在使用手持式电动按摩器后出现颈内动脉夹层[63]。澳大利亚推拿理疗师的一项主观调查研究报告称,84.5%采用颈椎手法治疗的患者都会用到推挤技术,而与颈椎检查或治疗相关的大多数不良影响被动松动手法和检查技术较 HVLA 推挤技术多[64]。对 259 名爱尔兰推拿理疗师进行的一项函调称,与 HVLA 推挤技术相比,使用非 HVLA 推挤技术会产生更严重的不良事件,包括短暂性脑缺血发作、猝倒和晕厥[65]。

Posadzki 等[66]在对按摩治疗安全性的系统评价更新中指出,按摩治疗的不良事件应该是少见的。然而,作者也发现一些与按摩治疗相关的严重不良事件,包括颈内动脉和椎动脉夹层的病例报告。Yin 等[67]对按摩治疗进行了系统回顾,发现在 2003—2013 年期间共有 138 例与按摩治疗相关的不良事件,包括椎间盘突出、软组织损伤、神经损伤、脊髓损伤和椎动脉夹层。他们认为,按摩治疗并非没有风险,但严重不良事件的发生率较低。

Carnes 等[43]在一项随机对照试验的Meta分析中称,包括 HVLA 推挤技术在内的手法治疗的轻中度不良事件的发生风险与运动类似。

许多患有肌肉骨骼疾病的患者会使用非甾体抗炎药(NSAID)。Dabbs 和 Lauretti[68]报道使用此类药物治疗骨关节炎后出血或穿孔的发生率为 0.4%,死亡率为 0.04%。作者认为,与颈椎手法治疗相比,使用 NSAID 治疗类似的病情,显著增加了严重并发症和死亡的发生风险。英国针对 19 772 例接受 50 276 次颈椎手法治疗的患者进行的一项全国性前瞻性调查发现,对于肌肉骨骼疾病,颈椎手法治疗和常用的抗感染药物治疗的风险率相当[52]。Tramer 等[69]估计 1200 例服用 NSAID 2 个月或者更长时间的患者中有 1 人会死于胃十二指肠并发症,如果他们不服用 NSAID 就能免于死亡。Carnes 等[43]报道,手法治疗(快速推挤)发生轻微或中度不良事件的相对风险明显低于服用 NSAID。Oliphant 估计在腰椎间盘突出症患者的治疗方面,腰椎手法治疗比服用 NSAID 更安全[50]。

针灸也可用于治疗肌肉骨骼疾病,对于训练有素和有能力的医生来说,被公认为是一种非常安全的干预治疗措施[70-72]。然而,文献报道了许多由针灸引起的严重不良事件,包括气胸、脊髓损伤、器官损伤和病毒性肝炎[72-76]。

许多治疗肌肉骨骼病的干预措施都存在风险,但目前没有与 HVLA 推挤技术相比的风险比值。运动处方后的心肌梗死、注射疗法的过敏反应,以及冷热、电治疗引起的烧伤都是被公认的潜在并发症。

危险信号

"危险信号"一词是指可能需要紧急评估的严重病情的临床特征,如肿瘤、感染、骨折和神经损伤[77]。治疗师应在初次就诊和随访中进行危险信号的筛查,包括病史和具体的体格检查[54]。在一项对筛查腰痛患者恶性肿瘤和骨折的危险信号的系统回顾中,Downie 等[78]报道,现有的许多关于危险信号的研究只评价了单一的临床特征,并建议未来的研究应该更好地评估危险信号的临床特征组合。本文描述了与急性颈痛(表 5.2)、急性胸椎痛(表 5.3)和急性腰痛(表 5.4)相关的严重疾病的警示特征[77]。

禁忌证

操作者实施治疗干预时,必须适当考虑风险收益比,患者的获益必须超过与干预相

表 5.2　与急性颈部疼痛相关的严重情况的预警特征

特征或危险因素	疾病
感染的症状和体征(如发热、盗汗)	感染
感染的危险因素(如潜在疾病进程、免疫抑制、穿透伤口、接触感染性疾病)	
外伤史	骨折
使用皮质类固醇	
既往恶性肿瘤病史	肿瘤
年龄>50 岁	
由于治疗而未能得到改善(失治误治)	
意外的体重减轻	
吞咽困难、头痛、呕吐	
四肢的神经系统症状	神经系统疾病
脑血管的症状或体征,抗凝血剂的使用	脑或脊髓出血
心血管危险因素,短暂性脑缺血发作	椎动脉或颈动脉瘤

资料来源:国家卫生和医学研究委员会。

表 5.3　急性胸椎疼痛相关严重情况的预警特征

特征或危险因素	情况
较小创伤(如果>50 岁,有骨质疏松史和服用皮质类固醇史)	骨折
较大创伤	
发热	感染
盗汗	
感染的危险因素(如疾病潜伏期、免疫抑制、贯穿伤)	
既往恶性肿瘤病史	肿瘤
年龄>50 岁	
治疗后未改善	
不明原因的体重减轻	
多部位疼痛	
休息时疼痛	
夜间疼痛	
胸痛或胸闷	其他严重情况
运动、姿势改变对疼痛没有影响	
腹痛	
呼吸短促、咳嗽	

资料来源:国家卫生和医学研究委员会

表 5.4　急性腰痛相关严重情况的预警特征

特征或危险因素	情况
感染的症状和体征(如发热)	感染
感染的危险因素(如疾病潜伏期、免疫抑制、贯穿伤)	
创伤史	骨折
较小创伤(如果>50 岁,有骨质疏松史和服用皮质类固醇史)	
既往恶性肿瘤史	肿瘤
年龄>50 岁	
治疗后未改善	
不明原因的体重减轻	
多部位疼痛	
休息时疼痛	
无加重因素	主动脉瘤

资料来源:国家卫生和医学研究委员会

关的任何潜在风险。禁忌证被分为绝对禁忌证和相对禁忌证。绝对禁忌证和相对禁忌证之间的区别受操作者的技能、经验和培训等因素的影响,也受选择的技术类型、使用的杠杆和力量的影响,以及患者的年龄、一般健康状况和体质的影响。

绝对禁忌证

- 骨骼:任何导致显著骨弱化的病理。
  - 肿瘤,如转移性沉积物。
  - 感染,如肺结核。
  - 新陈代谢,如骨软化症。
  - 先天性,如发育不良。
  - 医源性,如长期使用皮质类固醇。
  - 炎症,如严重的类风湿关节炎。
  - 创伤,如骨折。
- 神经学。
  - 脊髓型颈椎病。
  - 脊髓压迫。
  - 马尾压迫。
  - 神经根压迫伴随神经功能障碍加重。
- 血管。
  - 诊断为颈动脉夹层。
  - 主动脉瘤。
  - 出血性疾病,如严重的血友病。
- 缺乏诊断。
- 缺乏患者同意。
- 由于疼痛或不配合,患者体位无法配合。

相对禁忌证

应用 HVLA 推挤技术后,某些类别的患者出现不良反应的可能性增加。在下列情况下使用 HVLA 推挤技术前,应给予特殊考虑:

- 既往对手法治疗有过不良反应。
- 椎间盘突出或脱垂。

- 炎性关节炎。
- 妊娠。
- 脊椎峡部裂。
- 脊椎滑脱。
- 骨质疏松症。
- 抗凝剂或长期使用皮质类固醇。
- 晚期骨关节病和脊椎关节强直。
- 眩晕症。
- 对 HVLA 推挤技术的心理依赖。
- 韧带松弛/过度活动。
- 动脉钙化。

以上并非涵盖所有可能的临床情况。有器质性病变的患者也可能同时伴有脊柱疼痛和活动障碍引起的不适,这可能得益于手法治疗。

椎基底动脉和颈动脉

不良事件可能与颈部动脉系统受损有关,颈动脉夹层是公认的中青年缺血性脑卒中的原因。在头痛和(或)颈痛患者的鉴别诊断中,应始终考虑颈动脉夹层。

在预处理风险评估中,应同时考虑椎动脉和颈内动脉。颈总动脉在颈部胸锁乳突肌上方很容易触及, 它在甲状腺软骨的上边缘水平分为颈内动脉和颈外动脉。颈内动脉[79](图 5.1)直接向上延伸,并通过颞骨颈动脉管处的颅底向大脑供血。颈外动脉从颈总动脉分叉处延伸至下颌颈部,分为颞浅动脉和上颌动脉,颈动脉向大脑前部供血。

椎基底动脉系统包括两支椎动脉,以及该两支血管汇合成的基底动脉(图 5.2)。这个系统提供了大约 20% 的颅内血液供应[80]。椎动脉和基底动脉为大脑后部供血,这些动脉中的血流可能受到内在和外在因素的影响。动脉粥样硬化等内在因素使血管变窄,增加湍流,减少血流量,而外在因素压迫或冲击动脉外壁。

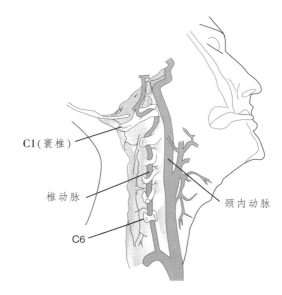

图 5.1 椎动脉和颈内动脉穿过颈椎的通路。(Reproduced with permission from Elsevier.[79])

C1(寰椎)
椎动脉
C6
颈内动脉

椎基底动脉供血不足

"椎基底动脉供血不足"(VBI)包括大脑后循环的所有短暂性脑缺血发作。"颈动脉功能不全"一词在过去曾被用来描述大脑前

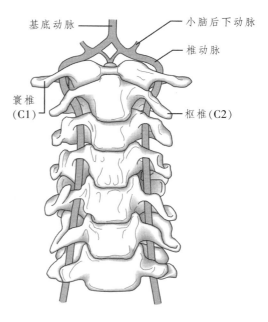

基底动脉
小脑后下动脉
椎动脉
寰椎(C1)
枢椎(C2)

图 5.2 颈椎与椎动脉的关系。

循环的短暂性脑缺血发作,但在今天的医学术语中已基本被摒弃了。

颈部动脉功能障碍筛查试验

多年来,操作者一直被建议对出现头颈部疼痛的患者进行 VBI 的筛查,以识别任何有颈动脉夹层风险的患者,特别是准备实施颈椎 HVLA 推挤技术的患者。临床方法是筛选 VBI 的症状和体征,然后进行一次或多次头颈部 VBI 体位变化试验。

在手法操作前检测 VBI 是一种风险管理的手段,是为了将对患者的伤害降至最低[81]。许多物理试验已经用于确定是否存在 VBI[82-87]。

对 VBI 的测试是基于颈椎的不同体位可能会减少椎动脉内腔及血流[88-91]。已有体内研究支持颈椎的不同体位可能减少椎动脉血流的观点[88,89,91-96],但也有椎动脉血流的其他研究没有发现与颈椎定位相关的血流的显著变化[97-101]。大多数研究检查了椎动脉血流,Bowler 等[102]检查了 14 例健康受试者,以确定手法操作位置对颈内动脉和椎动脉血流的影响。他们认为,将颈椎置于手法操作位置不会对颈内动脉或椎动脉的血流产生不利影响。Thomas 等[103]在 20 例健康成年受试者中,检查了手法治疗中常用的多个体位的椎动脉和颈内动脉血流,包括极限角度的颈部旋转和牵引。他们认为,流向大脑的血液似乎没有受到所研究的任何颈部体位的影响。Quesnele 等[104]对 10 例健康男性患者的椎动脉血流进行检测,明确在上颈椎手法治疗后,椎动脉的血流或流速没有显著变化。Malo-Urries 等[105]系统评估了椎动脉和颈内动脉血流情况,发现在已发表的文献中,对不同颈部运动和位置颈部动脉血流是否受到影响没有一致的结论。

一些已发表的研究将椎动脉狭窄或闭塞与颈椎伸展和旋转定位联系起来,这有助于许多 VBI 预操作试验的开发和使用。根据推测,不同颈椎的体位引起的血流减少会导致 VBI 患者出现可检测出的症状或体征,而这些阳性症状或体征被认为是患者经手法治疗后出现脑血管并发症风险的预测因素。然而,由于 VBI 试验的敏感性和特异性较差[106,107],这些症状和体征在诊断 VBI 方面的价值受到了质疑[87,108-112]。

筛查试验应该是有效和可靠的风险预测指标。VBI 试验活动不具备这些性能,现有的科学证据也没有显示出它的预测价值[20,38,99,109,113]。同时,检测过程也不应该对人体有害。有人提出,该试验本身可能具有一定的风险,并可能对椎动脉产生病态影响[114]。目前已有关于涉及颈椎旋转及包括与使用已建立的 VBI 试验方案的检测所产生的相关轻度不良的记录[64]。

研究证据表明,针对颈椎动脉功能障碍的颈椎预处理筛查试验是无效的,缺乏临床实用性[6,38,113,115-117]。

生物力学研究

Symons 等[118]在 5 具未经解剖的尸体上进行颈部手法和 VBI 试验以量化该过程中椎动脉内压力。研究发现,在颈部活动范围检查、VBI 筛查和 HVLA 推挤技术期间,椎动脉内部承受的应变是相似的,并且都显著小于机械性破坏椎动脉所需的力。该研究得出结论,向颈部施加单一的典型 HVLA 推挤技术不太可能导致椎动脉的机械性破裂[118]。Herzog 等[119]分析了快速低振幅颈椎手法过程中的椎动脉应变,发现在颈部手法治疗过程中获得的椎动脉应变明显小于在诊断和活动范围检测过程中获得的应变,并且远小于破坏应变。Piper 等[120]检测了颈椎手法治疗过程中椎动脉的机械应变和头颈部在主平面上的运动,他们发现,在颈部操作过程中获得的最大椎动脉应变量相对低于头部和颈部最大被动活动范围中获得的应变量。目前的生物力学证据不足以证明 HVLA 推挤技术导致椎基底动脉或颈内动脉夹层[39]。

颈动脉夹层

当血管壁出血时，颈动脉夹层就发生了。这种出血使血管壁分层，导致壁内血肿向内突出并使血管腔变窄，或动脉瘤样扩张，导致外壁向外膨胀。大多数缺血症状是由动脉夹层部位的栓塞引起的（图 5.3）[121]，其余是由于伴有血流动力学不足的血管狭窄。

颈动脉夹层可能累及颈内动脉或椎动脉。据报道，颈内动脉夹层每年的发病率为每 10 万例患者中有 2.5~3 例，椎动脉夹层每年的发病率为每 10 万例患者中有 1~1.5 例[122]。

病史

据报道，许多危险因素与颈动脉病理或夹层风险增加有关，应在病史采集期间进行全面的评估（框 5.2）[123,124]。

重要的是，临床医师要识别出那些有颈动脉夹层的征兆和（或）症状的患者。出现急性发作性颈痛和（或）头痛的可能是颈部动脉夹层的患者，但表现为肌肉骨骼疾病。颈动脉夹层的后期缺血表现，如脑神经功能障碍和大脑缺血，可能存在潜伏期，并在发病后数小时、数天甚至数周内发展。

临床表现

颈内动脉夹层

Biller 等[39]报道，许多颈内动脉夹层患者会出现头部、面部和颈部一侧疼痛，并伴有部分霍纳综合征。他们建议，在没有任何其他体征或症状的情况下，单侧霍纳综合征应被认为是由颈内动脉夹层引起的，除非另有证明。

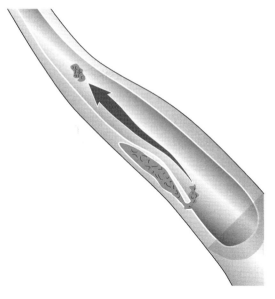

图 5.3　非闭塞性夹层引起的血栓移位并在下游栓塞。（Reproduced with permission.）

2/3 的患者会出现单侧头痛，最常见的是在额颞区，但它也可能累及整个半颅骨或枕部[124]。头痛的严重程度个人描述是不同的，但大多数患者认为颈内动脉夹层引起的头痛不同于其他任何疼痛[124]。脑神经麻痹、

框 5.2　病史采集期间要评估的危险因素

- 急性发作的单侧颈痛
- 急性发作的枕部、额部、眶上或颞部头痛
- 偏头痛的现病史（尤其是无先兆）
- 偏头痛的既往史（尤其是无先兆）
- 偏头痛的家族史
- 颈椎创伤史（包括轻微或"微不足道的"创伤）
- 与颈椎突然运动相关的疼痛发作
- 耳鸣（尤其是"搏动性耳鸣"）
- 高血压病史和心血管疾病的危险因素
- 最近的上和（或）下呼吸道感染（在前一周内）
- 上肢和（或）下肢神经症状和共济失调

搏动性耳鸣和大脑或视网膜缺血症状被认为与颈内动脉夹层有关[39]。

椎动脉夹层

　　患者经常表现为后脑和颈痛。椎动脉夹层的最初体征和症状不如颈内动脉夹层明显,最初通常被认为是肌肉骨骼疼痛[124]。据报道,50%的患者在颈后侧出现疼痛,而头痛通常发生在枕部,但在极少数情况下,它累及额部或整个半颅骨[124]。Silbert 等[124]报道,在他们的研究中,只有一半的患者认为他们的颈痛或头痛不同于任何其他疾病。缺血症状出现在大多数诊断为椎动脉夹层的患者中,可能累及脑干、丘脑、颞枕区或小脑半球[39]。Thomas 等[34]检查了 55 岁或 55 岁以下经放射学证实或疑似椎动脉或颈内动脉夹层患者的医疗记录,将其中 47 例夹层患者的记录与因其他原因导致脑卒中的患者匹配后进行回顾性比较。作者报道了一系列与椎动脉和颈内动脉夹层相关的症状(表 5.5)和临床体征(表 5.6)。

　　头晕是一种常见的主诉,有多种病因,必须与颈动脉功能障碍引起的头晕相区别,尤其是椎基底动脉夹层(框 5.3)。

表 5.5　颈动脉夹层的临床症状[34]

症状	VBAD	ICAD
头痛	85%	75%
颈部疼痛	67%	45%
头晕	52%	0.5%
视觉障碍	33%	35%
感觉异常(面部)	30%	30%
感觉异常(UL)	33%	35%
感觉异常(LL)	15%	25%

ICAD,颈内动脉夹层;VBAD,椎基底动脉夹层;LL,下肢;UL,上肢。

表 5.6　颈动脉夹层的临床体征[34]

临床体征	VBAD	ICAD
不稳/共济失调	67%	40%
无力(UL)	33%	65%
无力(LL)	41%	50%
言语障碍/构音障碍/失语症	44%	45%
面瘫	22%	60%
上睑下垂	19%	60%
恶心/呕吐	26%	30%
吞咽困难	26%	0.5%
嗜睡	4%	20%
意识模糊	7%	15%
意识丧失	15%	20%

ICAD,颈内动脉夹层;VBAD,椎基底动脉夹层;LL,下肢;UL,上肢。

框 5.3　头晕的原因

头晕的全身性原因

- 药物使用
- 血压过低
- 糖尿病
- 甲状腺疾病
- 心肺功能不全

头晕的中枢性原因

- 脱髓鞘疾病
- 脑或脊髓肿瘤
- 癫痫
- 椎基底动脉供血不足
- 创伤后(脑震荡)眩晕

头晕的周围性原因

- 良性位置性眩晕
- 梅尼埃病
- 颈椎功能障碍
- 迷路炎
- 前庭毒性药物

体格检查

对于出现急性颈痛和(或)头痛的患者，一般体格检查包括颈椎无疼痛活动范围测试(图 5.4 至图 5.9)。这种活动范围的测试可能包括主动和被动运动范围，但检查过程要小心进行，引起症状要立即停止。如果患者的病史中危险因素呈阳性，并出现颈动脉功能障碍或可能的椎动脉/颈内动脉夹层的体征和(或)症状，则应进行全面的神经病学评估。这应包括以下内容：

- 脑神经检查。
- 步态、平衡和协调的评估。
- 测试肢体反射、感觉、力量和音调。

血压测量应成为临床检查的一部分，因为高血压被认为是颈内动脉和椎动脉疾病的危险因素[38,125]。Taylor 等[125]建议简单的眼部检查也是临床评估的一部分，因为视网膜缺血可能与颈内动脉栓塞有关。如果怀疑有

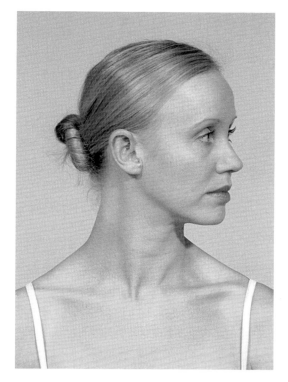

图 5.5　主动左旋。

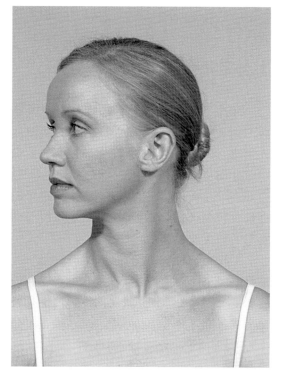

图 5.4　主动右旋。

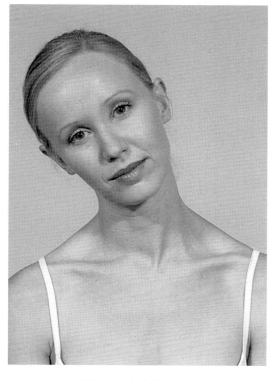

图 5.6　主动右侧屈。

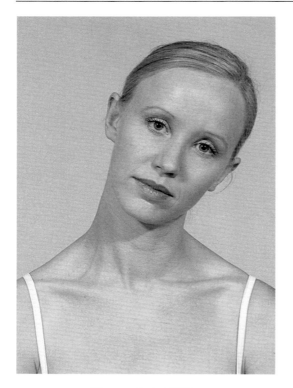

图 5.7　主动左侧屈。

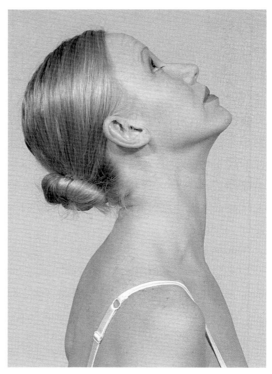

图 5.9　主动伸展。

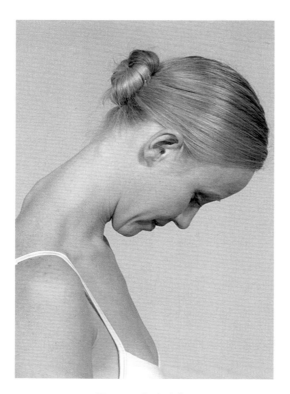

图 5.8　主动屈曲。

颈动脉夹层,应立即转诊到适当的医疗急救中心。

上颈椎不稳定

寰枢关节的骨骼解剖结构有利于其活动性而非稳定性[126],因此,与颈椎的其他部分相比,寰枢关节更容易发生半脱位[127]。横韧带和翼韧带在维持上颈椎的稳定性方面起着不可或缺的作用。上颈椎的不稳定可能会危及相关的血管和神经结构,这种情况是使用 HVLA 推挤技术的禁忌证。

不稳定必须与过度活动区分开来[128,129]。不稳定是一种伴随临床症状或主诉而存在的病理情况[128]。上颈椎不稳定的原因可能是齿状突或寰椎横韧带功能不全。这些原因可分为先天性、炎性、肿瘤性和创伤性。

先天性

齿状突功能不全

- 分开的齿状突——"OS 齿状突"。
- 自由根尖节——"末端骨刺"。
- 齿状突基底发育不全。
- 顶段发育不全。
- 齿状突发育不全。

寰椎横韧带功能不全

- 特发性。
- 唐氏综合征。

炎性

齿状突炎症引发功能不全

- 骨髓炎。

寰椎横韧带功能不全

- 细菌感染。
- 病毒感染。
- 肉芽肿性改变。
- 类风湿关节炎。
- 强直性脊柱炎。

肿瘤性

齿状突肿瘤引发的功能不全

- 原发性骨肿瘤。
- 骨转移瘤。

创伤性

齿状突创伤引发的功能不全

- 急性骨损伤。
- 慢性骨质改变。

寰椎横韧带功能不全

- 与骨折和创伤相关的急性韧带损伤。

- 慢性韧带改变。

上颈椎不稳定的症状和体征

上颈椎的症状性不稳定比较罕见。上颈椎不稳定最常见于类风湿关节炎患者（图 5.10）[130,131]，其次是唐氏综合征患者[131-135]和发生过咽后炎症的患者[136]。头部或颈部感染过程导致的韧带松弛在儿童中最为常见，但这也是一种罕见的并发症，也有成人病例报道过[136]。7%~30%的唐氏综合征患者显示寰枢椎不稳定，但这些有不稳定影像学证据的患者大多数没有症状[137]。另外，外伤也可导致上颈椎韧带损伤和不稳定[138,139]。

识别可能表明上颈椎不稳定的症状和体征的能力对于手法操作的安全性至关重要。这些症状变化很大，可能包括[129]：

- 颈痛。
- 颈部活动受限。
- 斜颈。
- 神经症状。
- 头痛。

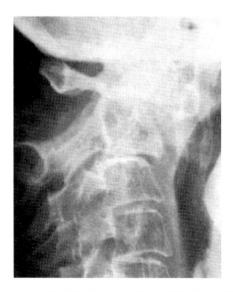

图 5.10　由类风湿性关节炎引起的颈椎不稳。注意 C1 在 C2 上的前移和寰齿间隙的扩大。(Reproduced with permission from Elsevier from Adams and Hamblen, 2001. [130])

- 头晕。
- 耳鸣。
- 吞咽困难。
- 神经体征。
- 反射亢进。
- 步态障碍。
- 强直状态。
- 轻度瘫痪。

上述症状和体征也可能表明患者存在与上颈椎不稳定无关的颈部动脉功能障碍或脊髓压迫。因此,有必要确定这些症状或体征是否与上颈椎不稳定或其他原因有关。

有以下 4 种主要症状和体征可能表明存在上颈椎不稳定[140]:

1.头部运动后明显失去平衡。

2.主动或被动颈部活动后出现面部唇感觉异常。

3.持续性的或通过颈部运动出现的双侧或四边形肢体感觉异常。

4.颈部主动或被动地运动引起的眼球震颤。

目前,检查上颈椎活动范围增加最可靠的方法是使用成像技术。寰齿间隙是指寰枢椎齿最前点与寰椎前弓后部之间的距离,通过颈椎侧面动力位片测量。成人寰齿间隙为 2.5~3mm、儿童寰齿间隙为 4.5~5mm 表明寰枢椎不稳定[137]。X 线技术也已被证明是诊断颈椎不稳定的一种有价值的辅助技术[141]。功能性平片仍然是评估上颈椎不稳定的主要影像学方法,但据报道,屈曲位的 CT 在任何术前影像检查中都是有用的[142],MRI 因为能提供直接的矢状投影也有助于诊断[137]。

结合颈椎侧面动力位 X 线片,CT 和 MRI 提供了补充信息。然而,对于急性颈椎外伤的患者,应当谨慎采用颈椎侧面动力位 X 线片[139]。

目前已经报道了许多用于检查上颈椎区域不稳定性的物理测试[137,140,143–145]。

虽然这些试验应用于临床实践,但应谨慎解释结果,因为几乎没有研究证据证实它们的临床用途。

上颈椎不稳定可对寰横韧带和翼状韧带进行测试。然而,如果操作者仅依赖可感觉到的这些韧带位移量和最终感觉进行判断,则必须谨慎[137]。在筛查上颈椎不稳定时,还应考虑症状复发或改变。据报道,在挥鞭样损伤的相关疾病中,上颈椎被动运动的试验与 MRI 的评估相当一致,表明其潜在的临床应用价值[146]。在一项对 16 例患者进行的研究中,作者通过 MRI 对患者仰卧位的情况进行末端范围压力试验,研究者认为对颅颈连接处不稳定的前剪切和牵张试验显示了对横韧带和覆膜的可测量的直接影响,这与他们的临床应用的理论机制一致[147]。本研究证实了前剪切和牵张试验的结构有效性。Osmotherly 等[148]使用 MRI 测试了翼状韧带的侧弯和旋转应力,结果显示对侧翼状韧带测量长度的增加,从而证实了翼状韧带应力测试的结构有效性。

寰椎横韧带应力测试

Sharp-Purser 试验旨在证明类风湿关节炎和强直性脊柱炎患者寰枢椎节段前柱的不稳定[143,145]。改良的 Sharp-Purser 试验分析了头颈部屈曲后症状和体征的出现,以及伴随枕骨和寰椎在轴上向后平移的症状和体征的减少。

患者体位

头部和颈部放松,呈半屈曲位。

操作者位置

站在患者的右侧,右手托住患者的前额,用左手拇指和示指稳定其颈椎的棘突和椎弓(图 5.11)。

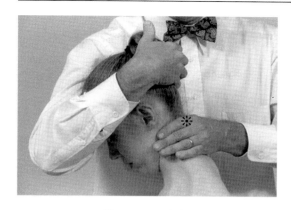

图 5.11　※稳定。

施加的压力

用右臂压迫前额,使枕骨和寰椎向后平移(图 5.12)。

阳性试验

阳性试验发生于:

1.头部和颈部弯曲时,首次出现症状和体征。

2.枕骨和寰椎在中轴上向后平移,症状和体征减轻。

3.前/后平移明显过度。

翼状韧带应力试验

有许多试验旨在对翼状韧带施加压力,以识别翼状韧带不稳定。综合测试方案可能包括以下 3 项测试:

1.患者坐位,颈部处于中立位置。确保患者的头部和颈部没有侧弯。操作者用拇指和示指稳定脊柱棘突和椎弓,使患者被动向右旋转枕骨和寰椎(图 5.13)。旋转角度不应超过 20°~30°。再向左重复该步骤。阳性检测的特征是出现症状或体征和(或)上颈椎被动旋转幅度>30°。

2.患者坐位,颈部处于中立位置。确保头部是直的,颈部没有旋转。操作者用拇指和示指稳定患者的脊柱棘突和椎弓,同时将另一只手放在患者的头顶(图 5.14)。尝试将患者的头被动向左侧侧弯,然后向右侧侧弯(图 5.15)。两个方向都应该有最小的移动。同时在颈部屈曲(图 5.16)和伸展(图 5.17)的情况下重复该测试。

阳性试验的特征是出现症状或体征和(或)在所有中立、屈曲和后伸位置的被动侧弯范围增加。

3.患者仰卧位,头部和颈部超出沙发末端,处于中立位置。确保头部是直的,颈部无旋转。操作者用拇指和示指稳定患者的颈椎

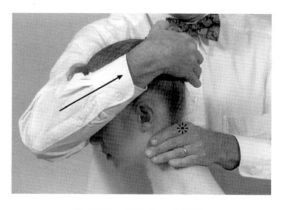

图 5.12　※稳定→力平面。

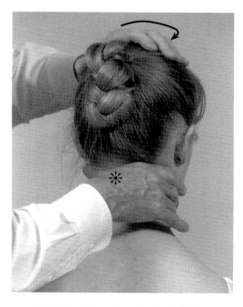

图 5.13　※稳定→身体运动方向。

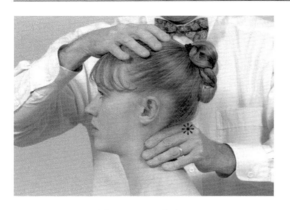

图 5.14　※稳定。

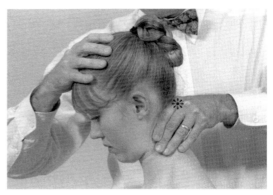

图 5.16　※稳定。

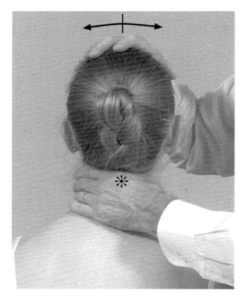

图 5.15　※稳定→身体运动方向。

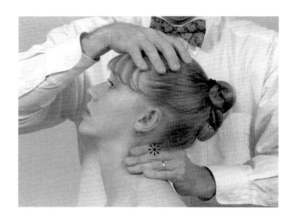

图 5.17　※稳定。

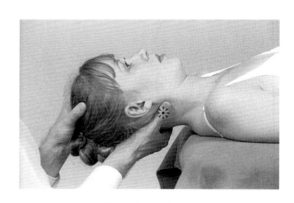

图 5.18　※稳定。

棘突和椎弓,同时将另一只手放在患者的头顶(图 5.18)。双手支撑着患者头部的重量,将患者头部转向左侧,然后转向右侧。两个方向都应该做最小范围的移动,并且在颈部屈曲(图 5.19)和后伸(图 5.20)的情况下重复该试验。

　　阳性试验的特征是出现症状或体征和(或)在中立、屈曲和后伸位置的被动侧弯范围增加。

　　横向寰椎和翼状韧带应力试验的开发是基于这样一个前提,即可使用体格检查来

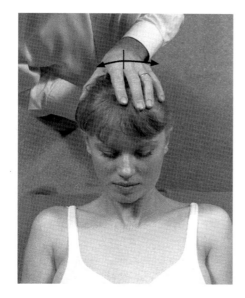

图 5.19　→身体运动方向。

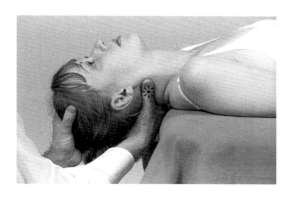

图 5.20　※稳定。

识别存在上颈椎手法治疗风险的患者。后续需要继续进行研究，以检查上颈椎不稳定试验的可靠性、有效性和临床实用性。

培训和技能发展

HVLA 推挤技术的安全应用也与提供最小杠杆/非末端范围技术的综合训练和技能发展密切相关。

结论

包括颈椎 HVLA 推挤技术在内的手法治疗发生重大不良事件的风险较低[43]。在对患者进行适当筛查并对操作者进行适当培训的情况下，Carnes 等[43]报道，他们审查的随机对照试验中没有发生重大不良事件，其中一些包括应用于颈椎的 HVLA 推挤技术。

Chou 等[45]认为，与腰椎 HVLA 推挤技术相关的严重不良事件非常罕见。在对患者进行适当筛查和对操作者进行适当培训的情况下，Chou 等[45]发现，在 70 项对照临床试验中，没有一例与应用于脊柱和骨盆的 HVLA 推挤技术相关的严重并发症。

出现急性发作性颈痛和（或）头痛的患者可能是椎动脉或颈内动脉夹层，但表现出类似于肌肉骨骼疾病的症状。后续缺血表现，如脑神经功能障碍和大脑缺血，可能是潜在的，并在最初症状出现后一段时间发生。

通过常规练习进行适当的推挤技术培训和后续技能改进是安全实践和具备专业能力的关键因素[149]。

参考文献

1　Carey P. A report on the occurrence of cerebral vascular accidents in chiropractic practice. J Can Chiropractic Assoc 1993;37:104–6.

2　Dabbs V, Lauretti W. A risk assessment of cervical manipulation vs NSAIDs for the treatment of neck pain. J Manipulative Physiol Ther 1995;18:530–6.

3　Dvorak J, Loustalot D, Baumgartner H, et al. Frequency of complications of manipulations of the spine. A survey among the members of the Swiss medical society of manual medicine. Eur Spine J 1993;2:136–9.

4　Haldeman S, Kohlbeck F, McGregor M.

Unpredictability of cerebrovascular ischemia associated with cervical spine manipulation therapy: A review of sixty four cases after cervical spine manipulation. Spine 2002;27(1): 49–55.

5 Haynes M. Stroke following cervical manipulation in Perth. Chiropractic J Aust 1994;24:42–6.

6 Klougart N, Leboeuf-Yde C, Rasmussen LR. Safety in chiropractic practice, Part 1: The occurrence of cerebrovascular accidents after manipulation to the neck in Denmark from 1978–1988. J Manipulative Physiol Ther 1996;19:371–7.

7 Lee KP, Carlini WG, McCormick GF, et al. Neurologic complications following chiropractic manipulation: A survey of California neurologists. Neurology 1995;45:1213–15.

8 Patijn J. Complications in manual medicine: A review of the literature. J Man Med 1991;6: 89–92.

9 Rivett DA, Milburn PA. A prospective study of cervical spine manipulation. J Man Med 1996;4:166–70.

10 Rivett D, Reid D. Risk of stroke for cervical spine manipulation in New Zealand. N Z J Physiother 1998;26:14–17.

11 Rothwell DM, Bondy SJ, Williams JI. Chiropractic manipulation and stroke: A population-based case-control study. Stroke 2001;32:1054–60.

12 Lee VH, Brown RD, Mandrekker JN, et al. Incidence and outcome of cervical artery dissections: A population based study. Neurology 2006;67:1809–12.

13 Miley M, Wellik K, Wingerchuk D, et al. Does cervical manipulative therapy cause vertebral artery dissection and stroke? Neurologist 2008;14(1):66–73.

14 Boyle E, Cote P, Grier AR, et al. Examining vertebrobasilar artery stroke in two Canadian provinces. Spine 2008;33(4S):S170–5.

15 Coulter ID, Hurwitz EL, Adams AH, et al. The Appropriateness of Manipulation and Mobilization of the Cervical Spine. Santa Monica, CA: RAND; 1996.

16 Reid D, Hing W. AJP Forum: Pre-manipulative testing of the cervical spine. Aust J Physiother 2001;47:164.

17 Powell FC, Hanigan WC, Olivero WC. A risk/benefit analysis of spinal manipulation therapy for relief of lumbar or cervical pain. Neurosurgery 1993;33:73–9.

18 Ernst E. Manipulation of the cervical spine: A systematic review of case reports of serious adverse events, 1995–2001. Med J Aust 2002;176(8):376–80.

19 Ernst E. Adverse effects of spinal manipulation: A systematic review. J R Soc Med 2007;100(7): 330–8.

20 Di Fabio RP. Manipulation of the cervical spine: Risks and benefits. Phys Ther 1999;79(1):51–65.

21 Haldeman S, Kohlbeck F, McGregor M. Risk factors and precipitating neck movements causing vertebrobasilar artery dissection after cervical trauma and spinal manipulation. Spine 1999;24(8):785–94.

22 Endo K, Ichimaru K, Shimura H, et al. Cervical vertigo after hair shampoo treatment at a hairdressing salon: A case report. Spine 2000;25(5):632–4.

23 Haneline M, Lewkovich G. An analysis of the etiology of cervical artery dissections: 1994 to 2003. J Manipulative Physiol Ther 2005;28(8): 617–22.

24 Taylor A, Kerry R. Neck pain and headache as a result of internal carotid artery dissection: Implications for manual therapists. Man Ther 2005;10(1):73–7.

25 Rubinstein S, Haldeman S, van Tulder M. An etiologic model to help explain the pathogenesis of cervical artery dissection: Implications for cervical manipulation. J Manipulative Physiol Ther 2006;29(4):336–8.

26 Maroon J, Gardner P, Abla A, et al. Golfer's stroke: Golf-induced stroke from vertebral artery dissection. Surg Neurol 2007;67(2): 163–8.

27 Yamada SM, Goto Y, Murakami M, et al. Vertebral artery dissection caused by swinging a golf club: Case report and literature review. Clin J Sport Med 2014;24(2):155–7.

28 Schneck M, Simionescu M, Bijari A. Bilateral vertebral artery dissection possibly precipitated in delayed fashion as a result of roller coaster rides. J Stroke Cerebrovasc Dis 2008;17(1): 39–41.

29 Cassidy J, Boyle E, Cote P, et al. Risk of Vertebrobasilar stroke and chiropractic care. Results of a population-based case-control and case-crossover study. Spine 2008;33(4S): 176–83.

30 Smith W, Johnston S, Skalabrin E, et al. Spinal manipulative therapy is an independent risk factor for vertebral artery dissection. Neurology 2003;60(9):1424–8.

31 Williams L, Biller J. Vertebrobasilar dissection and cervical spine manipulation: A complex pain in the neck. Neurology 2003;60(9): 1408–9.

32 Haldeman S, Carey P, Townsend M, et al. Clinical perceptions of the risk of vertebral artery dissection after cervical manipulation: The effect of referral bias. Spine J 2002;2(5): 334–42.

33 Dittrich R, Rohsbach D, Heidbreder A, et al. Mild mechanical traumas are possible risk factors for cervical artery dissection. Cerebrovasc Dis 2007;23:275–81.

34 Thomas LC, Rivett DA, Attia JR, et al. Risk

factors and clinical features of craniocervical arterial dissection. Man Ther 2011;16:351–6.

35 Engelter ST, Grond-Ginsbach C, Metso TM, et al. Cervical artery dissection and ischaemic stroke patients study group. Cervical artery dissection: Trauma and other potential mechanical trigger events. Neurology 2013;80: 1950–7.

36 Haynes MJ, Vincent K, Fischhoff C, et al. Assessing the risk of stroke from neck manipulation: A systematic review. Int J Clin Pract 2012;66(10):940–7.

37 Marx P, Puschmann H, Haferkam PG, et al. Manipulative treatment of the cervical spine and stroke. Fortschr Neurol Psychiatr 2009;77(2):83–90.

38 Rushton A, Rivett D, Carlesso L, et al. International framework for examination of the cervical region for potential of cervical arterial dysfunction prior to orthopaedic manual therapy intervention, <www.ifompt.com>; 2012.

39 Biller J, Sacco RL, Albuquerque FC, et al. Cervical arterial dissections and association with cervical manipulative therapy: A statement for healthcare professionals from the American Heart Association / American Stroke Association. Stroke 2014;45(10):3155–74.

40 Oppenheim J, Spitzer D, Segal D. Nonvascular complications following spinal manipulation. Spine J 2005;5(6):660–7.

41 Chakraverty J, Curtis O, Hughes T, et al. Spinal cord injury following chiropractic manipulation to the neck. Acta Radiol 2011;52(10):1125–7.

42 Epstein NE, Forte CL. Medicolegal corner: Quadriplegia following chiropractic manipulation. Surg Neurol Int 2013;4(S5): S327–9.

43 Carnes D, Mars TS, Mullinger B, et al. Adverse events and manual therapy: A systematic review. Man Ther 2010;15:355–63.

44 Puentedura EJ, Landers MR, Cleland JA, et al. Thoracic spine thrust manipulation versus cervical spine thrust manipulation in patients with acute neck pain: A randomized clinical trial. J Orthop Sports Phys Ther 2011;41(4): 208–20.

45 Chou R, Huffman L. Nonpharmacologic therapies for acute and chronic low back pain: A review of the evidence for an American Pain Society/American College of Physicians clinical practice guideline. Ann Intern Med 2007;147(7):492–504.

46 Hebert JJ, Stomski NJ, French SD, et al. Serious adverse events and spinal manipulative therapy of the low back region: A systematic review of cases. J Manipulative Physiol Ther 2013;pii:S0161-4754(13)00068-7.

47 Walker BF, French SD, Grant W, et al. A Cochrane review of combined chiropractic interventions for low back pain. Spine 2011;36:230–42.

48 Dagenais S, Gay RE, Tricco AC, et al. NASS contemporary concepts in spine care: Spinal manipulation therapy for acute low back pain. Spine J 2010;10:918–40.

49 Rubinstein SM, Van Middelkoop M, Assendelft WJ, et al. Spinal manipulative therapy for chronic low back pain. Cochrane Database Syst Rev 2011;(2):CD008112.

50 Oliphant D. Safety of spinal manipulation in the treatment of lumbar disk herniations: A systematic review and risk assessment. J Manipulative Physiol Ther 2004;27(3): 197–210.

51 Haldeman S. Authors reply to Dr. Oppenheim et al. Nonvascular complications following spinal manipulation. Spine J 2006;6(4):474–5.

52 Thiel H, Bolton J, Docherty S, et al. Safety of chiropractic manipulation of the cervical spine. A prospective national survey. Spine 2007;32(21):2375–8.

53 Hurwitz E, Morgenstern H, Vassilaki M, et al. Frequency and clinical predictors of adverse reactions to chiropractic care in the UCLA neck pain study. Spine 2005;30(13):1477–84.

54 Senstad O, Leboeuf-Yde C, Borchgrevink C. Frequency and characteristics of side effects of spinal manipulative therapy. Spine 1997;22(4):435–40.

55 Leboeuf-Yde C, Hennius B, Rudberg E, et al. Side effects of chiropractic treatment: A prospective study. J Manipulative Physiol Ther 1997;20(8):511–15.

56 Cagnie B, Vinck E, Beernaert A, et al. How common are side effects of spinal manipulation and can these side effects be predicted? Man Ther 2004;9(3):151–6.

57 Rubinstein S, Leboeuf-Yde C, Knol D, et al. The benefits outweigh the risks for patients undergoing chiropractic care for neck pain: A prospective, multicenter, cohort study. J Manipulative Physiol Ther 2007;30(6):408–18.

58 Rubinstein S, Leboeuf-Yde C, Knol D, et al. Predictors of adverse events following chiropractic care for patients with neck pain. J Manipulative Physiol Ther 2008;31(2):93–103.

59 Donovan J, Kerber C, Donovan W, et al. Development of spontaneous intracranial hypotension concurrent with grade IV mobilization of the cervical and thoracic spine: A case report. Arch Phys Med Rehabil 2007;88(11):1472–3.

60 Michaeli A. Reported occurrence and nature of complications following manipulative physiotherapy in South Africa. Aust J Physiother 1993;39(4):309–15.

61 Jumper J, Horton J. Central retinal artery occlusion after manipulation of the neck by a

chiropractor. Am J Opthalmol 1996;121(3): 321-2.

62 Tsuboi K. Retinal and cerebral artery embolism after 'shiatsu' on the neck. Stroke 2001;32(10): 2441.

63 Grant A, Wang N. Carotid dissection associated with a handheld electric massager. South Med J 2004;97(12):1262-3.

64 Magarey M, Rebbeck T, Coughlan B, et al. Pre-manipulative testing of the cervical spine: Review, revision and new clinical guidelines. Man Ther 2004;9(2):95-108.

65 Sweeney A, Doody C. Manual therapy for the cervical spine and reported adverse events: A survey of Irish Manipulative Physiotherapists. Man Ther 2010;15(1):32-6.

66 Posadzki P, Ernst E. The safety of massage therapy: An update of a systematic review. Focus Alternat Complement Ther 2013;18(1): 27-32.

67 Yin P, Gao N, Wu J, et al. Adverse events of massage therapy in pain-related conditions: A systematic review. Evid Based Complement Alternat Med 2014;480956.

68 Dabbs V, Lauretti W. A risk assessment of cervical manipulation vs. NSAIDs for the treatment of neck pain. J Manipulative Physiol Ther 1995;18(8):530-6.

69 Tramer MR, Moore RA, Reynolds DJ, et al. Quantitative estimation of rare adverse events which follow a biological progression: A new model applied to chronic NSAID use. Pain 2000;85:169-82.

70 Vincent C. The safety of acupuncture. BMJ 2001;323(7311):467-8.

71 Rickards LD. Therapeutic needling in osteopathic practice: An evidence-informed perspective. Int J Osteopath Med 2009;12(1): 2-13.

72 Zhang J, Shang H, Gao X, et al. Acupuncture related adverse events: A systematic review of the Chinese literature. Bull WHO 2010;88: 915C-921C.

73 Yamashita H, Tsukayama H, White AR, et al. Systematic review of adverse events following acupuncture: The Japanese literature. Complement Ther Med 2001;9:98-104.

74 Ernst E, Sherman KJ. Is acupuncture a risk factor for hepatitis? Systematic Review of epidemiological studies. J Gastroenterol Hepatol 2003;18:1231-6.

75 Endres HG, Molsberger A, Lungenhausen M, et al. An internal standard for verifying the accuracy of serious adverse event reporting: The example of an acupuncture study of 190,924 patients. Eur J Med Res 2004;9:545-51.

76 Wheway J, Agbabiaka TB, Ernst E. Patient safety incidents from acupuncture treatments: A review of reports to the National Patient Safety Agency. Int J Risk Saf Med 2012;24(3):163-9.

77 Australian Acute Musculoskeletal Pain Guidelines Group. Evidence-based management of acute musculoskeletal pain. A guide for clinicians. Brisbane, Australia: Australian Academic Press Pty Ltd.; 2004.

78 Downie A, Williams C, Henschke N, et al. Red flags to screen for malignancy and fracture in patients with low back pain: A systematic review. BMJ 2013;347:f7095.

79 Drake R, Vogl W, Mitchell AW. Gray's Anatomy for Students, 2nd edn. St. Louis, MO: Elsevier; 2010.

80 Zweibel WJ. Introduction to Vascular Ultrasonography, 2nd edn. New York, NY: Harcourt Brace; 1986.

81 Barker S, Kesson M, Ashmore J, et al. Guidance for pre-manipulative testing of the cervical spine. Man Ther 2000;5(1):37-40.

82 Maigne R. Orthopaedic Medicine: A New Approach to Vertebral Manipulation. Springfield, IL: Charles C Thomas; 1972.

83 Maitland G. Vertebral Manipulation, 3rd edn. London, UK: Butterworth; 1973.

84 Oostendorp R. Vertebrobasilar insufficiency. Proceedings of the International Federation of Orthopaedic Manipulative Therapists Congress. Cambridge, UK: International Federation of Orthopaedic Manipulative Therapists; 1988.

85 Terret A. Vascular accidents from cervical spine manipulation: The mechanisms. Australian Chiropractors Association. J Chiropractic 1988;22(5):59-74.

86 Grant R. Vertebral artery insufficiency: A clinical protocol for pre-manipulative testing of the cervical spine. In: Boyling J, Palastanga N eds. Grieve's Modern Manual Therapy, 2nd edn. Edinburgh, UK: Churchill Livingstone; 1994: 371-80.

87 Chapman-Smith D. Cervical adjustment. Chiropractic Rep 1999;13(4):1-7.

88 Refshauge K. Rotation: A valid premanipulative dizziness test? Does it predict safe manipulation? J Manipulative Physiol Ther 1994;17(1):15-19.

89 Rivett D, Sharples K, Milburn PD. Effect of pre-manipulative test on vertebral artery and internal carotid artery blood flow: A pilot study. J Manipulative Physiol Ther 1999;22: 368-75.

90 Zaina C, Grant R, Johnson C, et al. The effect of cervical rotation on blood flow in the contralateral vertebral artery. Man Ther 2003;8(2):103-9.

91 Arnold C, Bourassa R, Langer T, et al. Doppler studies evaluating the effect of a physical therapy screening protocol on vertebral artery blood flow. Man Ther 2004;9(1):13-21.

92 Schmitt H. Anatomical structure of the cervical spine with reference to pathology of manipulation complications. J Man Med 1991;6:93-101.

93 Stevens A. Functional Doppler sonography of

the vertebral artery and some considerations about manual techniques. J Man Med 1991;6: 102–5.

94　Haynes M. Doppler studies comparing the effects of cervical rotation and lateral flexion on vertebral artery blood flow. J Manipulative Physiol Ther 1996;19:378–84.

95　Mitchell J. Changes in vertebral artery blood flow following normal rotation of the cervical spine. J Manipulative Physiol Ther 2003;26(6): 347–51.

96　Mitchell J, Keene D, Dyson C, et al. Is cervical spine rotation, as used in the standard vertebrobasilar insufficiency test, associated with a measurable change in intracranial vertebral artery blood flow? Man Ther 2004;9(4):220–7.

97　Licht P, Christensen H, Hojgaard P, et al. Triplex ultrasound of vertebral artery flow during cervical rotation. J Manipulative Physiol Ther 1998;21:27–31.

98　Licht P, Christensen H, Hoilund-Carlsen P. Vertebral artery volume flow in human beings. J Manipulative Physiol Ther 1999;22: 363–7.

99　Licht P, Christensen H, Hoilund-Carlsen P. Is there a role for pre-manipulative testing before cervical manipulation? J Manipulative Physiol Ther 2000;23:175–9.

100　Haynes M, Milne N. Color duplex sonographic findings in human vertebral arteries during cervical rotation. J Clin Ultrasound 2000;29: 14–24.

101　Haynes M, Cala L, Melsom A, et al. Vertebral arteries and cervical rotation: Modeling and magnetic resonance angiography studies. J Manipulative Physiol Ther 2002;25(6):370–83.

102　Bowler N, Shamley D, Davies R. The effect of a simulated manipulation position on internal carotid and vertebral artery blood flow in healthy individuals. Man Ther 2011;16:87–93.

103　Thomas LC, Rivett DA, Bateman G, et al. Effect of selected manual therapy interventions for mechanical neck pain on vertebral and internal carotid arterial blood flow and cerebral inflow. Phys Ther 2013;93(11):1563–74.

104　Quesnele JJ, Triano JJ, Noseworthy MD, et al. Changes in vertebral artery blood flow following various head positions and cervical spine manipulation. J Manipulative Physiol Ther 2014;37(1):22–31.

105　Malo-Urries M, Tricas-Moreno JM, Lucha-Lopez O, et al. Vertebral and internal carotid artery flow during vascular premanipulative testing using duplex Doppler ultrasound measurements: A systematic review. Int J Osteopath Med 2012;15:103–10.

106　Gross A, Chesworth B, Binkley J. A case for evidence based practice in manual therapy. In: Boyling J, Jull G eds. Grieve's Modern Manual Therapy–The Vertebral Column, 3rd edn.

Edinburgh, UK: Churchill Livingstone; 2005: Ch. 39.

107　Richter R, Reinking M. Evidence in practice. How does evidence on the diagnostic accuracy of the vertebral artery test influence teaching of the test in a professional physical therapist education program? Phys Ther 2005;85(6): 589–99.

108　Thiel H, Wallace K, Donat J, et al. Effect of various head and neck positions on vertebral artery flow. Clin Biomech 1994;9:105–10.

109　Cote P, Kreitz B, Cassidy J, et al. The validity of the extension-rotation test as a clinical screening procedure before neck manipulation: A secondary analysis. J Manipulative Physiol Ther 1996;19(3):159–64.

110　Rivett D, Milburn P, Chapple C. Negative pre- manipulative vertebral artery testing despite complete occlusion: A case of false negativity. Man Ther 1998;3(2):102–7.

111　Licht P, Christensen H, Hoilund-Carlsen P. Carotid artery blood flow during premanipulative testing. J Manipulative Physiol Ther 2002;25(9):568–72.

112　Westaway M, Stratford P, Symons B. False-negative extension/rotation pre-manipulative screening test on a patient with an atretic and hypoplastic vertebral artery. Man Ther 2003;8(2):120–7.

113　Hutting N, Verhagen A, Vijverman V, et al. Diagnostic accuracy of premanipulative vertebrobasilar insufficiency tests: A systematic review. Man Ther 2013;18:177–82.

114　Grant R. Vertebral artery testing–the Australian Physiotherapy Association Protocol after 6 years. Man Ther 1996;1(3):149–53.

115　Terrett A. Did the SMT practitioner cause the arterial injury? Chiropractic J Aust 2002;32(3): 99–119.

116　Thiel H, Rix G. Is it time to stop functional pre-manipulation testing of the cervical spine? Man Ther 2005;10(2):154–8.

117　Kerry R, Taylor A, Mitchell J, et al. Cervical arterial dysfunction and manual therapy: A critical literature review to inform professional practice. Man Ther 2008;13(4):278–88.

118　Symons B, Leonard T, Herzog W. Internal forces sustained by the vertebral artery during spinal manipulative therapy. J Manipulative Physiol Ther 2002;25(8):504–10.

119　Herzog W, Leonard TR, Symons B, et al. Vertebral artery strains during high-speed, low amplitude cervical spinal manipulation. J Electromyogr Kinesiol 2012;22(5):740–6.

120　Piper SL, Howarth SJ, Triano J, et al. Quantifying strain in the vertebral artery with simultaneous motion analysis of the head and neck: A preliminary investigation. Clin Biomech 2014;29(10):1099–107.

121　Biller J, Sacco RL, Albuquerque FC, et al.

Cervical Arterial Dissections and Association with Cervical Manipulative Therapy. Stroke 2014;45:3155–74.

122 Micheli S, Paciaroni M, Corea F, et al. Cervical artery dissection: Emerging risk factors. Open Neurol J 2010;4:50–5.

123 Tehan P, Vaughan B, Gibbons P. Cervical Spine Manipulation Revisited. In-Touch Musculoskeletal Physiotherapy. Aust Physiother Assoc 2015;(1):15–18.

124 Silbert P, Mokri B, Schievink W. Headache and neck pain in spontaneous internal carotid and vertebral artery dissections. Neurology 1995;45:1517–22.

125 Taylor AJ, Kerry R. A 'system based' approach to risk assessment of the cervical spine prior to manual therapy. Int J Osteopath Med 2010;13(3):85–93.

126 Penning L, Wilmink J. Rotation of the cervical spine: A CT study in normals. Spine 1987;12(8):732–8.

127 Louri H, Stewart W. Spontaneous atlantoaxial dislocation. N Engl J Med 1961;265(14):677–81.

128 Swinkels R, Beeton K, Alltree J. Pathogenesis of upper cervical instability. Man Ther 1996;1(3):127–32.

129 Swinkels R, Oostendorp R. Upper cervical instability: Fact or fiction? J Manipulative Physiol Ther 1996;19(3):185–94.

130 Adams JC, Hamblen DL. Outline of Orthopaedics. Edinburgh, UK: Churchill Livingstone; 2001: Ch. 9.

131 Krauss WE, Bledsoe JM, Clarke MJ, et al. Rheumatoid arthritis of the craniovertebral junction. Neurosurgery 2010;66(Suppl. 3):83–95.

132 Tredwell S, Newman D, Lockitch G. Instability of the upper cervical spine in Down syndrome. J Pediatr Orthop 1990;10:602–6.

133 Gabriel K, Mason D, Carango P. Occipito-atlantal translation in Down's syndrome. Spine 1990;15:997–1002.

134 Parfenchuck T, Bertrand S, Powers M, et al. Posterior occipitoatlantal hypermobility in Down syndrome: An analysis of 199 patients. J Pediatr Orthop 1994;14:304–8.

135 Matsuda Y, Sano N, Watanabe S, et al. Atlanto-occipital hypermobility in subjects with Down's syndrome. Spine 1995;20(21):2283–6.

136 Ugur H, Caglar S, Unlu A, et al. Infection-related atlantoaxial subluxation in two adults: Grisel syndrome or not? Acta Neurochir 2003;145:69–72.

137 Cattrysse E, Swinkels R, Oostendorp R, et al.

Upper cervical instability: Are clinical tests reliable? Man Ther 1997;2(2):91–7.

138 Chiu W, Haan J, Cushing B, et al. Ligamentous injuries of the cervical spine in unreliable blunt trauma patients: Incidence, evaluation and outcome. J Trauma Inj Infect Crit Care 2001;50(3):457–64.

139 Dickman C, Greene K, Sonntag V. Injuries involving the transverse atlantal ligament: Classification and treatment guidelines based upon experience with 39 injuries. Neurosurgery 1996;38(1):44–50.

140 Pettman E. Stress tests of the craniovertebral joints. In: Boyling J, Palastanga N, editors. Grieve's Modern Manual Therapy. Edinburgh, UK: Churchill Livingstone; 1994: Ch. 38.

141 Hino H, Abumi K, Kanayama M, et al. Dynamic motion analysis of normal and unstable cervical spines using cineradiography. Spine 1999;24(2):163–8.

142 Soderman T, Olerud C, Shalabi A, et al. Static and dynamic CT imaging of the cervical spine in patients with rheumatoid arthritis. Skeletal Radiol 2015;44(2):241–8.

143 Sharp J, Purser D. Spontaneous atlantoaxial dislocation in ankylosing spondylitis and rheumatoid arthritis. Ann Rheum Dis 1961;20:47–77.

144 Uitvlught G, Indenbaum S. Clinical assessment of atlantoaxial instability using the Sharp–Purser test. Arthritis Rheum 1988;31(7):370–4.

145 Meadows J. The Sharp-Purser test: A useful clinical tool or an exercise in futility and risk? J Man Manip Ther 1998;6(2):97–100.

146 Kaale B, Krakenes J, Albrektsen G, et al. Clinical assessment techniques for detecting ligament and membrane injuries in the upper cervical spine region–a comparison with MRI results. Man Ther 2008;13(5):397–403.

147 Osmotherly PG, Rivett DA, Rowe LJ. The anterior shear and distraction tests for craniocervical instability. An evaluation using magnetic resonance imaging. Man Ther 2012;17(5):416–21.

148 Osmotherly PG, Rivett DA, Rowe LJ. Construct validity of clinical tests for alar ligament integrity: An evaluation using magnetic resonance imaging. Phys Ther 2012;92(5):718–25.

149 Vick D, McKay C, Zengerle C. The safety of manipulative treatment: Review of the literature from 1925 to 1993. J Am Osteopath Assoc 1996;96(2):113–15.

第 6 章

循证实践

越来越多的证据显示,HVLA 推挤技术广泛有效应用于患者护理。然而, 在运用 HVLA 推挤技术时必须对患者进行全面的管理,并配合骨科手法和其他一些辅助治疗方法。

许多作者已经描述了使用 HVLA 推挤技术的具体适应证(框 6.1)[1–30]。

与 HVLA 推挤技术相关的空化效应

HVLA 推挤技术的目的是要实现伴有"呼呼"或"咔咔"声音的空化效应。这种可发声的释放使得 HVLA 与其他骨科手法不同。

对掌指关节的研究表明,这种有声的释放是由关节内部压力下降引起的空化机制产生的[31–34]。空化后,关节腔间隙增大,并有气体存在[31–35]。Kawchuk 等利用实时 MRI 报道了关节爆破声的产生与空泡的形成有关,而与气泡塌陷无关[36]。研究显示,气泡组分为 80% 的 CO_2[32],或相当于氮气的密度[14]。气泡在关节内停留 15~30 分钟[31–33,35],这与气体被重新吸收到滑膜液所花的时间一致[32]。现已证明空化后关节活动度增加[35]。拇指腕掌关节腔超声成像研究发现,27.8% 的关节中有微小的气泡,也被称为"微腔"。术后超声显示在滑膜液中均有许多明显的大气泡[37]。

腰椎有声的松动来自椎体关节[38]。MRI

框 6.1 不同作者列出的 HVLA 推挤技术的具体适应证

- 运动减退[1,2]
- 运动受限[3–5]
- 关节固定[6,7]
- 急性关节锁定[2,8,9]
- 运动与躯体功能障碍[10,11]
- 躯体功能障碍[12–14]
- 恢复骨的力线[4,15]
- 半月板包埋[1,3,4,7,16]
- 粘连[17]
- 游离的椎间盘碎片[18]
- 减轻疼痛[1,5,9,19,20]
- 肌肉反射放松[1,5,21–23]
- 重置中枢神经系统[12]
- 释放内啡肽[24]
- 临床准则[25–30]

显示无症状患者[39,40]和腰痛患者[41]的腰椎在推拿后腰椎关节变宽。当使用 CT 评估时,颈椎的情况则不明确,因为没有显示手法治疗后类似的骨突关节间隙扩大[42]。

许多研究报道,推挤技术与脊柱运动范围的暂时增加有关[43–53]。HVLA 推挤技术的长期影响也有报道[54,55],并且可能是由反射机制直接导致肌肉松弛而抑制疼痛[5]。在慢性腰痛患者的功能失调性腰椎节段应用脊柱手法治疗时,伸展反射(竖脊肌)减弱,并出现可听到的反应[56]。与对照组相比,腰骶手法治疗可显著降低皮质脊髓反射和脊髓反射的兴奋性[57]。在对脊柱手法治疗前后疼痛阈值的研究中[58-60],有些显示出了积极的效果[58,60]。

一些作者报道了在 HVLA 推挤技术中没有出现伴随声音的益处[61,62]。关节空化的水平和位置可能取决于一系列因素。在对脊柱实施 HVLA 推挤技术时,关于关节突空化的水平和位置仍存在猜测[63-66]。很可能空化的水平和侧面取决于一系列因素,包括脊柱的位置和锁定、所应用的特定技术、操作者技能、患者依从性,以及患者是有症状还是无症状。腰椎侧位手法治疗前后的 MRI 显示,93.5%的空化发生在上突关节部位[67]。作者还报道,7%的空化发生在靶区内,这表明对腰骶棘应用推挤技术时,存在一定的特异性。在一项对上颈椎进行手法治疗的研究中发现, 在 C1-2 关节应用单一旋转推挤手法时,有 91.9%的受试者出现双侧空化[68]。

HVLA 推挤技术的目的是在正常的关节运动范围内实现空化,而不是在解剖末端范围内。

手部关节的反复"破裂"或"爆裂"与空化有关,但没有证据表明与退行性变发生率增加有关[69-71]。

证据总结

最佳实践要求操作者遵循循证医学(EBM)的原则。EBM 将临床和流行病学研究的最佳结果与个人临床经验和专业知识结合起来,同时还考虑了患者的偏好[72,73]。

在手法治疗学中,对于疗效评估的重点往往仅基于研究证据。然而,临床经验和患者的偏好在决定疗效方面也发挥着重要作用。

实践证据(PBE)是临床医师通过培训、临床经验和实践获得的证据,这里也考虑了患者的偏好(图 6.1)。在肌肉骨骼医学实践中,证据丰富的领域是少数,所以要求操作者更多地依赖 PBE。但这一点应该通过目前最好的研究来确定。最佳实践应考虑培训、临床经验、患者偏好和研究证据(图6.2)。

可根据文献中有关该干预措施的证据层次来评估干预措施的有效性,如脊柱手法治疗(图 6.3)。

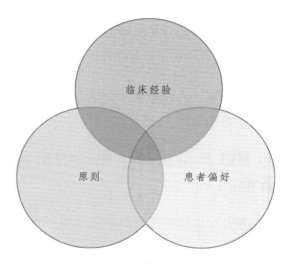

图 6.1　实践证据。

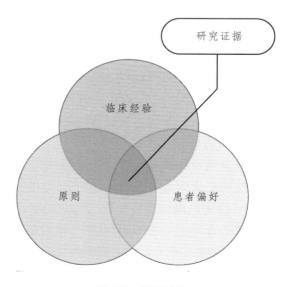

图 6.2　循证医学。

综述的研究所提出的建议反映了证据的强度和方法学的质量,但不一定是临床重要的。

研究证据可通过多种不同的方式进行综合。系统评价是对某一干预措施的所有证据进行系统综合。

综合

- 系统性回顾包括 Meta 分析。
- 决策和经济分析。
- 指南。

Meta 分析是系统性综述,它使用特殊的统计方法并结合多项研究结果。基于研究证据的建议可为第三方支付者和政策制定者制订临床实践指南和标准。

Bronfort 等[74]报道,在 1979—2002 年,发表了超过 50 篇关于手法和松动疗法治疗背部和颈部疼痛的定性、非系统性综述。也进行了许多系统性综述和 Meta 分析,试图确定脊柱手法对腰痛[75-91]、背部和颈部疼痛[92]、颈痛[93-100]和头痛的疗效[101-103]。

Bronfort 等[74]还做了一个广泛的计算机和书目文献数据库搜索,检索了到 2002 年底有关脊柱手法治疗和活动对腰痛和颈痛的功效,得出结论,脊柱手法治疗和(或)活动对治疗腰痛和颈痛是可行的选择。这项系统性综述指出了缺乏区分急性和慢性症状的高质量试验,并建议进一步的研究应该检查脊柱手法治疗和活动对亚组患者的价值和确定不同治疗方法的成本效益。

Cochrane 数据库对脊柱手法治疗腰痛的系统性回顾得出结论,没有证据表明脊柱手法治疗急性或慢性腰痛患者优于其他标准治疗[83]。最新的 Cochrane 系统评价指出,对于慢性腰痛患者,脊柱手法治疗和其他干预手段在减轻疼痛和改善功能方面没有临床相关性差异[86]。然而,对于偏爱脊柱手法治疗患者进行治疗时也应考虑成本和干预措施的相对安全性[87]。一项关于一系列非特异性背痛补充疗法的随机对照试验的系统性综述的结论显示,脊柱手法治疗对急性和慢性腰痛有实际但适度的益处,而且腰椎手法治疗的风险较低[80]。一项与慢性腰痛有关的系统性综述得出结论:两者都是可行的治疗方法,至少与其他常用的干预措施一样有

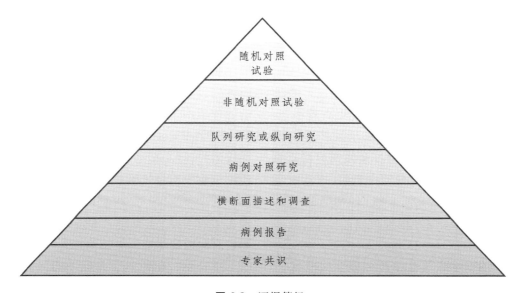

图 6.3　证据等级。

效,且发生严重不良事件的风险低[85]。

英国背痛的运动和操纵(UK BEAM)所进行的随机试验指出,脊柱手法治疗相对于 3 个月和 12 个月的最佳护理而言,能在 12 周内产生显著的疗效[104],并且手法治疗相对于护理来说成本要低很多[105]。美国医师协会和美国疼痛学会的联合临床实践指南指出,对于那些无法通过自我护理改善的患者,操作者应该考虑使用脊柱手法来治疗急性、亚急性或慢性腰痛[106]。一项评估脊柱手法治疗慢性非特异性腰痛有效性的前瞻性、单盲、安慰剂对照研究发现,脊柱手法治疗是有效的。为了获得长期疗效,作者建议患者在治疗初期进行高强度的手法治疗后应继续接受维持性脊柱手法治疗[107]。

Cochrane 在对一项关于手法治疗和活动治疗机械性颈痛的综述中得出:手法治疗结合运动和(或)活动治疗持续性伴或不伴头痛的机械性颈部功能障碍是有益的,这为采用多模式治疗方法提供了强有力的证据[95]。Vernon 等[96]利用随机对照试验对接受手法治疗的慢性颈痛患者的变化评分进行了系统分析,这些患者头痛不是由颈部扭伤引起的,且排除了头痛或手臂疼痛。他们的结论是,随机接受脊柱手法治疗或活动的患者在治疗后 6 周、12 周甚至到 104 周都表现出明显的改善。2000—2010 年骨与关节 10 年颈痛及其相关疾病特别工作组报道,已有证据表明,在颈部疾病中,有或无手法治疗的监督锻炼通常比不治疗更有效果[97]。小组报告中指出手法治疗和活动产生了相似的临床结果。一项与脊椎按摩实验相关的临床对照试验的系统性回顾表明,通常用于脊椎按摩护理的干预措施(包括脊柱手法治疗)改善了急性和慢性颈痛的症状,提高了疗效[100]。

一项对脊柱手法治疗慢性头痛疗效的系统性回顾指出,脊柱手法治疗的效果与常用的预防性紧张性头痛和偏头痛药物相当[101]。Bryans 等进行了一项与脊椎按摩相关的临床对照试验的系统性回顾,并得出结论:根据指南建议、临床经验和临床发现可以通过脊柱按摩(包括脊柱手法治疗)类型、频率、剂量和持续时间改善偏头痛和颈源性头痛[102]。

一份关于手法治疗有效性的科学证据(系统性回顾、随机临床试验、循证指南)的全面综合总结表明,脊柱手法治疗或活动对成人急性、亚急性和慢性腰痛,急性和亚急性颈痛,以及颈源性头痛和眩晕有效[108]。

为了提高脊柱疾病管理的一致性,专家委员会对现有证据进行了审查,以建立临床指南。至少在 13 个不同的国家已经制定了腰痛的临床治疗指南。由于现有的证据是国际性的,人们期望关于诊断和治疗的所有指南都提供大致相似的建议[106]。Willem 等[82]指出,所有国家的腰痛治疗指南都包括了脊柱手法治疗的使用。然而,各国建议所依据的数据却有不同的解释,导致各国在使用脊柱手法治疗急性和慢性背部疼痛方面的指南存在冲突。在对非特异性腰痛的初级保健中,临床管理指南进行了概述,Koes 等[109]在诊断分类、使用诊断和治疗干预方面提出了类似的建议,但在脊柱手法治疗和药物治疗急性和慢性腰痛方面给出的建议存在差异。美国国家健康和临床优化研究所发布了持续 6 周以上但少于 12 个月的非特异性腰痛的管理指南[110]。考虑到患者的偏好,提出了 3 种治疗方案:①锻炼计划;②一个疗程的手法治疗;③一个疗程的针灸。如果所选的治疗没有取得令人满意的效果,医生应该考虑另外一种选择。手法治疗方案包括一个疗程的手法治疗,如脊柱手法治疗,在长达 12 周的时间内最多进行 9 次治疗。

手法治疗的方法,包括 HVLA 推挤技术,已经受到设计和实施不当的负面影响[111]。

手法治疗的操作者不是一个同质性群体,在手法技术的应用上有不同的训练和技能水平。脊柱疼痛患者也不是一个单一群体,这使得同类患者之间的比较非常困难。然而,医生提出利用体征和症状来识别腰痛患者的亚群,然后将他们与特定的治疗方法相匹配。与不匹配的对照组相比,那些与医生进行了特定干预的患者在统计学上显示出了显著的改善[112]。为了解决这个问题,现已提出了一些针对脊柱和骨盆带疼痛的分类系统,来确定对特定干预措施有积极反应的患者亚群[113-122]。

对特定临床结果价值预测的研究,可确定哪些患者可能受益于脊柱手法治疗,这推动了临床预测原则的发展。临床预测原则由自我报告测量、患者病史和检查中获得的变量组合而成,这些变量有助于确定那些最有可能对脊柱手法治疗有反应的脊柱疼痛患者[25-28,30,123]。

HVLA 推挤技术与椎间盘病变

可通过临床检查和影像学检查来诊断椎间盘,包括 CT 和 MRI(图 6.4)[124]。许多研究报道了无症状个体椎间盘异常的影像学证据[125-132]。另一项研究报道了存在腰痛和椎

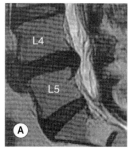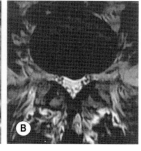

图 6.4　L4-5 椎间盘突出。(A)矢状面视图。(B)横断面视图。(From Edelman RR, Hesselink JD, Zlatkin MB, Crues JV. Clinical Magnetic Resonance Imaging, 3 rd edn, St. Louis, MO: Elsevier; 2009.)

间盘异常的影像学证据的患者对手法治疗反应良好,但 MRI 结果没有任何改变[133]。椎间盘影像学异常往往与患者的症状一致,但并不是准确地预测脊柱疼痛的存在、发展或持续时间的指标。据报道,MRI 显示无症状患者椎间盘突出的比例很高,临床医生需要意识到 MRI 并不一定可解释患者疼痛的原因[131]。椎间盘源性疼痛的诊断不能仅从影像学表现来判断,还必须考虑患者的年龄、临床症状和体征。

HVLA 推挤技术用于椎间盘突出的患者经常被认为是有争议的,但也有作者支持使用手法治疗,研究结果显示,对于 MRI 证实的椎间盘突出症[133-141]和神经根病患者,手法治疗有积极的结果[139,142-145]。北美脊柱学会已经发表了《神经根型腰椎间盘突出症的临床诊断和治疗的循证指南》(*Evidence-Based Clinical Guidelines for Diagnosis and Treatment of Lumbar Disc Herniation with Radiculopathy*),指出脊柱手法治疗是缓解神经根型腰椎间盘突出症患者症状的一种选择[146]。在一项 40 例因腰椎间盘突出症继发单侧腰椎神经根病的前瞻性随机临床研究中,对非手术治疗失败至少 3 个月的患者进行随机选择手术显微椎间盘切除术或标准化的脊柱手法治疗[139]。随着时间的推移,在所有结果测量中观察到两个治疗组与基线评分相比均有显著改善。1 年后,随访意向治疗分析没有显示与最初接受治疗的结果有差异。在其他药物治疗失败的坐骨神经痛患者中,60%的患者从脊柱手法治疗中获益,其程度与接受手术治疗相同。40%的患者在脊柱手法治疗后病情没有改善,但从脊柱手法治疗到手术治疗,改善程度与手术治疗相当。作者总结出,有症状的腰椎间盘突出症患者在医疗管理失败时,应考虑脊柱手法治疗然后再进行手术。

一项关于脊柱手法治疗椎间盘突出疗

效的数据回顾显示,包括已发表的危害数据,不良事件似乎很少,并且经过训练的医生在使用手法治疗时是安全的[147]。然而,也有报道显示,在手法治疗后,存在颈椎间盘破裂[148]和腰椎间盘突出进展至马尾综合征的病例报告[149,150]。目前尚不清楚的是,如果没有进行手法治疗椎间盘突出是否会进展,或者操作的力和扭矩是否是一个因素。一项关于脊柱手法治疗腰椎间盘突出症安全性的系统性回顾报道称,脊柱手法治疗后患者出现临床椎间盘突出加重或马尾综合征的风险小于 1/370 万[151]。HVLA 推挤技术的系统性回顾指出:并没有证据支持在有症状的腰椎间盘疾病例中进行脊柱手法治疗是不安全的[152]。

HVLA 推挤技术在妊娠和产后人群中的应用

肌肉骨骼疼痛,特别是腰骶部和盆腔的疼痛是妊娠和产后常见的疼痛。据报道,妊娠期女性中腰痛的发生率高达 35%~45%[153-155]。Skaggs 等[156]确定了与妊娠相关的 3 个主要部位疼痛:腰、骨盆带和背部中部。据推测,妊娠期间的脊柱疼痛是多因素的,提出的一些机制包括松弛素水平的影响导致韧带松弛、母亲体重增加,以及因姿势改变造成的生物力学变化。

许多妊娠期女性表示,为避免使用药物治疗脊柱疼痛,她们往往会寻求非药物治疗方法。在一项以南澳大利亚女性为基础的人口调查中,Stapleton 等[153]报道了 11% 的妊娠期腰痛女性接受脊柱按摩治疗。在关于 HVLA 推挤技术的临床有效性的研究中,很少有发表与妊娠相关和产后的脊柱和骨盆带疼痛的研究。一项回顾性病例系列研究描述了脊椎按摩治疗的结果,17 例女性在妊娠期间因腰痛进行脊柱手法治疗[157]。在这17 例病例中,16 例在整个治疗过程中表现出疼痛强度的改善,但从任何病例系列中都不能得出疗效的结论。一项系统性回顾指出,有 6 项研究表明脊柱手法治疗能改善妊娠相关腰痛[158]。但作者指出,由于缺乏随机试验和对照组,无法得出脊柱手法治疗妊娠相关腰痛的有效性的结论。在另一项针对妊娠及相关疾病手法治疗的系统综述中,Khorsan 等[155]得出结论,尚未提出手法治疗临床疗效的确切证据。一项具有短期、中期和 1 年随访的前瞻性队列研究结果发现,大部分接受脊柱手法治疗的腰痛或骨盆疼痛妊娠期女性,她们的症状在 1 年内所有的时间点均有改善[159]。然而,由于没有对照组或其他治疗组进行比较,该报道的结果不一定是由治疗引起的。

在妊娠期和产后应用脊柱手法治疗的安全性一直是一个有争议的问题。自然流产是早期妊娠的常见并发症。对于染色体和结构正常的胎儿来说,15 周后自然流产的总体风险较低[160]。如果一名女性在妊娠的前 3个月曾进行过脊柱或骨盆的手法治疗,并经历了自然流产,她可能会将这两件事联系起来,即使是没有公开的证据表明,在妊娠的前 3 个月 HVLA 推挤技术与自然流产之间有任何因果关系。女性在妊娠期或产后早期进行脊柱手法治疗发生严重不良事件非常罕见,文献报道仅 7 例,这些严重不良事件均与颈椎治疗有关[161]。需要进一步的研究来确定在妊娠和产后人群中使用 HVLA 推挤技术的临床疗效和相关的风险。由于与妊娠相关的脊柱和骨盆带疼痛的安全且有效的治疗方法是有限的,医生可考虑将 HVLA 推挤技术作为一种治疗选择,在多模式的治疗方法中,如果没有禁忌证,患者更喜欢这种方法。随着妊娠的发展,治疗技术需要做出调整,以确保患者舒适的体位,避免腹部受到压迫。

HVLA 推挤技术在儿科中的应用

一篇系统的文献综述报道,特发性青少年脊柱疼痛是一个较严重的问题,发病率接近成年人[162]。HVLA 推挤技术是否适用于治疗儿科疾病?

研究表明,脊柱按摩师和整骨师确实在治疗儿童和青少年疾病,并且治疗确实包括使用脊柱手法治疗[163-166]。随着年龄的增长,儿童更有可能出现肌肉骨骼疾病,而年龄较小的儿童通常会出现非肌肉骨骼疾病[163-165]。脊柱按摩师报道了一些治疗非肌肉骨骼疾病的例子,如婴儿肠绞痛、遗尿、哮喘和中耳炎[167]。一些评价类文献说明了脊柱手法治疗小儿疾病的有效性[168-173],但似乎还没有一项随机对照试验指出脊柱手法治疗儿童和青少年脊柱疼痛的有效性。目前缺乏高质量的研究证据来支持或驳斥使用 HVLA 推挤技术治疗儿科疾病的有效性。

虽然脊柱手法治疗已用于儿童和青少年,但对儿科风险评估的了解却很有限。Vohra 等[174]对已发表的文献进行系统性回顾发现,共存在 34 例不良事件。14 例为直接不良事件,其中 9 例为严重不良事件,并导致住院、永久残疾或死亡。20 例因延迟诊断和(或)因不适当的脊椎治疗导致的间接不良事件。与不良事件相关的脊柱手法治疗类型在所有病例中都未明确指出。该综述的作者指出,病例报告和病例系列是被动监测的一种类型,不良事件真实发生率并不能提供高质量的证据。Vohra 等在 2010 年对脊柱手法治疗儿童可能发生的不良事件的评论中指出,目前的文献系统评价中仍没有足够的证据来准确评估不良事件和手法治疗的风险[175]。Todd 等[176]回顾了脊柱按摩师或其他物理治疗师治疗的婴儿和儿童不良事件的病例,确定了 15 例严重不良事件,并报道

了在大多数病例中存在潜在的预先病理。所以在应用 HVLA 推挤技术治疗儿科疾病之前,医生应该反思他们的培训和临床经验,并决定他们是否能充分评估他们的儿科患者然后做出诊断。也有观点认为,对于骨骺板未闭合的儿童,该技术的操作是禁忌的[2],但没有研究证据支持这一观点。

从现有的有限数据来看,在儿童和青少年疾病中使用 HVLA 推挤技术时,发生严重不良事件的概率较低,但还需要进一步的研究来建立准确的风险概况。

在治疗儿童,特别是幼童时,应考虑到他们是否有能力提供充分的病史,并对所使用的任何治疗干预措施给予适当的反馈。一些医生直到他们判断儿童有能力提供充分的病史和能给予适当的反馈时才使用 HVLA 推挤技术。

鉴于使用 HVLA 推挤技术治疗儿童和青少年的临床有效性和风险概况的证据有限,医生只能根据临床经验和患者偏好来决定是否将这些技术用于儿科疾病的治疗管理中。当 HVLA 推挤技术应用于青少年和儿童时,建议采用最小杠杆,而不是终止范围,应用最低的必要力量来实现空化。

临床决策

临床决策是在临床环境中整理和综合信息,做出决策并执行这些决策的能力。以我们目前的知识水平,什么可以指导我们将 HVLA 推挤技术纳入临床决策的治疗方案中?所有的医疗保健从业人员都应遵循临床治疗干预前的决策过程,如 HVLA 推挤技术(框 6.2)。

如果患者对脊柱手法治疗没有反应,医生必须考虑出现这种情况的潜在原因(框 6.3)。患者无法做出积极的反应可能不是由于技术本身造成的,而是由于其他一些因

素,如最初的技术选择不正确、技术培训不足和传递不佳、患者姿势不当、患者不能放松,以及存在未识别的社会心理和慢性疼痛的危险因素。

排除禁忌证

虽然大多数出现脊柱疼痛的患者不会有严重的病理症状,但医生在识别危险信号时保持警惕是非常必要的。"危险信号"一词是指可能表明需要紧急治疗的严重病情的临床特征评估。以下情况表明可能出现了危险信号:

- 年龄<20 岁或>50 岁,首次出现脊柱疼痛。
  - 创伤后疼痛。
  - 持续且恶化的疼痛。
  - 过去或现在的恶性病史。
  - 长期使用皮质类固醇。
  - 一般不适。
  - 盗汗/发热。

- 体重减轻。
- 神经系统症状和体征。

确定心理社会危险因素的影响

有一些社会心理危险因素与慢性疼痛、残疾和无法重返工作岗位有关[177-186]。它们是主观的,包括消极的应对策略、恐惧回避行为、焦虑、抑郁和苦恼。医生应筛查不良的预后因素,如果确定,治疗应以减少其对药物和其他被动治疗形式的依赖为目标,包括手法治疗,并鼓励自我管理的提高。尽管进行了广泛的研究,但不确定性仍然存在,即哪些恢复不良的危险因素与特定的结果,以及它们之间的关联强度有关[187,188]。

确认是否存在可治疗的病理——躯体功能障碍

许多治疗模型使用 T–A–R–T 元素作为选择治疗技术的基础,包括 HVLA 推挤技术[11,12,14,21,189,190]。目前关于躯体功能障碍诊断的常规 T–A–R–T,作者主张应扩大到包括与疼痛刺激和熟悉相关症状再现患者的反馈。我们建议通过 S–T–A–R–T 来诊断躯体功能障碍,并在此基础上寻找与症状再现、组织压痛、不对称、运动范围和组织纹理改变有关的一些阳性结果(框 6.4)。

确定干预措施

有研究证据表明,HVLA 推挤技术在增加运动范围[43-51]、改变疼痛感[58-60,191]、减轻疼痛[192]并改变自主反射活动[193]方面有效。然

而，这些技术基本原理的有效性也应该通过研究证明。

一般来说，选择的手法治疗方法应基于研究证据、PBE、患者偏好，以及从业者在 HVLA 推挤技术方面的培训和经验。

研究证据

研究证据支持在颈源性头痛、机械性颈痛，以及急性和慢性机械性腰痛患者中使用脊柱手法治疗。临床预测规则允许操作者识别对脊柱手法治疗有积极反应的患者人群。

实践证据

脊柱手法治疗是一种治疗性干预，已经在不同的文化中使用，其使用历史可追溯到希波克拉底时期。脊柱手法治疗仍然是最常用的整骨手法治疗方法之一。

患者的偏好

尽管基于研究和实践证据支持受过适当培训和有经验的执业医师可使用脊柱手法治疗，但一些患者会表达对替代治疗技术的偏好。相反，其他对脊柱手法治疗有积极反应的患者通常会表示更倾向于使用 HVLA 推挤技术进行治疗。

执业医师的培训及经验

安全的关键取决于适当的培训、全面的病史和身体评估，然后再应用相应的治疗程序。在使用 HVLA 推挤技术前进行适当的培训，并通过定期实践提高技能，这是安全实践和专业能力的关键因素[194,195]。

在临床实践中，脊柱疼痛和功能障碍的治疗通常结合多种干预措施，如手法治疗、活动和运动，有证据支持多模式的方法[143,196-202]。目前没有证据指导临床医师进行以下方面的治疗干预：

1.使用哪种 HVLA 推挤技术？

2.我们需要具体到什么程度？

3.所需的推力方向。

4.结合手法治疗技术是最有效的。

5.多模式方法中最有效的技术排序。

在缺乏研究证据的情况下，关于这些治疗方面的决定只能根据执业医师的培训和经验做出。

结论

执业医师依靠理论和临床模型来证明 HVLA 推挤技术在临床实践中的应用。最佳实践还要求将临床和流行病学研究的结果与执业医师的个人临床经验和专业知识结合起来，同时应考虑患者的偏好。整骨医师已经使用 HVLA 推挤技术来治疗躯体功能障碍多年，越来越多的研究证据支持这些技术在临床实践中的应用。应用这些技术相关的临床决策需要识别和排除禁忌证、认识到心理社会问题对患者表现和预后的影响、识别可治疗的损伤、患者偏好和利益与风险的分析。脊柱疼痛和功能障碍的治疗通常结合多种干预措施，如手法治疗、活动和运动，证据支持多模式方法。

参考文献

1 Kenna C, Murtagh J. Back Pain and Spinal Manipulation, 2nd edn. Oxford, UK: Butterworth-Heinemann; 1989.

2 Bruckner P, Khan K. Clinical Sports Medicine, 4th edn. New York, NY: McGraw-Hill; 2012: Ch. 13.

3 Lewit K. Manipulative Therapy in Rehabilitation of the Locomotor System, 2nd edn. Oxford, UK: Butterworth-Heinemann; 1991.

4 Maigne R. Diagnosis and Treatment of Pain of Vertebral Origin. Baltimore, MD: Williams & Wilkins; 1996.

5 Brodeur R. The audible release associated with joint manipulation. J Manipulative Physiol Ther 1995;18(3):155-64.

6 Eder M, Tilscher H. Chiropractic Therapy.

Diagnosis and Treatment. Gaithersburg, MD: Aspen; 1990.

7　Sammut E, Searle-Barnes P. Osteopathic Diagnosis. Cheltenham, UK: Stanley Thornes; 1998.

8　Gainsbury J. High-velocity thrust and pathophysiology of segmental dysfunction. In: Glasgow E, Twomey L, Sculle E, et al. eds. Aspects of Manipulative Therapy, 2nd edn. Melbourne, Australia: Churchill Livingstone; 1985: Ch. 13.

9　Zusman M. What does manipulation do? The need for basic research. In: Boyling J, Palastanga M eds. Grieve' s Modern Manual Therapy, 2nd edn. New York, NY: Churchill Livingstone; 1994: Ch. 47.

10　Kuchera W, Kuchera M. Osteopathic Principles in Practice. Kirksville, MO: KCOM; 1992.

11　Kappler R, Jones J. Thrust (high-velocity/low-amplitude) techniques. In: Ward R ed. Foundations for Osteopathic Medicine. Philadelphia, PA: Lippincott Williams & Wilkins; 2003: Ch. 56.

12　Bourdillon J, Day E, Bookhout M. Spinal Manipulation, 5th edn. Oxford, UK: Butterworth-Heinemann; 1992.

13　Kimberly P. Formulating a prescription for osteopathic manipulative treatment. In: Beal M ed. The Principles of Palpatory Diagnosis and Manipulative Technique. Newark, NJ: American Academy of Osteopathy; 1992: 146–52.

14　DeStefano L. Greenman's principles of manual medicine, 4th edn. Philadelphia, PA: Wolters Kluwer / Lippincott Williams & Wilkins; 2010.

15　Nyberg R, Basmajian J. Rationale for the use of spinal manipulation. In: Basmajian J, Nyberg R eds. Rational Manual Therapies. Baltimore, MD: Williams & Wilkins; 1993: Ch. 17.

16　Bogduk N, Twomey L. Clinical Anatomy of the Lumbar Spine, 2nd edn. Melbourne, Australia: Churchill Livingstone; 1991.

17　Stoddard A. Manual of Osteopathic Practice. London, UK: Hutchinson; 1969.

18　Cyriax J. Textbook of Orthopaedic Medicine, vol. 1. London, UK: Baillière Tindall; 1975.

19　Terrett A, Vernon H. Manipulation and pain tolerance. A controlled study on the effect of spinal manipulation on paraspinal cutaneous pain tolerance levels. Am J Phys Med 1984;63:217–25.

20　Hoehler F, Tobis J, Buerger A. Spinal manipulation for low back pain. J Am Med Assoc 1981;245:1835–8.

21　Kuchera W, Kuchera M. Osteopathic Principles in Practice. Dayton, OH: Greyden Press; 1994: 292.

22　Neumann H. Introduction to Manual

Medicine. Berlin, Germany: Springer; 1989.

23　Fisk J. A controlled trial of manipulation in a selected group of patients with low back pain favouring one side. N Z Med J 1979;90:288–91.

24　Vernon H, Dharmi I, Howley T, et al. Spinal manipulation and beta-endorphin: A controlled study of the effect of a spinal manipulation on plasma beta-endorphin levels in normal males. J Manipulative Physiol Ther 1986;9:115–23.

25　Flynn T, Fritz J, Whitman J, et al. A clinical prediction rule for classifying patients with low back pain who demonstrate short term improvement with spinal manipulation. Spine 2002;27(24):2835–43.

26　Childs J, Fritz J, Flynn T, et al. A clinical prediction rule to identify patients with low back pain most likely to benefit from spinal manipulation: A validation study. Ann Intern Med 2004;141(12):920–8.

27　Tseng Y, Wang W, Chen W, et al. Predictors for the immediate responders to cervical manipulation in patients with neck pain. Man Ther 2006;11(4):306–15.

28　Cleland J, Childs J, Fritz J, et al. Development of a clinical prediction rule for guiding treatment of a subgroup of patients with neck pain: Use of thoracic spine manipulation, exercise, and patient education. Phys Ther 2007;87(1):9–23.

29　Puentedura EJ, Landers MR, Cleland JA, et al. Thoracic spine thrust manipulation versus cervical spine thrust manipulation in patients with acute neck pain: A randomized clinical trial. Orthop Sports Phys Ther 2011;41(4):208–20.

30　Puentedura EJ, Cleland JA, Landers MR, et al. Development of a clinical prediction rule to identify patients with neck pain likely to benefit from thrust joint manipulation to the cervical spine. J Orthop Sports Phys Ther 2012;42(7):577–92.

31　Roston J, Haines R. Cracking in the metacarpophalangeal joint. J Anat 1947;81:165–73.

32　Unsworth A, Dowson D, Wright V. Cracking joints: A bioengineering study of cavitation in the metacarpophalangeal joint. Ann Rheum Dis 1972;30:348–58.

33　Meal G, Scott R. Analysis of the joint crack by simultaneous recording of sound and tension. J Manipulative Physiol Ther 1986;9: 189–95.

34　Watson P, Mollan R. Cineradiography of a cracking joint. Br J Radiol 1990;63:145–7.

35　Mierau D, Cassidy J, Bowen V, et al. Manipulation and mobilization of the third metacarpophalangeal joint: A quantitative radiographic and range of motion study. Man Med 1988;3:135–40.

36　Kawchuk GN, Fryer J, Jaremko JL, et al.

Real-time visualization of joint cavitation. PLoS ONE 2015;10(4):e0119470.

37 Jones AR, Yelverton CJ, Bester C. Ultrasound imaging of the trapeziometacarpal articular cavity to investigate the presence of intraarticular gas bubbles after chiropractic manipulation. J Manipulative Physiol Ther 2014;37(7):476–84.

38 Bereznick D, Pecora C, Ross J, et al. The refractory period of the audible 'crack' after lumbar manipulation: A preliminary study. J Manipulative Physiol Ther 2008;31(3):199–203.

39 Cramer G, Gregerson D, Knudsen J, et al. The effects of side-posture positioning and spinal adjusting on the lumbar Z joints. Spine 2002;27(22):2459–66.

40 Cramer GD, Ross K, Pocius J, et al. Evaluating the relationship among cavitation, zygapophyseal joint gapping and spinal manipulation: An exploratory case series. J Manipulative Physiol Ther 2011;34(1):2–14.

41 Cramer GD, Cambron J, Cantu J. Magnetic resonance imaging zygapophyseal joint space changes (gapping) in low back pain patients following spinal manipulation and side-posture positioning: A randomised controlled mechanisms trial with blinding. J Manipulative Physiol Ther 2013;36(4):203–17.

42 Cascioli V, Corr P, Till A. An investigation into the production of intra-articular gas bubbles and increase in joint space in the zygapophysial joints of the cervical spine in asymptomatic subjects after spinal manipulation. J Manipulative Physiol Ther 2003;26(6):356–64.

43 Howe DH, Newcombe RG, Wade MT. Manipulation of the cervical spine: A pilot study. J R Coll Gen Pract 1983;33(254):574–9.

44 Nansel D, Cremata E, Carlson J, et al. Effect of unilateral spinal adjustments on goniometrically assessed cervical lateral-flexion end-range asymmetries in otherwise asymptomatic subjects. J Manipulative Physiol Ther 1989;12(6):419–27.

45 Nansel D, Peneff A, Carlson J, et al. Time course considerations for the effects of unilateral lower cervical adjustments with respect to the amelioration of cervical lateral-flexion passive end-range asymmetry. J Manipulative Physiol Ther 1990;13(6):297–304.

46 Cassidy JD, Quon JA, Lafrance LJ, et al. The effect of manipulation on pain and range of motion in the cervical spine: A pilot study. J Manipulative Physiol Ther 1992;15(8):495–500.

47 Nansel D, Peneff A, Quitoriano D. Effectiveness of upper versus lower cervical adjustments with respect to the amelioration of passive rotational versus lateral-flexion end-range asymmetries in otherwise asymptomatic subjects. J Manipulative Physiol Ther 1992;15(2):99–105.

48 Nilsson N, Christenson HW, Hartrigson J. Lasting changes in passive range of motion after spinal manipulation: A randomised, blind, controlled trial. J Manipulative Physiol Ther 1996;19(3):165–8.

49 Surkitt D, Gibbons P, McLaughlin P. High velocity low amplitude manipulation of the atlanto-axial joint: Effect on atlanto-axial and cervical spine rotation asymmetry in asymptomatic subjects. J Osteopath Med 2000;3(1):13–19.

50 Clements B, Gibbons P, McLaughlin P. The amelioration of atlanto-axial asymmetry using high velocity low amplitude manipulation: Is the direction of thrust important? J Osteopath Med 2001;4(1):8–14.

51 Martinez-Segura R, Fernandez-de-la Penas C, et al. Immediate effects on neck pain and active range of motion after a single cervical high velocity low amplitude manipulation in subjects presenting with mechanical neck pain: A randomized controlled trial. J Manipulative Physiol Ther 2006;29(7):511–17.

52 Branney J, Breen AC. Does inter-vertebral range of motion increase after spinal manipulation? A prospective cohort study. Chiropr Man Therap 2014;22:24.

53 Snodgrass SJ, Cleland JA, Haskins R, et al. The clinical utility of cervical range of motion in diagnosis, prognosis and evaluating the effects of manipulation: A systematic review. Physiotherapy 2014;100(4):290–304.

54 Stodolny J, Chmielewski H. Manual therapy in the treatment of patients with cervical migraine. Man Med 1989;4:49–51.

55 Nordemar R, Thorner C. Treatment of acute cervical pain: A comparative group study. Pain 1981;10:93–101.

56 Clark BC, Goss DA, Walkowski S, et al. Neurophysiologic effects of spinal manipulation in patients with chronic low back pain. BMC Musculoskelet Disord 2011;12:170.

57 Fryer G, Pearce AJ. The effect of lumbosacral manipulation on corticospinal and spinal reflex excitability on asymptomatic participants. J Manipulative Physiol Ther 2012;35(2):86–93.

58 Coronado RA, Gay CW, Bialosky JE, et al. Changes in pain sensitivity following spinal manipulation: A systematic review and meta-analysis. J Electromyogr Kinesiol 2012;22(5):752–67.

59 Gazin M, Zegarra-Parodi R. Compression musculaire ischémique versus technique manipulative du rachis cervical: effets sur le seuil de douleur à la pression du trapèze supérieur. La Revue de l'Ostéopathie 2011;3:5–12.

60 De Oliveira RF, Liebano RE, Da Cunha Menezes Costa L, et al. Immediate effects of region-specific and non-region-specific spinal manipulative therapy in patients with chronic low back pain: A randomized controlled trial. Phys Ther 2013;93(6):748–56.

61 Flynn T, Fritz J, Wainner R, et al. The audible pop is not necessary for successful spinal high-velocity thrust manipulation in individuals with low back pain. Arch Phys Med Rehabil 2003;84:1057–60.

62 Flynn T, Childs J, Fritz J. The audible pop from high-velocity thrust manipulation and outcome in individuals with low back pain. J Manipulative Physiol Ther 2006;29(1):40–5.

63 Reggars J, Pollard H. Analysis of zygapophysial joint cracking during chiropractic manipulation. J Manipulative Physiol Ther 1995;18(2):65–71.

64 Beffa R, Mathews R. Does the adjustment cavitate the targeted joint? An investigation into the location of cavitation sounds. J Manipulative Physiol Ther 2004;27(2):e2.

65 Ross J, Bereznick D, McGill S. Determining cavitation location during lumbar and thoracic spinal manipulation. Is spinal manipulation accurate and specific? Spine 2004;29(13):1452–7.

66 Bolton A, Moran R, Standen C. An investigation into the side of joint cavitation associated with cervical spine manipulation. Int J Osteopath Med 2007;10(4):88–96.

67 Cramer GD, Ross JK, Raju PK, et al. Distribution of cavitations as identified with accelerometry during lumbar spinal manipulation. J Manipulative Physiol Ther 2011;34(9):572–83.

68 Dunning J, Mourad F, Barbero M, et al. Bilateral and multiple cavitation sounds during upper cervical thrust manipulation. BMC Musculoskelet Disord 2013;14(24):1–12.

69 Swezey R, Swezey S. The consequences of habitual knuckle cracking. West J Med 1975;122:377–9.

70 Castellanos J, Axelrod D. Effect of habitual knuckle cracking on hand function. Ann Rheum Dis 1990;49:308–9.

71 De Weber K, Olszewski M, Ortolano R. Knuckle cracking and hand osteoarthritis. J Am Board Fam Med 2011;24(2):169–74.

72 Sackett D, Richardson W, Rosenberg W, et al. Evidence Based Medicine. How to Practice & Teach EBM. New York, NY: Churchill Livingstone; 1997.

73 Pedersen T, Gluud C, Gotzsche P, et al. What is evidence-based medicine? Ugeskr Laeg 2001;163(27):3769–72.

74 Bronfort G, Hass M, Evans R, et al. Efficacy of spinal manipulation and mobilization for low back and neck pain: A systematic review and best evidence synthesis. Spine J

75 Koes B, Assendelft W, Heijden G, et al. Spinal manipulation for low back pain. An updated systematic review of randomized clinical trials. Spine 1996;21(24):2860–71.

76 van Tulder M, Koes B, Bouter L. Conservative treatment of acute and chronic nonspecific low back pain. A systematic review of randomized controlled trials of the most common interventions. Spine 1997;22(18):2128–56.

77 Bronfort G. Spinal manipulation: Current state of research and its indications. Neurol Clin 1999;17(1):91–111.

78 Ferreira M, Ferreira P, Latimer J, et al. Does spinal manipulative therapy help people with chronic low back pain? Aust J Physiother 2002;48(4):277–84.

79 Pengel H, Maher C, Refshauge K. Systematic review of conservative interventions for subacute low back pain. Clin Rehabil 2002;16(8):811–20.

80 Cherkin D, Sherman K, Deyo R, et al. A review of the evidence for the effectiveness, safety, and cost of acupuncture, massage therapy, and spinal manipulation for back pain. Ann Intern Med 2003;138(11):898–906.

81 Ferreira M, Ferreira P, Latimer J, et al. Efficacy of spinal manipulative therapy for low back pain of less than three months' duration. J Manipulative Physiol Ther 2003;26(9):593–601.

82 Willem J, Assendelft W, Morton S, et al. Spinal manipulative therapy for low back pain. A meta-analysis of effectiveness relative to other therapies. Ann Intern Med 2003;138(11):871–81.

83 Assendelft W, Morton S, Yu E, et al. Spinal manipulative therapy for low back pain. Cochrane Database Syst Rev 2004;(1):CD000447.

84 Van Tulder M, Koes B, Malmivaara A. Outcome of non-invasive treatment modalities on back pain: An evidence review. Eur Spine J 2006;15(Suppl. 1):S64–81.

85 Bronfort G, Haas M, Evans R, et al. Evidence-informed management of chronic low back pain with spinal manipulation and mobilization. Spine J 2008;8(1):213–25.

86 Rubinstein SM, Van Middelkoop M, Assendelft WJ, et al. Spinal manipulative therapy for chronic low back pain. An update of a Cochrane Review. Spine 2011;36(13):E825–46.

87 Rubinstein SM, Terwee CB, Assendelft WJ, et al. Spinal manipulative therapy for acute low back pain. Cochrane Database Syst Rev 2012;(9):CD008880.

88 Kuczynski JJ, Schwieterman B, Columber K, et al. Effectiveness of physical therapist administered spinal manipulation for the treatment of low back pain: A systematic review of the literature. Int J Sports Phys Ther

2004;4(3):335–56.

2012;7(6):647–62.

89　Rubinstein SM, Terwee CB, Assendelft WJ, et al. Spinal manipulative therapy for acute low back pain: An update of the Cochrane review. Spine 2013;38(3):E158–77.

90　Hidalgo B, Detrembleur C, Hall T, et al. The efficacy of manual therapy and exercise for different stages of non-specific low back pain: An update of systematic reviews. J Man Manip Ther 2014;22(2):59–74.

91　Menke JM. Do manual therapies help low back pain?: a comparative effectiveness meta-analysis. Spine 2014;39:E463–72.

92　Mior S. Manipulation and mobilization in the treatment of chronic pain. Clin J Pain 2001;17(4):S70–6.

93　Hurwitz E, Aker P, Adams A, et al. Manipulation and mobilization of the cervical spine. A systematic review of the literature. Spine 1996;21(15):1746–59.

94　Gross A, Kay T, Hondras M, et al. Manual therapy for mechanical neck disorders: A systematic review. Man Ther 2002;7(3):131–49.

95　Gross A, Hoving J, Haines T, et al. A Cochrane review of manipulation and mobilization for mechanical neck disorders. Spine 2004;29(14):1541–8.

96　Vernon H, Humphreys K, Hagino C. Chronic mechanical neck pain in adults treated by manual therapy: A systematic review of change scores in randomized clinical trials. J Manipulative Physiol Ther 2007;30(3):215–27.

97　Hurwitz E, Carragee E, van der Velde G, et al. Treatment of neck pain: Non-invasive interventions. Results of the bone and joint decade 2000-2010 task force on neck pain and its associated disorders. Eur Spine J 2008;17(Suppl1):123–52.

98　Gross A, Miller J, D'Sylva J, et al. Manipulation or mobilisation for neck pain: A Cochrane review. Man Ther 2010;15(4):315–33.

99　Miller J, Gross A, D'Sylva J, et al. Manual therapy and exercise for neck pain: A systematic review. Man Ther 2010;15(4):334–54.

100　Bryans R, Decina P, Descarreaux M, et al. Evidence-based guidelines for the chiropractic treatment of adults with neck pain. J Manipulative Physiol Ther 2014;37(1):42–63.

101　Bronfort G, Assendelft W, Evans R, et al. Efficacy of spinal manipulation for chronic headache: A systematic review. J Manipulative Physiol Ther 2001;24(7):457–66.

102　Bryans R, Descarreaux M, Duranleau M, et al. Evidence-based guidelines for the chiropractic treatment of adults with headache. J Manipulative Physiol Ther 2011;34(5):274–89.

103　Chaibi A, Russell MB. Manual therapies for cervicogenic headache: A systematic review. J Headache Pain 2012;13:351–9.

104　UK BEAM Trial Team. United Kingdom Back Pain Exercise and Manipulation (UK BEAM) randomised trial: Effectiveness of physical treatments for back pain in primary care. BMJ 2004;329(7479):1377.

105　UK BEAM Trial Team. United Kingdom back pain exercise and manipulation (UK BEAM) randomised trial: Cost effectiveness of physical treatments for back pain in primary care. BMJ 2004;329(7479):1381. Epub.

106　Chou R, Qaseem A, Snow V, et al. Diagnosis and treatment of low back pain: A joint clinical practice guideline from the American College of Physicians and the American Pain Society. Ann Intern Med 2007;147(7):478–91.

107　Senna MK, Machaly SA. Does maintained spinal manipulation therapy for chronic nonspecific low back pain result in better long term outcome? Spine 2011;36(18):1427–37.

108　Bronfort G, Haas M, Evans R, et al. Effectiveness of manual therapies: The UK evidence report. Chiropr Osteopat 2010;18:1–33.

109　Koes BW, Van Tulder M, Lin CW, et al. An updated overview of clinical guidelines for the management of non-specific low back pain in primary care. Eur Spine J 2010;19(12):2075–94.

110　National Institute for Health and Care Excellence Clinical Guideline 88. Low Back Pain. Early Management of Persistent Non-Specific Low Back Pain. <guidance.nice.org.uk/cg88>; 2009.

111　Rubinstein SM, Van Eekelen R, Oosterhuis T, et al. The risk of bias and sample size of trials of spinal manipulative therapy for low back and neck pain: Analysis and recommendations. J Manipulative Physiol Ther 2014;37(8):523–41.

112　Brennan G, Fritz J, Hunter S, et al. Identifying subgroups of patients with acute/subacute nonspecific low back pain. Spine 2006;31(6):623–31.

113　Fritz J, Delitto A, Erhard R. Comparison of classification-based physical therapy with therapy based on clinical practice guidelines for patients with acute low back pain: A randomized clinical trial. Spine 2003;28(13):1363–71.

114　Childs J, Fritz J, Piva S, et al. Proposal of a classification system for patients with neck pain. J Orthop Sports Phys Ther 2004;34(11):686–96.

115　O'Sullivan P. Diagnosis and classification of chronic low back pain disorders: Maladaptive movement and motor control impairments as underlying mechanism. Man Ther 2005;10(4):242–55.

116　Fritz J, Brennan G. Preliminary examination of a proposed treatment-based classification system for patients receiving physical therapy interventions for neck pain. Phys Ther 2007;87(5):513–24.

117 Billis E, McCarthy C, Oldham J. Subclassification of low back pain: A cross-country comparison. Eur Spine J 2007;16(7):865–79.

118 Fritz J, Cleland J, Childs J. Subgrouping patients with low back pain: Evolution of a classification approach to physical therapy. J Orthop Sports Phys Ther 2007;37(6):290–302.

119 Fritz J, Lindsay W, Matheson J, et al. Is there a subgroup of patients with low back pain likely to benefit from mechanical traction? Results of a randomized clinical trial and subgrouping analysis. Spine 2007;32(26):E793–800.

120 O'Sullivan P, Beals D. Diagnosis and classification of pelvic girdle pain disorders–Part 1: A mechanism based approach within a biopsychosocial framework. Man Ther 2007;12(2):86–97.

121 Burns SA, Foresman E, Kraycsir SJ, et al. A treatment-based classification approach to examination and intervention of lumbar disorders. Sports Health 2011;3(4):362–72.

122 Vining R, Potocki E, Seidman M, et al. An evidence-based diagnostic classification system for low back pain. J Can Chiropr Assoc 2013;57(3):189–204.

123 Cleland JA, Mintken PE, Carpenter K, et al. Examination of a clinical prediction rule to identify patients with neck pain likely to benefit from thoracic spine thrust manipulation and a general cervical range of motion exercise: Multi-center randomized clinical trial. Phys Ther 2010;90(9):1239–50.

124 Edelman RR, Hesselink JD, Zlatkin MB, et al. Clinical Magnetic Resonance Imaging, 3rd edn. Philadelphia, PA: Saunders; 2009.

125 Boden S, Davis D, Dina T, et al. Abnormal magnetic-resonance scans of the lumbar spine in asymptomatic subjects. J Bone Joint Surg Am 1990;72-A(3):403–8.

126 Jensen M, Brant-Zawadzki M, Obuchowski N, et al. Magnetic resonance imaging of the lumbar spine in people without back pain. N Engl J Med 1994;331(2):69–73.

127 Boos N, Rieder R, Schade V, et al. The diagnostic accuracy of magnetic resonance imaging, work perception, and psychosocial factors in identifying symptomatic disc herniations. Spine 1995;20(4):2613–25.

128 Brant-Zawadzki M, Jensen M, Obuchowski N, et al. Interobserver and intraobserver variability in interpretation of lumbar disc abnormalities. Spine 1995;20(11):1257–64.

129 Wood K, Blair J, Aepple D, et al. The natural history of asymptomatic thoracic disc herniations. Spine 1997;22(5):525–9.

130 Borenstein D, O' Mara J, Boden S, et al. The value of magnetic resonance imaging of the lumbar spine to predict low-back pain in asymptomatic subjects. J Bone Joint Surg Am 2001;83-A(9):1306–11.

131 Ernst C, Stadnik T, Peeters E, et al. Prevalence of annular tears and disc herniations on MR images of the cervical spine in symptom free volunteers. Eur J Radiol 2005;55(3):409–14.

132 Nakashima H, Yukawa Y, Suda K, et al. Abnormal findings on magnetic resonance images of the cervical spine in 1211 asymptomatic subjects. Spine 2015;40(6):392–8.

133 Santillia V, Beghi E, Finucci S. Chiropractic manipulation in the treatment of acute back pain and sciatica with disc protrusion: A randomized double-blind clinical trial of active and simulated spinal manipulations. Spine J 2006;6(2):131–7.

134 Cyriax R. Textbook of Orthopaedic Medicine, vol. 2. London, UK: Baillière Tindall; 1984.

135 Maigne R. Diagnosis and Treatment of Pain of Vertebral Origin: A Manual Medicine Approach. Baltimore, MD: Williams & Wilkins; 1996.

136 BenEliyahu D. Magnetic resonance imaging and clinical follow-up: Study of 27 patients receiving chiropractic care for cervical and lumbar disc herniations. J Manipulative Physiol Ther 1996;19(9):597–606.

137 Herzog W. Clinical Biomechanics of Spinal Manipulation. New York, NY: Churchill Livingstone; 2000.

138 Burton A, Tillotson K, Cleary J. Single-blind randomised controlled trial of chemonucleolysis and manipulation in the treatment of symptomatic lumbar disc herniation. Eur Spine J 2000;9(3):202–7.

139 McMorland G, Suter E, Casha S, et al. Manipulation or microdiskectomy for sciatica? A prospective randomized clinical study. J Manipulative Physiol Ther 2010;33(8):576–84.

140 Peterson CK, Schmid C, Leeman S, et al. Outcomes from magnetic resonance imaging–confirmed symptomatic cervical disk herniation patients treated with high-velocity, low-amplitude spinal manipulative therapy: A prospective cohort study with 3-month follow-up. J Manipulative Physiol Ther 2013;36(8):461–7.

141 Leeman S, Peterson CK, Schmid C, et al. Outcomes of acute and chronic patients with magnetic resonance imaging-confirmed symptomatic lumbar disc herniations receiving high-velocity, low-amplitude, spinal manipulative therapy: A prospective observational cohort study with one year follow up. J Manipulative Physiol Ther 2014;37(3):155–63.

142 Hahne AJ, Ford JJ, McMeeken JM. Conservative management of lumbar disc herniation with associated radiculopathy: A systematic review. Spine 2010;35(11):E488–504.

143 Boyles R, Toy P, Mellon J, et al. Effectiveness of

manual physical therapy in the treatment of cervical radiculopathy: A systematic review. J Man Manip Ther 2011;19(3):135–42.

144 Leininger B, Bronfort G, Evans R, et al. Spinal manipulation or mobilisation for radiculopathy: A systematic review. Phys Med Rehabil Clin N Am 2011;22(1):105–25.

145 Rodine RJ, Vernon H. Cervical radiculopathy: A systematic review on treatment by spinal manipulation and measurement with the neck disability index. J Can Chiropr Assoc 2012;56(1):18–28.

146 North American Spine Society. Evidence-Based Clinical Guidelines Committee. Clinical Guidelines for Diagnosis and Treatment of Lumbar Disc Herniation with Radiculopathy. Burr Ridge, IL: NASS; 2012.

147 Snelling N. Spinal manipulation in patients with disc herniation: A critical review of risk and benefit. Int J Osteopath Med 2006;9(3):77–84.

148 Tseng S, Lin S, Chen Y, et al. Ruptured cervical disc after spinal manipulation therapy. Spine 2002;27(3):E80–2.

149 Haldeman S, Rubinstein S. Cauda equina syndrome in patients undergoing manipulation of the lumbar spine. Spine 1992;17(12):1469–73.

150 Markowitz H, Dolce D. Cauda equina syndrome due to sequestrated recurrent disk herniation after chiropractic manipulation. Orthopedics 1997;20(7):652–3.

151 Oliphant D. Safety of spinal manipulation in the treatment of lumbar disk herniations: A systematic review and risk assessment. J Manipulative Physiol Ther 2004;27(3):197–210.

152 Lisi A, Holmes E, Ammendolia C. High-velocity low-amplitude spinal manipulation for symptomatic lumbar disk disease: A systematic review of the literature. J Manipulative Physiol Ther 2005;28(6):429–42.

153 Stapleton D, Maclennan A, Kristiansson P. The prevalence of recalled low back pain during and after pregnancy: A South Australian population survey. Aust NZ Obstet Gynaecol 2002;42(5):482–5.

154 Wu WH, Meijer OG, Uegaki K, et al. Pregnancy-related pelvic girdle pain (PPP), I: Terminology, clinical presentation and prevalence. Eur Spine J 2004;13(7):575–89.

155 Khorsan R, Hawk C, Lisi A, et al. Manipulative therapy for pregnancy and related conditions: A systematic review. Obstet Gynecol Survey 2009;64(6):416–27.

156 Skaggs CD, Prather H, Gross G, et al. Back and pelvic pain in an underserved United States pregnant population: A preliminary descriptive survey. J Manipulative Physiol Ther 2007;30(2):130–4.

157 Lisi A. Chiropractic spinal manipulation for low back pain of pregnancy: A retrospective case series. J Midwifery Women Health 2006;51(1):e7–10.

158 Stuber KJ, Smith DL. Chiropractic treatment of pregnancy-related low back pain: A systematic review of the evidence. J Manipulative Physiol Ther 2008;31(6):447–54.

159 Peterson CK, Muhlemann D, Humphreys BK. Outcomes of pregnant patients with low back pain undergoing chiropractic treatment: A prospective cohort study with short term, medium term and 1 year follow up. Chiropr Man Therap 2014;22(15):1–7.

160 Wyatt PR, Owolabi T, Meier C, et al. Age-specific risk of fetal loss observed in a second trimester serum screening population. Am J Obstet Gynecol 2005;192:240–6.

161 Stuber KJ, Wynd S, Weis CA. Adverse events from spinal manipulation in the pregnant and postpartum periods: A critical review of the literature. Chiropr Man Therap 2012;20:8.

162 Jeffries LJ, Milanese SF, Grimmer-Somers KA. Epidemiology of adolescent spinal pain: A systematic overview of the research literature. Spine 2007;32(23):2630–7.

163 Verhoef M. Survey of Canadian chiropractors' involvement in the treatment of patients under the age of 18. J Can Chiro Assoc 1999;43(1):50–7.

164 Durant CL, Verhoef MJ, Conway PJ, et al. Chiropractic treatment of patients younger than 18 years of age: Frequency, patterns and chiropractors' beliefs. Paediatr Child Health 2001;6(7):433–8.

165 Hestbaek L, Jorgensen A, Hartvigsen J. A description of children and adolescents in Danish chiropractic practice: Results from a nationwide study. J Manipulative Physiol Ther 2009;32(8):607–15.

166 Fawkes C, Leach J, Mathias S, et al. The Standardised Data Collection Project–Standardised Data Collection Within Osteopathic Practice in the UK: Development and First Use of a Tool to Profile Osteopathic Care in 2009. London, UK: National Council for Osteopathic Research; 2010.

167 Ferrance RJ, Miller J. Chiropractic diagnosis and management of non-musculoskeletal conditions in children and adolescents. Chiropr Osteopat 2010;18(14):1–8.

168 Gotlib A, Rupert R. Assessing the evidence for the use of chiropractic manipulation in paediatric health conditions: A systematic review. Paediatr Child Health 2005;10(3):157–61.

169 Gotlib A, Rupert R. Chiropractic manipulation in pediatric health conditions–an updated systematic review. Chiropr Osteopat 2008;16(11):1–6.

170 Hestbaek L, Stochkendahl MJ. The evidence base for chiropractic treatment of

musculoskeletal conditions in children and adolescents: The emperor's new suit? Chiropr Osteopat 2010;18(15):1–4.

171 Posadzki P, Lee MS, Ernst E. Osteopathic manipulative treatment for pediatric conditions: a systematic review. Pediatrics 2013;132(1):140–52.

172 Posadzki P, Ernst E. Is spinal manipulation effective for paediatric conditions? An overview of systematic reviews. Focus Altern Complement Ther 2012;17(1):22–6.

173 Gleberzon BJ, Arts J, Mei A, et al. The use of spinal manipulative therapy for pediatric health conditions: A systematic review of the literature. J Can Chiropr Assoc 2012;56(2):128–41.

174 Vohra S, Johnson B, Cramer K, et al. Adverse events associated with pediatric spinal manipulation: A systematic review. Pediatrics 2007;119(1):e275–83.

175 Humphreys BK. Possible adverse events in children treated by manual therapy: A review. Chiropr Osteopat 2010;18(12):1–7.

176 Todd AJ, Carroll MT, Robinson A, et al. Adverse events due to chiropractic and other manual therapies for infants and children: A review of the literature. J Manipulative Physiol Ther 2014;pii:S0161-4754(14)00178-X.

177 Grotle M, Vollestad N, Veierod M, et al. Fear-avoidance beliefs and distress in relation to disability in acute and chronic low back pain. Pain 2004;112(3):343–52.

178 Steenstra I, Verbeek J, Heymans M, et al. Prognostic factors for duration of sick leave in patients sick listed with acute low back pain: A systematic review of the literature. Occup Environ Med 2005;62(12):851–60.

179 Grotle M, Vollestad N, Brox J. Clinical course and impact of fear-avoidance beliefs in low back pain: Prospective cohort study of acute and chronic low back pain. Spine 2006;31(9):1038–46.

180 Iles R, Davidson M, Taylor N. A systematic review of psychosocial predictors of failure to return to work in non-chronic non-specific low back pain. Occup Environ Med 2008;65(8):507–17. Epub.

181 Grotle M, Brox J, Glomsrod B, et al. Prognostic factors in first-time care seekers due to acute low back pain. Eur J Pain 2007;11(3):290–8.

182 Keeley P, Creed F, Tomenson B, et al. Psychosocial predictors of health-related quality of life and health service utilisation in people with chronic low back pain. Pain 2008;135(1–2):142–50. Epub.

183 Henschke N, Maher C, Refshauge K, et al. Prognosis in patients with recent onset low back pain in Australian primary care: Inception cohort study. BMJ 2008;337:a171.

184 Carroll L, Hogg-Johnson S, van der Velde G, et al. Course and prognostic factors for neck pain in the general population. Results of the bone and joint decade 2000-2010 Task Force on neck pain and its associated disorders. Spine 2008;33(4S):S75–82.

185 Landers M, Creger R, Baker C, et al. The use of fear-avoidance beliefs and nonorganic signs in predicting prolonged disability in patients with neck pain. Man Ther 2008;13(3):239–48.

186 Nicholas MK, Linton SJ, Watson PJ, et al. Early identification and management of psychological risk factors ("Yellow Flags") in patients with low back pain: A reappraisal. Phys Ther 2011;91(5):737–53.

187 Kent P, Keating J. Can we predict poor recovery from recent-onset nonspecific low back pain? A systematic review. Man Ther 2008;13(1):12–28.

188 Ramond A, Bouton C, Richard I, et al. Psychosocial risk factors for chronic low back pain in primary care: A systematic review. Fam Pract 2011;28(1):12–21.

189 DiGiovanna EL, Schiowitz S, Dowling DJ. An Osteopathic Approach to Diagnosis and Treatment, 3rd edn. Philadelphia, PA: Lippincott Williams & Wilkins; 2005.

190 Mitchell F. The Muscle Energy Manual. East Lansing, MI: MET; 1995.

191 Cleland J, Childs J, McRae M, et al. Immediate effects of thoracic manipulation in patients with neck pain: A randomized clinical trial. Man Ther 2005;10(2):127–35.

192 Fernandez-de-la Penas C, Palomeque-del-Cerro L, Rodriguez-Blanco C, et al. Changes in neck pain and active range of motion after a single thoracic spine manipulation in subjects presenting with mechanical neck pain: A case series. J Manipulative Physiol Ther 2007;30(4):312–20.

193 Gibbons P, Gosling C, Holmes M. The short term effects of cervical manipulation on edge light pupil cycle time: A pilot study. J Manipulative Physiol Ther 2000;23(7):465–9.

194 Chou R, Huffman L. Non pharmacologic therapies for acute and chronic low back pain: A review of the evidence for an American Pain Society / American College of Physicians clinical practice guideline. Ann Intern Med 2007;147(7):492–504.

195 Carnes D, Mars TS, Mullinger B, et al. Adverse events and manual therapy: A systematic review. Man Ther 2010;15(4):355–63.

196 Jull G, Trott P, Potter H, et al. A randomized controlled trial of exercise and manipulative therapy for cervicogenic headache. Spine 2002;27(17):1835–43.

197 Gross A, Kay T, Kennedy C, et al. Clinical practice guideline on the use of manipulation or mobilization in the treatment of adults with mechanical neck disorders. Man Ther 2002;7(4):193–205.

198 Grunnesjo M, Bogefeldt B, Svardsudd K, et al.

A randomized controlled clinical trial of stay-active care versus manual therapy in addition to stay-active care: Functional variables and pain. J Manipulative Physiol Ther 2004;27(7):431–41.

199 Gross A, Goldsmith A, Hoving J, et al. Conservative management of mechanical neck disorders: A systematic review. J Rheumatol 2007;34(5):1083–102.

200 Walker M, Boyles R, Young B, et al. The effectiveness of manual physical therapy and exercise for mechanical neck pain. A randomized clinical trial. Spine 2008;33(22):2371–8.

201 Leaver AM, Refshauge KM, Maher CG, et al. Conservative interventions provide short-term relief for non-specific neck pain: A systematic review. J Physiother 2010;56(2):73–85.

202 Forbush SW, Cox T, Wilson E. Treatment of patients with degenerative cervical radiculopathy using a multi-modal conservative approach in a geriatric population: A case series. J Orthop Sports Phys Ther 2011;41(10):723–33.

第 7 章

知情同意

执业医师应将所有针对单个患者管理的治疗技术、方式和建议纳入知情同意程序，患者的同意不应仅限于使用 HVLA 推挤技术。

为了使患者对其医疗管理有一个知情的选择，在帮助他们选择最适合其个人偏好的治疗时，将信息与关于临床选择的潜在风险、益处和不确定性的高质量建议结合起来是很重要的[1]。要使同意有效，必须知情。只有当患者了解任何建议治疗的性质、相关风险和益处、替代治疗方案和建议治疗的基本原理时，才能实现这一点。共享决策是获得治疗知情同意的最佳方法，患者需要有能力做出决策并了解提供给他们的信息。根据当地法律、习俗和规范，知情同意的具体要求因国家而异[2]。

知情同意可被定义为"基于对治疗或研究过程的性质、目的和影响的充分理解，有能力的个人自愿和可撤销地同意参与治疗或研究过程"[3]。知情同意包括 4 个要素，如果同意有效，每个要素都应达到令人满意

的程度(图 7.1)[4]。

当医疗人员向患者提供信息时，应不受任何控制或强制的影响。这些信息也应以患者在智力和情感上都能理解的相关和有意义的方式呈现[5]。

澳大利亚骨病委员会[6]建议，为了让患者提供知情同意，他们有权获得足够的信息来理解以下内容：

1.病情的诊断和可能的结果。

2.推荐治疗方法的说明。

3.手术的风险和常见的副作用。

4.可能的并发症。

5.治疗的具体细节。

6.任何其他治疗选择及其成功率。

7.治疗费用。

8.延缓治疗的选择。

9.随时撤回治疗同意的权利。

无论是在签署表格时，还是在患者第一次参与治疗时，获得患者对治疗的同意都不是一次性的。当患者离开一段时间后，或当他们的病情或治疗计划发生改变时，执业医师

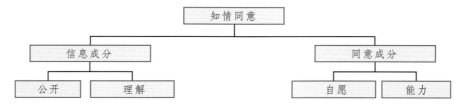

图 7.1 知情同意的要素。(From Sim,1996[4].)

有责任确保重复同意过程[6]。

信息交流

临床交流中的传统沟通方式是口头沟通，但这种沟通形式可通过书面信息来增强。为了有效，书面信息应该既清晰又可读[7]。录像材料也已被证明在患者教育中是有效的，特别是在短期认知方面[8]。Delany[9]主张向患者提供口头、书面和视听信息的结合。使用书面或电子工具有助于明确患者的选择，但这些交流工具不能代替人的因素来促进知情的选择[1]。

如何解释涉及脊柱和骶髂关节 HVLA 推挤技术的治疗风险

对英国骨病患者样本的调查显示，124 例受访者中有 98% 的人认为获得关于罕见但潜在严重治疗风险的信息很重要[10]。当遇到一些罕见的疾病但具有重大损害风险时，以及当不良后果很常见时，无论对患者的损害是轻微还是严重，都应与患者讨论。当用 HVLA 推挤技术治疗脊柱和骨盆的特定区域时，需要讨论以下潜在的并发症。

暂时性并发症

颈椎/胸椎/腰椎/骨盆。

实质性并发症

颈椎

- 椎间盘突出/脱出。
- 神经根压迫。
- 颈椎和上胸椎拉伤。

胸椎和胸腔

- 肋骨/椎骨骨折。
- 肩胛带、胸椎和肋骨拉伤。

腰椎和骨盆

- 椎骨骨折。
- 椎间盘突出/脱出。

- 神经根压迫。
- 肩胛带、胸椎/肋骨和腰骶部拉伤。

罕见且非常严重的并发症

颈椎

- 脑卒中。
- 脊髓压迫。

胸椎和胸腔

- 脊髓压迫。

腰椎和骨盆

- 马尾综合征。

当治疗胸椎和腰椎区域，以及治疗颈椎时，医生有责任告知患者非常罕见但潜在的严重并发症。

更多关于 HVLA 推挤技术治疗潜在并发症的详细信息可在第 5 章中找到。

在解释与任何治疗相关的可能并发症时，需要用外行人能理解的语言进行讨论，并在上下文中令人易懂地解释风险。患者通常可理解，与乘坐机动车辆或服用常用处方药（如非甾体抗炎药）相关的严重伤害或死亡风险非常低；患者通常可理解，风险可在一定程度上减轻，但不能完全从日常生活中消除。在这种情况下，可解释和讨论与使用 HVLA 推挤技术有关的非常罕见和严重的并发症，下面给出一些可能的方法。

颈椎和颈胸段脊柱

我推荐的治疗方法是结合运动计划进行一些动手治疗。动手治疗将包括按摩、拉伸、有节奏的运动和脉冲技术的结合，您可能会听到爆裂声。这种治疗方法可与症状的短期加重有关，最常见的是您因为疼痛的短期加重来就诊时。这个不用太担心，症状的加重一般在 24~72 小时就可以稳定下来。如果疼痛或不适加重持续的时间超过这个时间，我希望您联系我。

有一些报道称，这种治疗方法导致肋骨

或椎骨骨折，在某些情况下会导致肩部、背部中部或胸腔扭伤或拉伤。非常重要的是，您要让我知道我正在做的任何事情是否令您疼痛或不舒服，这样我就可以调整治疗，以最大限度地降低任何这些可能反应的风险。

您曾开车旅行过吗？每次您这样做的时候，您都知道受伤或死亡的风险很小，但您接受了这样一个事实，即使您可能会非常小心地驾驶，并确保您的车已得到了良好的保养，但能够开车旅行的益处超过了严重受伤或死亡的风险。这和我推荐的治疗是一样的情况。一些脊髓损伤的病例和罕见的脑卒中与这种治疗方法有关，但其中一些罕见的事件是由于患者没有得到适当的评估。我听了您的病史并对您进行了检查，我不认为您会因为建议的治疗而增加这些罕见反应的风险。您有什么问题吗？

胸椎和胸腔

我推荐的治疗方法是结合运动计划进行一些动手治疗。动手治疗将包括按摩、拉伸、有节奏的运动和脉冲技术的结合，您可能会听到爆裂声。这种治疗方法可能与症状的短期加重有关，最常见的是您因为疼痛的短期加重来就诊时。这个不用太担心，症状的加重一般在 24~72 小时就可以稳定下来。如果疼痛或不适加重持续的时间超过这个时间，我希望您联系我。

有一些报道称，这种治疗方法会导致或加重椎间盘损伤或神经压迫，在某些情况下会导致颈部或上背部扭伤或拉伤。非常重要的是，您要让我知道我正在做的任何事情是否令您疼痛或不舒服，这样我就可以调整治疗，以最大限度地降低任何这些可能反应的风险。

从您的病史来看，我知道您正在服用医生为您开的一些抗感染药物。当有人定期服用这些药物时，患重病甚至死亡的风险很小。因为医生已经对您进行了评估，并判断您不会因为任何医学原因而发生这些非常严重的并发症，所以您同意在获益超过这些严重并发症的非常小的风险的基础上服药。这与我推荐的治疗是一样的情况。一些脊髓损伤的病例与这种治疗方法有关，但其中一些罕见事件是由于患者没有得到适当的评估。我听了您的病史并对您进行了检查，我不认为您会因为建议的治疗而增加这些罕见反应的风险。您有什么问题吗？

腰椎、胸腰椎和骨盆

我推荐的治疗方法是结合运动计划进行一些手法治疗。手法治疗将包括按摩、拉伸、有节奏的运动和脉冲技术的结合，您可能会听到爆裂声。这种治疗方法可能与症状的短期加重有关，最常见的是您因为疼痛的短期加重来就诊时。这个不用太担心，症状的加重一般在 24~72 小时就可以稳定下来。如果疼痛或不适加重持续的时间超过这个时间，我希望您联系我。

有一些报道称，这种治疗方法会导致脊椎骨折，以及会导致或加重椎间盘损伤或神经压迫，在某些情况下还会导致肩部、背部中部、下背部或肋骨扭伤或拉伤。非常重要的是，您要让我知道我正在做的任何事情是否令您疼痛或不舒服，这样我就可以调整治疗，以最大限度地降低任何这些可能反应的风险。

您曾开车旅行过吗？每次您这样做的时候，您都知道受伤或死亡的风险很小，但您接受了这样一个事实，即使您可能会非常小心地驾驶，并确保您的车已得到了良好的保养，但能够开车旅行的好处超过了严重受伤或死亡的风险。这和我推荐的治疗是一样的情况。这种治疗方法导致了几例下腰部椎管内神经损伤，可导致永久性膀胱或肠道问题，但其中一些罕见的事件是由于患者没有得到适当的评估。我听了您的病史并对您进行了检查,我不认为您会因为建议的治疗而增加这些罕见反应的风险。您有什么问题吗?

上述例子仅构成知情同意程序的一部分,仅与风险解释有关。在临床实践中,获得知情同意还需要许多其他关键要素[11]:

- 临床问题的讨论和所做决定的性质。
- 备选方案的讨论。
- 获益和风险的讨论。
- 与决策相关的不确定性的讨论。
- 患者理解能力的评估。
- 询问患者表达他们的偏好。

记录患者的知情同意选择

有效的知情同意的记录可通过在患者的临床记录中进行注释和(或)让患者阅读并签署同意表来实现。框 7.1 列出了与 HVLA 推挤技术相关的并发症的类别,可用作患者临床记录中的检查表。

框 7.1　同意/并发症	
暂时性	☐
拉伤	☐
椎间盘	☐
神经根病	☐
骨折	☐
脊髓压迫	☐
脑卒中	☐
马尾综合征	☐

参考文献

1　Woolf SH, Chan EC, Harris R, et al. Promoting informed choice: Transforming health care to dispense knowledge for decision making. Ann Intern Med 2005;143(4):293–300.

2　Rushton A, Rivett D, Carlesso L, et al. International framework for examination of the cervical region for potential of cervical arterial dysfunction prior to orthopaedic manual therapy intervention. Available at: <www.ifompt.com>; 2012.

3　Sim J. Informed consent: Ethical implications for physiotherapy. Physiotherapy 1986;72:584.

4　Sim J. Informed consent and manual therapy. Man Ther 1996;2:104–6.

5　Delany C. Informed consent: Broadening the focus. Aust J Physiother 2003;49:159–61.

6　Osteopathy Board of Australia. Informed Consent: Guidelines for Osteopaths. Melbourne, Australia: Osteopathy Board of Australia; 2013.

7　Albert T, Chadwick S. How readable are practice leaflets. BMJ 1992;305(6864):1266–8.

8　Gagliano M. A literature review on the efficacy of video in patient education. J Med Educ 1988;63(10):785–92.

9　Delany C. Cervical manipulation – How might informed consent be obtained before treatment? J Law Med 2002;10(2):174–86.

10　Daniels G, Vogel S. Consent in osteopathy: A cross sectional survey of patients' information and process preferences. Int J Osteopath Med 2012;15(3):92–102.

11　Braddock C, Fihn S, Levinson W, et al. How doctors and patients discuss routine clinical decisions. Informed decision making in the out-patient setting. J Gen Intern Med 1997;12(6):339–45.

第 2 部分

HVLA 推挤技术

引言

第 2 部分包括 41 个适用于脊柱、胸廓和骨盆的手法治疗技术。所有技术都可根据实际应用调节高度。

第 2 部分涉及具体的 HVLA 推挤技术。HVLA 推挤技术也有许多不同的名称，如调整、高速推挤、冲力扳动、五级活动。尽管术语不同，但这类技术的共同特点都是可以造成关节的"空化效应"（关节弹响声）。关节弹响声的原因还尚不明确。

全面的病史、临床检查和部位活动分析所获得的信息都能指导医生了解任何可能的躯体功能障碍和（或）病理情况。HVLA 推挤技术依赖对躯体功能障碍的诊断。

躯体功能障碍可以用 S–T–A–R–T 来诊断：

- S：症状再现。
- T：组织压痛。
- A：非对称性。
- R：关节活动范围。
- T：组织纹理改变。

本书以脊柱、胸廓和骨盆等不同区域来分别提供标准化方法。如果认真遵循指导，新手也能从操作中获得良好的疗效。各种手法的操作本质是类似的，即采用不同的方式来实现关节空化效应。目前许多临床医生在使用 HVLA 推挤技术方面已经达到了极高水平的专业知识和能力。这是多年临床实践积累下的经验所换来的结果。

本书从安全有效的起点出发，让更多操作者从基础到精进。文中列出了主要和次要的联合杠杆，以促进在实施推挤前有效地将力量定位到特定的节段。如果按照指示进行，就能用最小的推力实现关节滑动和弹响。被推挤的关节应保持自由移动，不能被固定住，以便操作者可沿关节平面引导滑动推挤。

为了在推挤手法中使用最小杠杆，需要通过手下适当张力来作为推挤前定位的依据，这样就能控制推挤力度在关节活动范围内，同时也确保不会有遮挡物限制关节运动。推挤前定位的目标是在推挤手法中使用最小杠杆，这样操作者就能在患者舒适的位置上安全有效地在目标节段实现关节空化效应。HVLA 推挤技术的细微差别很难用文字精准描述。例如，适当的推挤前张力的手感很难描述。如果操作者不确定最佳推挤时的手下张力，可在施加最终推挤之前使用一些轻微的推挤来尝试摸索。有经验的操作者经常使用压缩作为额外的杠杆。强烈建议在熟练和有经验的临床医生的监督下进行广泛的实践。

定位可通过关节面朝向或利用韧带肌筋膜张力来实现。对于更硬或更灵活的脊柱，可能需要调整定位，这已在第 4 章中描述。大多数技术都是使用关节面定位来描述的。从广义上讲，关节面平行锁定由侧屈和旋转的组合构成。了解与不同姿势的脊柱运动相关的生物力学，操作者可决定最佳的杠杆。虽然旋转和侧屈是使用的主要杠杆，但更有经验的操作者也可引入包括屈伸、平移、压缩或牵引等方式，以增强推挤的定位和患者的舒适度。

当医生在应用 HVLA 推挤技术方面获得了一些技能和经验时，他们可考虑对一些患者使用动量诱导推挤。动量诱导推挤是指动态活动下的推挤，而不是从静止位置施加外力。对于柔韧度非常高的患者或难以放松的患者，应考虑采用动量诱导推挤方法。操作者需要一段时间和练习来获得这项技能，才能避免推挤过程中幅度过大，从而安全有效地应用动量诱导推挤。

患者放松是有效实施 HVLA 推挤技术的必要前提。这可通过呼吸和其他分散注意力的方法来促进。

　　在诊断出躯体功能障碍后,以及在进行推挤操作前,建议对本节所述的每一项技术使用以下检查表:

- 我是否排除了所有禁忌证?
- 我向患者解释过我要做什么吗?
- 我有知情同意吗?
- 患者体位正确且舒适吗(最小杠杆定位)?
- 我的姿势舒适、平衡吗?
- 我是否需要修改任何推挤前物理或生物力学因素(请参阅第 3 部分框 3)?
- 我是否达到了适当的推挤前组织张力(不是终末范围)?
- 我是否放松并有信心继续下去?
- 患者是否放松并愿意我继续治疗?

第 8 章

颈椎与颈胸椎

固定与握持颈椎

为任意特定手法选择的固定或腕部定位是为了使操作者能有效定位作用于脊柱特定节段的力,同时以一种可控的方式实现HVLA推挤。患者的舒适度是在选择最合适固定方式时必须要考虑的一个主要因素。

固定下颌

- 操作者的左前臂必须置于患者左耳上方或稍前方(图8.1)。
- 操作者手指轻轻扣住患者的下颌(图8.2)。
- 操作者的胸部紧挨患者头顶。
- 操作者右手置于受力点。

固定头部

- 患者左耳贴于操作者左手掌。
- 操作者左手展开将接触面积置于最大。
- 操作者右手放于治疗点并固定患者枕部。
- 操作者双手用来保持患者头颈的重量平衡(图8.3和图8.4)。

手腕位置

操作者可选择枪式握法(图8.5)或手腕延伸握法(图8.6)中的一个。

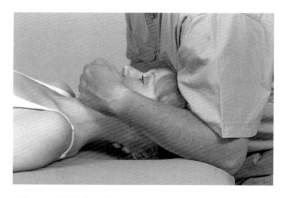

图8.1　操作者左前臂置于患者左耳上方或稍前方。

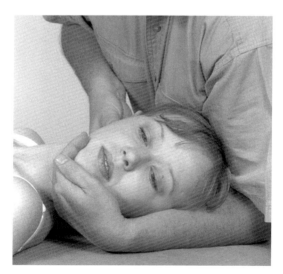

图8.2　操作者手指轻轻扣住患者的下颌。

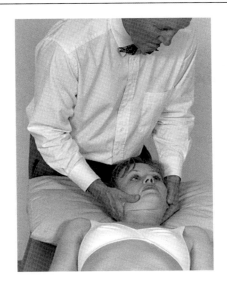

图 8.3　操作者双手固定患者头部。

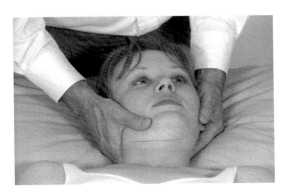

图 8.4　操作者双手保持患者头颈的重量平衡。

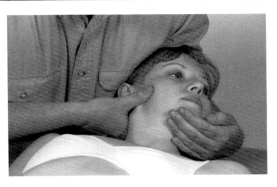

图 8.5　枪式握法。注意桡骨和第一掌骨在一条线上。

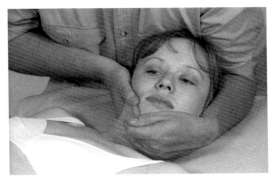

图 8.6　手腕延伸握法。注意手腕的伸展。

8.1 寰枕关节 C0-1

韧带肌筋膜定位:枕部受力点

固定下颌

患者仰卧位

在倾斜的治疗床上向前上方推挤

韧带肌筋膜定位

假设患者确诊了躯体功能障碍(S-T-A-R-T),并且操作者希望通过在C0-1椎体关节平面上运用推挤使得患者右侧产生空化作用(图8.7)。

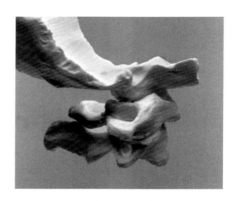

图 8.7 颈椎 C0-1 椎体侧面图。

关键词

※ 稳定性

● 施力点

➡ 推挤平面(操作者)

⇨ 身体运动方向(患者)

注:箭头的尺寸不是推力大小或推挤幅度的图示。

1.受力点

右后枕部。乳突的内侧和后部。

2.施力点

操作者右手示指外侧缘、近节或中节指骨。

3.患者体位

患者仰卧位并使颈部处于中立放松姿

势。必要时去掉枕头或调节枕头高度。颈部不应处于任何明显的屈曲或伸展位。

4.操作者体位

操作者站于治疗床头侧,双足略微分开。调整治疗床的高度,使得操作者尽可能地站直,以避免俯身于患者上方而限制推挤手法的施展和推力的传递。

5.受力点触诊

操作者双手手指轻置于患者枕骨下。稍稍托起患者头部并轻轻向左侧旋转,同时将头部重心置于操作者左手。操作者右手脱离患者枕骨后用示指或中指指尖触诊枕骨上的受力点并确保施力点在乳突内侧而不是在乳突上。靠近枕下肌群并沿着枕骨向下(朝向治疗床头侧)稳定且缓缓地滑动操作者的右手示指,直到它接近中节或近节指骨。操作者需要滑动施压以靠近受力点。同时要在枕骨下方尽可能远的部位找到一个受力点以便滑入枕下肌肉组织。这种推挤借助一个弯曲的运动平面来产生弹响,同时这种体位确保操作者在推挤过程中不会滑空。

6.固定受力点

操作者保持右手示指紧压在受力点上,同时弯曲右手其他手指,以握住患者枕骨和头部后侧,从而锁定施力点。然后,操作者必须保持施力点作用于受力点上,直到推挤完成。双手保持原位,患者头部恢复到中立位。

7.固定下颌

操作者保持右手在原位,然后慢慢地、小心地向前滑动左手,直到手指轻轻扣住患者下颌。保持左前臂在患者耳部上方或略前方。将前臂放在患者耳部上方或后方会使颈部过度屈曲。患者头部现在由操作者右手掌和左前臂之间的平衡力量控制。保持施力点在该位置。

8.固定头顶

操作者身体微微向前移动,使胸部与患者的头顶接触。患者头部现在安全地被托在操作者的左前臂、弯曲的左肘、右手掌和胸部之间。对于严重、僵硬或疑难病例,固定头顶通常是有用的,但在其他情况下,也是可以忽略的。

9.推挤定位

操作者走到右侧,站在治疗床的右角,双手稳稳地保持在原位,注意不要撤去受力点上的压力。操作者轻轻将患者头部向左侧稍旋转,伸直右手腕使桡骨和第一掌骨在一条直线上。在保持牢固施术压力的同时,操作者的右手示指在受力点上轻轻滚动,同时右肘移向患者的右肩。这使得推挤的最佳力线更容易实现,而骨突关节的形状使得推挤处在一个弯曲的平面上。操作者要在枕骨下方实施推挤这一点很重要,这样在沿着弯曲的关节面施加推力时就不会滑空。操作者使其右肘靠近治疗床,以保持受力点位于枕骨部(图 8.8)。

增加伸展和向右侧的轻微侧弯,以保证受力点的紧张感。因为伸展和向右侧弯是通过下肢和躯干的轻微旋转来实现的,所以操作者的躯干和上半身应向左侧旋转。不要试图通过移动手或手臂来实施侧弯,因为这将导致受力点的偏移和推挤技术的不准确。该技术不使用关节对锁。推挤前张力是通过使用最小杠杆作用的方法将寰枕关节定位到可接触到的关节滑动的端部,同时避免过度旋转和侧弯杠杆作用来实现。反复的实践对所需张力的鉴别来说是很有必要的。

10. 调整以获得适当的预推挤张力

确保患者处于放松状态。操作者维持所有的固定,并在弯曲、伸展、侧弯或旋转中做出任何必要的细小改变,直到感到受力点的

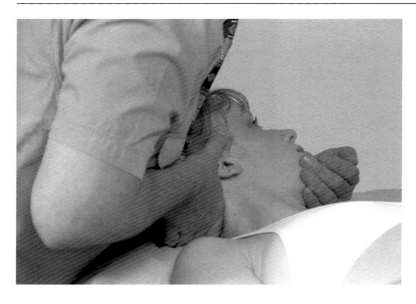

图 8.8　操作者右肘靠近治疗床，以保持受力点位于枕骨部。

适当张力和杠杆力。患者不应该感到任何疼痛或不适。操作者应该通过足踝、膝关节、臀部和躯干的轻微运动而不是通过改变手或前臂的位置来进行这些最后的调整。

11.推挤前即刻准备

必要时放松且调整操作者的平衡。保持抬头；向下看会阻碍推挤，并会导致与患者间尴尬的近距离。在操作者和患者都保持放松和不僵硬的情况下，可实现最佳且有效的 HVLA 推挤技术。否则，这便是实现有效弹响的常见阻碍。

确保患者的头部和颈部始终在枕头上，因为这有助于推挤手法的停止，以及限制过大幅度的推挤。

12.施行推挤手法

这是一个很难掌握的技术，因为推挤必须沿着一个曲面来施展。操作者用双手沿寰枕关节形状一致的曲面向前上方朝着枕骨方向实施 HVLA 推挤(图 8.9)。

虽然推挤速度很快，但绝不能过度用力。其目的应该是使用必需的最小力来实现关节弹响。在推挤速度不足的情况下使用过大的幅度是一个常见的错误。

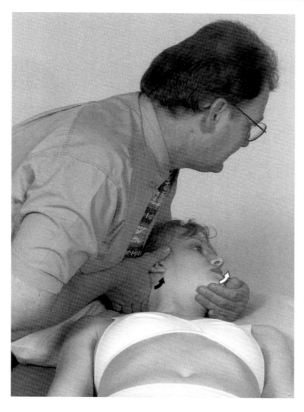

图 8.9　操作者双手沿寰枕关节形状一致的曲面向前上方朝着枕骨方向实施 HVLA 推挤。

总结

寰枕关节 C0–1：枕部受力点

固定下颌

患者仰卧位

韧带肌筋膜定位

受力点：右后枕部

施力点：操作者右手示指外侧缘、近节或中节指骨

患者体位：仰卧位并使颈部处于中立放松姿势

操作体位：操作者站于治疗床头侧，双足略微分开

受力点触诊：确保施力点在乳突内侧而不是在乳突上

固定受力点

固定下颌：确保左前臂在患者耳部上方或略前方

固定头顶：可随意选择

推挤定位：走到治疗床右侧，站在治疗床的右角。推挤的最佳力线是在曲面上。操作者保持右肘靠近治疗床，以保持受力点位于枕骨部(见图 8.8)

调整以获得适当的预推挤张力

推挤前即刻准备：放松且调整操作者的平衡

施行推挤手法：推挤必须用双手沿着与寰枕关节形状一致的曲面实施(见图 8.9)

8.2　寰枕关节 C0-1

韧带肌筋膜定位:寰椎受力点

固定下颌

患者仰卧位

在倾斜的治疗床上向前上方推挤

韧带肌筋膜定位

假设患者确诊了躯体功能障碍(S-T-A-R-T),并且操作者希望通过在 C0-1 椎体关节平面上运用推挤使得患者右侧产生空化作用(图 8.10)。

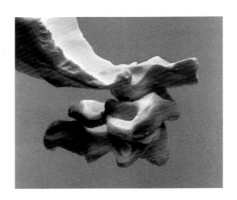

图 8.10　颈椎 C0-1 椎体侧面图。

关键词

※ 稳定性

● 施力点

➡ 推挤平面(操作者)

➪ 身体运动方向(患者)

注:箭头的尺寸不是推力大小或推挤幅度的图示。

1.受力点

右寰椎后弓。

2.施力点

操作者右手示指外侧缘、近节或中节指骨。

3.患者体位

患者仰卧位并使颈部处于中立放松姿

势。必要时去掉枕头或调节枕头高度。颈部不应处于任何明显的屈曲或伸展位。

4.操作者体位

操作者站于治疗床头侧,双足略微分开。调整治疗床的高度,使得操作者尽可能地站直,以避免俯身于患者上方而限制推挤手法的施展和推力的传递。

5.受力点触诊

操作者双手手指轻轻置于患者枕骨下。稍稍托起患者头部并轻轻向左侧旋转,同时将头部重心置于操作者左手。操作者右手脱离患者枕骨后用示指或中指指尖触诊右寰椎后弓的受力点。靠近枕下肌群并沿着枕骨向下(朝向治疗床头侧)稳定且缓缓地滑动操作者的右手示指,直到它接近中节或近节指骨。操作者需要滑动施压以靠近受力点。

6.固定受力点

操作者保持右手示指紧压在受力点上,同时弯曲右手其他手指,以握住患者枕骨和头部后侧,从而锁定施力点。然后操作者必须保持施力点作用于受力点上,直到推挤完成。双手保持原位,患者头部恢复到中立位。

7.固定下颌

操作者保持右手在原位,然后慢慢地、小心地向前滑动左手,直到手指轻轻扣住患者下颌。保持左前臂在患者耳部上方或略前方。将前臂放在患者耳部上方或后方会使颈部过度屈曲。患者头部现在由操作者右手掌和左前臂之间的平衡力量控制。保持施力点在该位置。

8.固定头顶

操作者身体微微向前移动,使胸部与患者的头顶接触。患者头部现在安全地被托在操作者的左前臂、弯曲的左肘、右手掌和胸部之间。固定头顶在本手法中必不可少。

9.推挤定位

操作者走到右侧,站在治疗床的右角,双手稳稳地保持在原位,注意不要撤去受力点上的压力。操作者轻轻将患者头部向左侧稍旋转,伸直右手腕使桡骨和第一掌骨在一条直线上。在保持牢固施力点压力的同时,操作者的右手示指在受力点上轻轻滚动,同时右肘移向患者的右肩。这使得推挤的最佳力线更容易实现,而骨突关节的形状使得推挤处在一个弯曲的平面上。操作者在寰椎上施力必须有个牢固的受力点,这样在沿着弯曲的关节面施加推力时就不会滑空。操作者使其右肘靠近治疗床,以保持受力点位于寰椎(图 8.11)。

增加伸展和向右侧的轻微侧弯,以保证受力点的紧张感。因为伸展和向右侧弯是通过下肢和躯干的轻微旋转来实现的,所以操作者的躯干和上半身应向左侧旋转。不要试图通过移动手或手臂来实施侧弯,因为这将导致受力点的偏移和推挤技术的不准确。该技术不使用关节对锁。推挤前张力是通过使用最小杠杆作用的方法将寰枕关节定位到可接触到的关节滑动的端部,同时避免过度旋转和侧弯杠杆作用来实现的。反复的实践对所需张力的鉴别来说是很有必要的。

10.调整以获得适当的预推挤张力

确保患者处于放松状态。操作者维持所有的固定,并在弯曲、伸展、侧弯或旋转中做出任何必要的细小改变,直到感觉到受力点的适当张力和杠杆力。患者不应该感觉到任何疼痛或不适。操作者应该通过足踝、膝关节、臀部和躯干的轻微运动而不是改变操作者的手或前臂的位置来进行这些最后的调整。

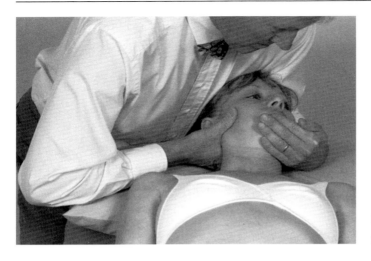

图 8.11　操作者右肘靠近治疗床,以保持受力点位于寰椎。

11. 推挤前即刻准备

必要时放松且调整操作者的平衡。保持抬头;向下看会阻碍推挤,并会导致与患者间尴尬的近距离。在操作者和患者都保持放松和不僵硬的情况下,可实现最佳且有效的 HVLA 推挤技术。否则,这便是实现有效弹响的常见阻碍。

确保患者的头部和颈部始终在枕头上,因为这有助于推挤手法的停止,以及限制过大幅度的推挤。

12. 施行推挤手法

这是一个很难掌握的技术,因为推挤必须沿着一个曲面来施展。操作者沿寰枕关节形状一致的曲面向前上方对寰椎后弓进行 HVLA 推挤(图 8.12)。注意不要同时用左手快速增加颈椎旋转、伸展或侧屈。

虽然推挤速度很快,但绝不能过度用力。其目的应该是使用必需的最小力来实现关节弹响。在推挤速度不足的情况下使用过大的幅度是一个常见的错误。

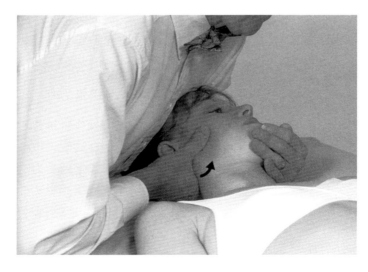

图 8.12　操作者沿寰枕关节形状一致的曲面向前上方对寰椎后弓进行 HVLA 推挤。

总结

寰枕关节 C0-1：寰椎受力点

- 固定下颌
- 患者仰卧位
- 韧带肌筋膜定位
- 受力点：右寰椎后弓
- 施力点：操作者右手示指外侧缘、近节或中节指骨
- 患者体位：仰卧位并使颈部处于中立放松姿势
- 操作者体位：操作者站于治疗床头侧，双足略微分开
- 受力点触诊
- 固定受力点
- 固定下颌：确保左前臂在患者耳部上方或略前方
- 固定头顶：在本手法中必不可少
- 推挤定位：走到治疗床右侧，站在治疗床的右角。推挤的最佳力线是在曲面上。操作者保持右肘靠近治疗床，以保持受力点位于寰椎(见图 8.11)
- 调整以获得适当的预推挤张力
- 推挤前即刻准备：放松且调整操作者的平衡
- 施行推挤手法：推挤必须沿着与寰枕关节形状一致的曲面实施(见图 8.12)

8.3 寰枢关节 C1-2

韧带肌筋膜定位

固定下颌
患者仰卧位
旋转推挤
韧带肌筋膜定位

假设患者确诊了躯体功能障碍(S-T-A-R-T),并且操作者希望通过在寰枢(C1-2)棘突关节平面上运用推挤使得患者右侧产生空化作用(图 8.13 和图 8.14)。

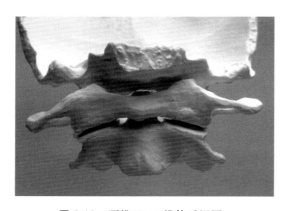

图 8.13 颈椎 C1-2 椎体后视图。

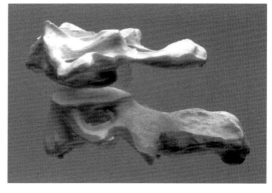

图 8.14 颈椎 C1-2 椎体侧面图。

关键词
※ 稳定性
● 施力点
➡ 推挤平面(操作者)
⇨ 身体运动方向(患者)
注:箭头的尺寸不是推力大小或推挤幅度的图示。

1.受力点

右寰椎后弓。

2.施力点

操作者右手示指外侧缘、近节或中节指骨。

3.患者体位

患者仰卧位并使颈部处于中立放松姿

势。必要时去掉枕头或调节枕头高度。颈部不应处于任何明显的屈曲或伸展位。

4.操作者体位

操作者站于治疗床头侧，双足略微分开。调整治疗床的高度，使得操作者尽可能地站直，以避免俯身于患者上方而限制推挤手法的施展和推力的传递。

5.受力点触诊

操作者双手手指轻轻置于患者枕骨下方。稍稍托起患者头部并轻轻向左侧旋转，同时将头部重心置于操作者左手。操作者右手脱离患者枕骨后用示指或中指指尖触诊右寰椎后弓区域。沿着寰椎后弓缓慢但牢牢地向下（朝向治疗床头侧）滑动操作者的右手示指，直到它接近中节或近节指骨。操作者需要滑动施压以靠近受力点。

6.固定受力点

操作者保持右手示指紧压在受力点上，同时弯曲右手其他手指，以握住患者枕骨和颈部后侧，从而锁定施力点。然后操作者必须保持施力点作用于受力点上直到推挤完成。双手保持原位，患者头部恢复到中立位。

7.固定下颌

操作者保持右手在原位，然后慢慢地、小心地向前滑动左手，直到手指轻轻扣住患者下颌。保持左前臂在患者耳部上方或略前方。将前臂放在患者耳部上方或后方会使颈部过度屈曲。患者头部现在由操作者右手掌和左前臂之间的平衡力量控制。保持施力点在该位置。

8.固定头顶

操作者身体微微向前移动，使胸部与患者的头顶接触。患者头部现在安全地被托在操作者的左前臂、弯曲的左肘、右手掌和胸部

之间。固定头顶在严重、僵硬或疑难病例中通常是有用的，但在某些情况下，是可以忽略的。

9.推挤定位

操作者走到右侧，站在治疗床的右角，双手稳稳地保持在原位，注意不要撤去受力点上的压力。操作者轻轻将患者头部向左侧稍旋转，使后弓在受力点下变得更明显。操作者伸直右手腕，使桡骨和第一掌骨在一条直线上。在保持牢固施力点压力的同时，操作者的右手示指在受力点上轻轻滚动，同时右肘移向患者的右肩，当操作者的推力线指向患者的嘴角时，操作者就能到达该点。推挤平面进入旋转状态。确保操作者在寰椎后弓上有个牢固的受力点，并且操作者的施力点与前臂在一条线上。

（1）旋转的主要杠杆作用。操作者保持所有的固定和受力点，将患者头部和颈部向左完全旋转，直到感觉到受力点下的组织有轻微的张力（图 8.15）。这并不是终点，目的是使用最小杠杆作用的方法。保持对受力点牢固的压力。一个常见的错误是头部和颈部旋转不充分。

（2）次要杠杆作用。该技术使用最小次要杠杆，且不需要关节对锁。反复的实践对所需张力的鉴别十分必要。

10.调整以获得适当的预推挤张力

这几乎是一个纯旋转推力，但适当的张力也可通过调节屈曲、伸展和侧弯来实现。患者不应该感到任何疼痛或不适。操作者通过下肢和躯干的轻微旋转来进行侧弯、屈曲或伸展。不要试图通过移动手或手臂来实施这些杠杆，因为这会导致受力点的偏移和推挤技术的不准确。

11.推挤前即刻准备

必要时放松且调整操作者的平衡。保持

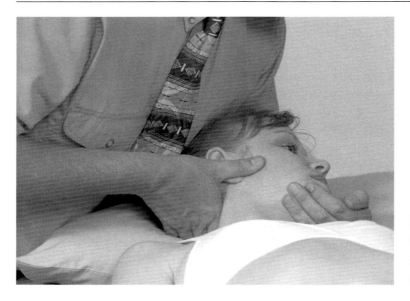

图 8.15 操作者将患者头部和颈部向左完全旋转,直到感觉到受力点下的组织有轻微的张力。

抬头;向下看会阻碍推挤,并会导致与患者间尴尬的近距离。在操作者和患者都保持放松和不僵硬的情况下,可实现最佳且有效的 HVLA 推挤技术。否则,这便是实现有效弹响的常见阻碍。

确保患者的头部和颈部始终在枕头上,因为这有助于推挤手法的停止,以及限制过大幅度的推挤。

12.施行推挤手法

直接朝向患者嘴角方向实施对寰椎后弓的 HVLA 推挤。同时,操作者通过旋后左前臂来快速低幅地增加头部向左侧旋转的幅度(图 8.16)。患者头部的这种旋转运动虽然幅度小,但速度很快。这就确保了在推挤过程中枕骨和寰椎可作为一个整体进行移动。寰椎围绕轴的齿状突钉进行旋转,在右侧 C1-2 关节处出现弹响。操作者右肩屈肌和内收肌的快速收缩产生了推挤力。虽然推挤速度很快,但绝不能过度用力。其目的应该是使用必需的绝对最小的力来实现关节弹响。在推挤速度不足的情况下使用过大的幅度是一个常见的错误。

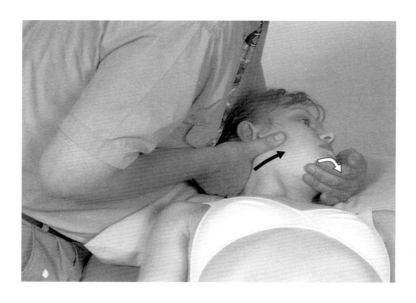

图 8.16 操作者通过旋后左前臂来快速低幅地增加头部向左侧旋转的幅度。

总结

寰枢关节 C1-2：韧带肌筋膜定位

　　固定下颌

　　患者仰卧位

　　旋转推挤

　　韧带肌筋膜定位

- 受力点：右寰椎后弓
- 施力点：操作者右手示指外侧缘、近节或中节指骨
- 患者体位：仰卧位并使颈部处于中立放松姿势
- 操作者体位：操作者站于治疗床头侧，双足略微分开
- 受力点触诊
- 固定受力点
- 固定下颌：确保左前臂在患者耳部上方或略前方
- 固定头顶：可随意选择
- 推挤定位：走到治疗床右侧，站在治疗床的右角。使用最小次要杠杆来带动主要杠杆的旋转。操作者的推挤方向是朝向患者的嘴角来进行旋转（见图 8.15）
- 调整以获得适当的预推挤张力
- 推挤前即刻准备：放松且调整操作者的平衡
- 施行推挤手法：推挤朝向患者的嘴角方向。同时，操作者通过旋后左前臂来快速低幅地增加头部向左侧旋转的幅度。枕骨和寰椎在推挤过程中应作为一个整体进行移动（见图 8.16）

8.4 寰枢关节 C1-2

韧带肌筋膜定位

固定头部
患者仰卧位
旋转推挤
韧带肌筋膜定位

假设患者确诊了躯体功能障碍(S-T-A-R-T),并且操作者希望通过在寰枢(C1-2)棘突关节平面上运用推挤使得患者右侧产生空化作用(图 8.17 和图 8.18)。

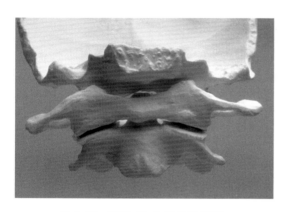

图 8.17 颈椎 C1-2 椎体后视图。

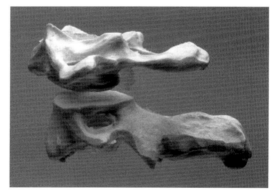

图 8.18 颈椎 C1-2 椎体侧面图。

关键词

※ 稳定性

● 施力点

➡ 推挤平面(操作者)

⇨ 身体运动方向(患者)

注:箭头的尺寸不是推力大小或推挤幅度的图示。

1.受力点

右寰椎后弓。

2.施力点

操作者右手示指外侧缘、近节或中节指骨。

3.患者体位

患者仰卧位并使颈部处于中立放松姿

势。必要时去掉枕头或调节枕头高度。颈部不应处于任何明显的屈曲或伸展位。

4.操作者体位

操作者站于治疗床头侧,双足略微分开。调整治疗床的高度,使得操作者尽可能地站直,以避免俯身于患者上方而限制推挤手法的施展和推力的传递。

5.受力点触诊

操作者双手手指轻轻置于患者枕骨下方。稍稍托起患者头部并轻轻向左侧旋转,同时将头部重心置于操作者左手。操作者右手脱离患者枕骨后用示指或中指指尖触诊右寰椎后弓区域。沿着寰椎后弓缓慢但牢牢地向下(朝向治疗床头侧)滑动操作者的右手示指,直到它接近中节或近节指骨。操作者需要滑动施压以靠近受力点。

6.固定受力点

操作者保持右手示指紧压在受力点上,同时弯曲右手其他手指,以握住患者枕骨和颈部后侧,从而锁定施力点。然后操作者必须保持施力点作用于受力点上,直到推挤完成。双手保持原位,患者头部恢复到中立位。

7.固定头部

操作者的左手放在患者头部下面,并将手指展开以求达到最大的接触面。保持患者的耳部在操作者左手手掌内。操作者屈曲左手手腕,用手掌托住患者的头部,并屈曲手腕和前臂前部。保持右手示指固定在受力点上,并用右手掌按压患者枕部。操作者通过双手和双上臂的合力来控制患者颈椎的位置,从而使得左、右手可以平衡患者头部和颈部的重量。

8.固定头顶

本推挤手法中不需要固定头顶。

9.推挤定位

操作者肘部靠近或仅仅稍远离操作者身体两侧。这是固定头部方法的一个基本特点。操作者站在治疗床的头侧,不要像固定下颌法那样迈向右侧。

(1)旋转的主要杠杆作用。操作者保持所有的固定和受力点,将患者头部和颈部向左完全旋转,直到感觉到受力点下的组织有轻微的张力。左手腕和前臂旋后,右手腕和前臂同时旋前,从而实现旋转运动(图8.19)。这并不是终点,目的是使用最小杠杆作用的方法。保持对受力点牢固的压力。一个常见的错误是头部和颈部旋转的主要杠杆作用不足,但也不要用力旋转。

(2)次要杠杆作用。该技术使用最小次要杠杆,且不需要关节对锁。反复的实践对所需张力的鉴别十分必要。

10.调整以获得适当的预推挤张力

这几乎是一个纯旋转推力,但适当的张力也可通过调节屈曲、伸展和侧弯来实现。

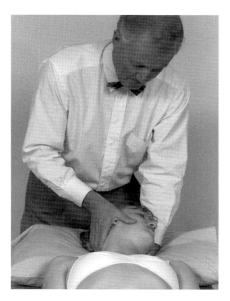

图 8.19　操作者左手腕和前臂旋后,右手腕和前臂同时旋前,从而实现旋转运动。

患者不应该感觉到任何疼痛或不适。操作者通过下肢和躯干的轻微旋转来进行侧弯、屈曲或伸展。操作者通过引入手腕、手臂和肩膀任何轻微的侧弯、屈曲或伸展来进行最后的微调。

11.推挤前即刻准备

必要时放松且调整操作者的平衡。保持抬头；向下看会阻碍推挤，并会导致与患者间尴尬的近距离。在操作者和患者都保持放松和不僵硬的情况下，可实现最佳且有效的 HVLA 推挤技术。否则，这便是实现有效弹响的常见阻碍。

确保患者的头部和颈部始终在枕头上，因为这有助于推挤手法的停止，以及限制过大幅度的推挤。

12.施行推挤手法

直接朝向患者嘴角方向实施对寰椎后弓的 HVLA 推挤。这种推挤是由右前臂快速旋前产生的。同时，操作者通过旋后左前臂来快速低幅地增加患者头部向左侧旋转的幅度（图 8.20）。患者头部的这种旋转运动虽然幅度小，但速度很快。这就确保了在推挤过程中枕骨和寰椎可作为一个整体进行移动。寰椎围绕轴的齿状突钉来进行旋转，在右侧 C1-2 关节处出现弹响。这是 HVLA"轻弹"式推挤。左、右手和前臂之间的协调至关重要。

虽然推挤速度很快，但绝不能过度用力。其目的应该是使用必需的绝对最小的力来实现关节弹响。在推挤速度不足的情况下使用过大的幅度是一个常见的错误。

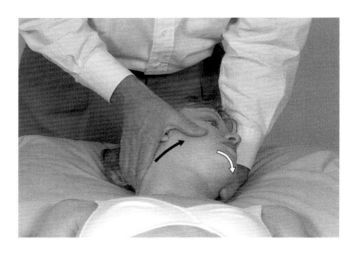

图 8.20   操作者通过旋后左前臂来快速低幅地增加患者头部向左侧旋转的幅度。

总结

寰枢关节 C1–2：韧带肌筋膜定位

　　固定头部

　　患者仰卧位

　　旋转推挤

　　韧带肌筋膜定位

- 受力点：右寰椎后弓

- 施力点：操作者右手示指外侧缘、近节或中节指骨

- 患者体位：仰卧位并使颈部处于中立放松姿势

- 操作者体位：操作者站于治疗床头侧，双足略微分开

- 受力点触诊

- 固定受力点

- 固定头部：操作者通过合力来控制患者颈椎的位置，从而使得左、右手可以平衡患者头部和颈部的重量

- 固定头顶：无

- 推挤定位：站立于治疗床头侧。操作者肘部靠近或仅仅稍远离操作者身体两侧。使用最小次要杠杆来带动主要杠杆的旋转。操作者的推挤方向是朝向患者的嘴角来进行旋转（见图 8.19）

  - 调整以获得适当的预推挤张力

  - 推挤前即刻准备：放松且调整操作者的平衡

  - 施行推挤手法：推挤朝向患者的嘴角方向。同时，操作者通过旋后左前臂来快速低幅地增加患者头部向左侧旋转的幅度。枕骨和寰椎在推挤过程中应作为一个整体进行移动（见图 8.20）

8.5　颈椎 C2-7

上坡滑动手法

固定下颌
患者仰卧位

假设患者确诊了躯体功能障碍(S-T-A-R-T),并且操作者希望使用平行于关节突平面的向上和向前的滑动推挤,在右侧 C4-5 节段处产生空化作用(图 8.21 和图 8.22)。

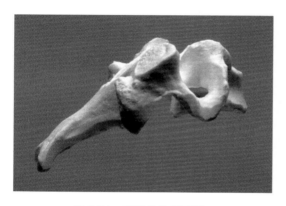

图 8.21　颈椎椎体侧面图。

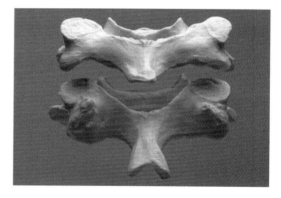

图 8.22　颈椎 C4-5 椎体后视图。

关键词

※ 稳定性

● 施力点

➡ 推挤平面(操作者)

⇨ 身体运动方向(患者)

注:箭头的尺寸不是推力大小或推挤幅度的图示。

1.受力点

右侧 C4 关节柱的后外侧。

2.施力点

操作者右手示指外侧缘、近节或中节指骨。

3.患者体位

患者仰卧位并使颈部处于中立放松姿

势。必要时去掉枕头或调整枕头高度。颈部不应处于任何明显的屈曲或伸展位。

4.操作者体位

操作者站于治疗床头侧，双足略微分开。调整治疗床的高度，使得操作者尽可能地站直，以避免俯身于患者上方而限制推挤手法的施展和推力的传递。

5.受力点触诊

操作者双手手指轻轻置于患者枕骨下方。将头部向左侧旋转，同时将头部重心置于操作者左手。操作者右手脱离患者枕骨后用示指或中指指尖对患者右侧 C4 关节柱进行触诊。沿着关节柱缓慢但牢牢地向下（朝向治疗床头侧）滑动操作者的右手示指，直到它接近中节或近节指骨。操作者需要滑动施压以靠近受力点。

6.固定受力点

操作者保持右手示指紧压在受力点上，同时弯曲右手其他手指，以紧扣住颈部后侧，从而锁定施力点。然后操作者必须保持施力点作用于受力点上直到推挤完成。双手保持原位，患者头部恢复到中立位。

7.固定下颌

操作者保持右手在原位，然后慢慢地、小心地向前滑动左手，直到手指轻轻扣住患者下颌。保持左前臂在患者耳部上方或略前方。将前臂放在患者耳部上方或后方会使颈部过度屈曲。患者头部现在由操作者右手掌和左前臂之间的平衡力量控制。保持施力点在该位置。

8.固定头顶

操作者身体微微向前移动，使胸部与患者的头顶接触。患者头部现在安全地被托在操作者的左前臂、弯曲的左肘、右手掌和胸部之间。固定头顶在严重、僵硬或疑难病例中通常是有用的，但在某些情况下，是可以忽略的。

9.推挤定位

操作者走到右侧，站在治疗床的右角，双手稳稳地保持在原位，注意不要撤去受力点上的压力。操作者伸直右手腕，使桡骨和第一掌骨在一条直线上。在保持牢固施力点压力的同时，操作者的右示指在受力点上轻轻滚动，使右手腕和前臂与推力平面成一条线，推力平面向上，朝向患者左眼方向的中线。保持右肘靠近治疗床，以保持受力点在关节柱的后外侧。

（1）旋转的主要杠杆作用。操作者保持所有的固定和受力点，将患者头部和颈部向左完全旋转，直到感觉到受力点有张力（图8.23）。不要失去受力点的接触。一个常见的错误是头部和颈部旋转的主要杠杆作用不足。

（2）次要杠杆作用。向右增加一个非常小的侧屈，一直到 C3-4 节段，但注意要让C4-5 节段可自由移动。操作者通过下肢和躯干轻微旋转，从而向右侧侧屈，使躯干和上半身向左旋转，手和手臂保持在原位（图8.24）。不要试图通过移动手或手臂来进行

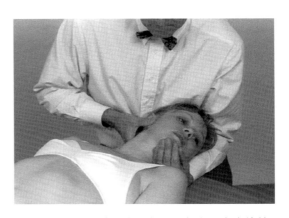

图 8.23 操作者将患者头部和颈部向左完全旋转，直到感觉到受力点有张力。

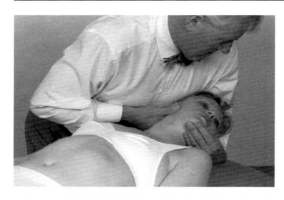

图 8.24　操作者轻微旋转下肢和躯干，从而向右侧侧屈，使躯干和上半身向左旋转，手和手臂保持在原位。

侧屈，因为这会导致受力点的偏移和推挤技术的不准确。

10.调整以获得适当的预推挤张力

确保患者保持放松。保持所有固定，在屈曲、伸展、侧弯或旋转时进行任何必要的改变，直到操作者能感到适当的张力和杠杆状态。患者应该感觉不到任何疼痛或不适。操作者应该通过足踝、膝关节、臀部和躯干的轻微运动而不是通过改变手或前臂的位置来进行这些最后的调整。

11.推挤前即刻准备

必要时放松且调整操作者的平衡。保持抬头；向下看会阻碍推挤，并会导致与患者间尴尬的近距离。在操作者和患者都保持放松和不僵硬的情况下，可实现最佳且有效的 HVLA 推挤技术。否则，这便是实现有效弹响的常见阻碍。

确保患者的头部和颈部始终在枕头上，因为这有助于推挤手法的停止，以及限制过大幅度的推挤。

12.施行推挤手法

在右侧 C4 关节柱上施加 HVLA 推挤。推挤的方向是向上朝向患者左眼方向的中线，平行于骨突关节平面。同时，操作者对患者头颈部施加一个向左轻微、快速的旋转，但不要增加其侧屈杠杆（图 8.25）。增加向左旋转的动作是通过左手腕和前臂的轻微旋后来完成的。推挤是由右肩的屈肌和内收肌快速收缩引起的，有必要时还可进行躯干和下肢运动。

虽然推挤速度很快，但绝不能过度用力。其目的应该是使用必需的最小力来实现关节弹响。在推挤速度不足的情况下使用过大的幅度是一个常见的错误。

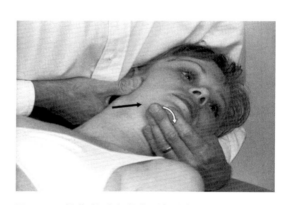

图 8.25　操作者对患者头颈部施加一个向左轻微、快速的旋转，但不要增加其侧屈杠杆。

总结

颈椎 C2-7：上坡滑动手法

固定下颌

患者仰卧位

- 受力点：右侧 C4 关节柱的后外侧
- 施力点：操作者右手示指外侧缘、近节或中节指骨
- 患者体位：仰卧位并使颈部处于中立放松姿势
- 操作者体位：操作者站于治疗床头侧，双足略微分开
- 受力点触诊
- 固定受力点
- 固定下颌：确保左前臂在患者耳部上方或略前方
- 固定头顶：可省略
- 推挤定位：走到治疗床右侧，站在治疗床的右角。向患者施加向左旋转的主要杠杆作用（见图 8.23）和小程度的次要杠杆的右侧屈。保持右肘靠近治疗床，以保持受力点在 C4 关节柱的后外侧（见图 8.24）
  - 调整以获得适当的预推挤张力
  - 推挤前即刻准备：放松且调整操作者的平衡
  - 施行推挤手法：推挤朝向患者的左眼。同时，操作者对患者头颈部施加一个向左轻微、快速的旋转，但不要增加其右侧屈杠杆（见图 8.25）

8.6　颈椎 C2-7

上坡滑动手法

固定下颌
患者仰卧位——变化

假设患者确诊了躯体功能障碍(S-T-A-R-T),并且操作者希望使用平行于关节突平面的向上和向前的滑动推挤,在右侧 C4-5 节段处产生空化作用(图 8.26 和图 8.27)。

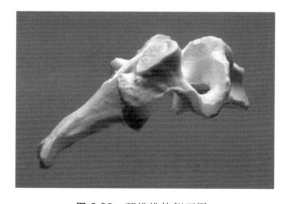

图 8.26　颈椎椎体侧面图。

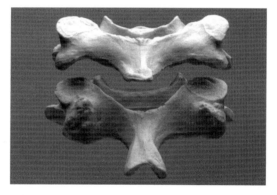

图 8.27　颈椎 C4-5 椎体后视图。

关键词

※ 稳定性

● 施力点

➡ 推挤平面(操作者)

⇨ 身体运动方向(患者)

注:箭头的尺寸不是推力大小或推挤幅度的图示。

1.受力点

右侧 C4 关节柱的后外侧。

2.施力点

操作者右手示指外侧缘、近节或中节指骨。

3.患者体位

患者仰卧位并使颈部处于中立放松姿

势。必要时去掉枕头或调整枕头高度。颈部不应处于任何明显的屈曲或伸展位。

4.操作者体位

操作者站于治疗床头侧,双足略微分开。调整治疗床的高度,使得操作者尽可能地站直,以避免俯身于患者上方而限制推挤手法的施展和推力的传递。

5.受力点触诊

操作者双手手指轻轻置于患者枕骨下方,将头部向左侧旋转,同时将头部重心置于操作者左手。操作者右手脱离患者枕骨后用示指或者中指指尖对患者右侧 C4 关节柱进行触诊。沿着关节柱缓缓但牢牢地向下(朝向治疗床头侧)滑动操作者的右手示指,直到它接近中节或近节指骨。操作者需要滑动施压以靠近受力点。

6.固定受力点

操作者保持右手示指紧压在受力点上,同时弯曲右手其他手指,以紧扣住颈部后侧,从而锁定施力点。然后操作者必须保持施力点作用于受力点上直到推挤完成。双手保持原位,患者头部恢复到中立位。

7.固定下颌

向右侧移步,同时让施力点在受力点上滚动。操作者保持右手在原位,然后慢慢地、小心地向前滑动左手,直到手指轻轻扣住患者下颌(图 8.28)。保持左前臂在患者耳部上方或略前方。将前臂放在患者耳部上方或后方会使颈部过度屈曲。患者头部现在由操作者右手掌和左前臂之间的平衡力量控制。保持施力点在该位置。

8.固定头顶

操作者身体微微向前移动,使胸部与患者的头顶接触。患者头部现在被安全地托在

操作者的左前臂、弯曲的左肘、右手掌和胸部之间。固定头顶在严重、僵硬或疑难病例中是有用的,但在某些情况下,是可以忽略的。

9.推挤定位

双手稳稳地保持在原位,注意不要撤去受力点上的压力。操作者伸直右手腕,使桡骨和第一掌骨在一条直线上。在保持牢固施力点压力的同时,操作者的右手示指在受力点上轻轻滚动,使右手腕和前臂与推力平面成一条线,推力平面向上,朝向患者左眼方向的中线。保持右肘靠近治疗床,以保持受力点在关节柱的后外侧。

(1)旋转的主要杠杆作用。操作者保持所有的固定和受力点,将患者头部和颈部向左完全旋转,直到感受到受力点有张力(图8.29)。不要失去受力点的接触。一个常见的错误是头部和颈部旋转的主要杠杆作用不足。

(2)次要杠杆作用。向右增加一个非常小的侧屈,一直到 C3-4 节段,但注意要让C4-5 节段可以自由移动。操作者通过下肢和躯干轻微旋转,从而向右侧侧屈,使躯干和上半身向左旋转,手和手臂保持在原位(图 8.30)。不要试图通过移动手或手臂来进行侧屈,因为这会导致受力点的偏移和推挤

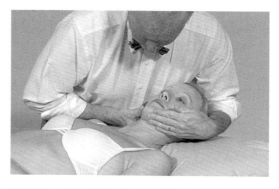

图 8.28 操作者保持右手在原位,然后慢慢地、小心地向前滑动左手,直到手指轻轻扣住患者下颌。

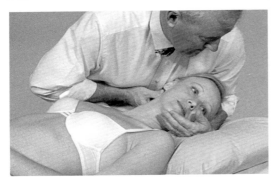

图 8.29　操作者将患者头部和颈部向左完全旋转，直到感受到受力点有张力。

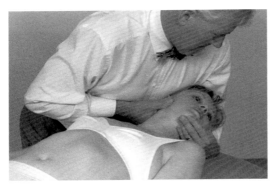

图 8.30　操作者轻微旋转下肢和躯干，从而向右侧侧屈，使躯干和上半身向左旋转，手和手臂保持在原位。

技术的不准确。

10.调整以获得适当的预推挤张力

确保患者保持放松。保持所有固定，在屈曲、伸展、侧屈或旋转时进行任何必要的改变，直到操作者能感觉到适当的张力和杠杆状态。患者应该感觉不到任何疼痛或不适。操作者应该通过足踝、膝关节、臀部和躯干的轻微运动而不是通过改变手或手臂的位置来进行这些最后的调整。

11.推挤前即刻准备

必要时放松且调整操作者的平衡。保持

抬头；向下看会阻碍推挤，并会导致与患者间尴尬的近距离。在操作者和患者都保持放松和不僵硬的情况下，可实现最佳且有效的 HVLA 推挤技术。否则，这便是实现有效弹响的常见阻碍。

确保患者的头部和颈部始终在枕头上，因为这有助于推挤手法的停止，以及限制过大幅度的推挤。

12.施行推挤手法

在右侧 C4 关节柱上施加 HVLA 推挤。推挤的方向是向上朝向患者左眼方向的中线，平行于骨突关节平面。同时，操作者对患者头颈部施加一个向左轻微、快速的旋转，但不要增加其侧屈杠杆（图 8.31）。增加向左旋转的动作是通过左手腕和前臂的轻微旋后来完成的。推挤是由右肩的屈肌和内收肌快速收缩引起的，有必要时还可进行躯干和下肢运动。

虽然推挤很快，但不能过度用力。其目的应该是使用必需的最小力来实现关节弹响。在推挤速度不足的情况下使用过大的幅度是一个常见的错误。

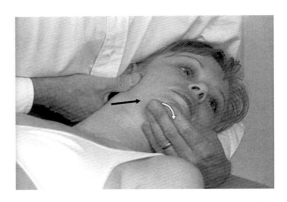

图 8.31　操作者对患者头颈部施加一个向左轻微、快速的旋转，但不要增加其侧屈杠杆。

总结

颈椎 C2-7：上坡滑动手法

固定下颌

患者仰卧位——变化

- 受力点：右侧 C4 关节柱的后外侧
- 施力点：操作者右手示指外侧缘、近节或中节指骨
- 患者体位：仰卧位并使颈部处于中立放松姿势
- 操作者体位：操作者站于治疗床头侧，双足略微分开
- 受力点触诊
- 固定受力点
- 固定下颌：在扣住患者下颌前向右移动（见图 8.28）。扣住患者下颌并确保左前臂在患者耳部上方或略前方
- 固定头顶：可省略
- 推挤定位：向患者施加向左旋转的主要杠杆作用（见图 8.29）和小程度的次要杠杆的右侧屈。保持右肘靠近治疗床，以保持受力点在 C4 关节柱的后外侧（见图 8.30）
- 调整以获得适当的预推挤张力
- 推挤前即刻准备：放松且调整操作者的平衡
- 施行推挤手法：推挤朝向患者的左眼。同时，操作者对患者头颈部施加一个向左轻微、快速的旋转，但不要增加其右侧屈杠杆（见图 8.31）

8.7 颈椎 C2-7

上坡滑动手法

固定头部
患者仰卧位

假设患者确诊了躯体功能障碍(S-T-A-R-T),并且操作者希望使用平行于关节突平面的向上和向前的滑动推挤,在右侧 C4-5 节段处产生空化作用(图 8.32 和图 8.33)。

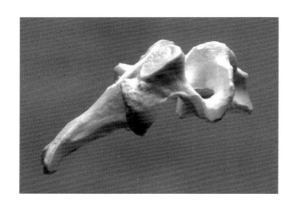

图 8.32 颈椎椎体侧面图。

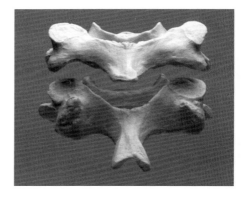

图 8.33 颈椎 C4-5 椎体后视图。

关键词
※ 稳定性
● 施力点
➡ 推挤平面(操作者)
⇨ 身体运动方向(患者)
注:箭头的尺寸不是推力大小或推挤幅度的图示。

1.受力点

右侧 C4 关节柱的后外侧。

2.施力点

操作者右手示指外侧缘、近节或中节指骨。

3.患者体位

患者仰卧位并使颈部处于中立放松姿

势。必要时去掉枕头或调整枕头高度。此手法不应在任何明显的屈曲或伸展状态下进行。

4.操作者体位

操作者站于治疗床头侧，双足略微分开。调整治疗床的高度，使得操作者尽可能地站直，以避免俯身于患者上方而限制推挤手法的施展和推力的传递。

5.受力点触诊

操作者双手手指轻轻置于患者枕骨下方。抬起患者头部，使关节柱突出。将患者头部向左侧旋转，同时将头部重心置于操作者左手。操作者右手脱离患者枕骨后用右手示指指尖对患者右侧 C4 关节柱进行触诊。沿着关节柱缓缓但牢牢地向下（朝向治疗床头侧）滑动操作者的右手示指，直到它接近中节或近节指骨。操作者需要滑动施压以靠近受力点。

6.固定受力点

操作者保持右手示指紧压在受力点上，同时弯曲右手其他手指，以紧扣住颈部后侧，从而锁定施力点。然后操作者必须保持施力点作用于受力点上，直到推挤完成。双手保持原位，患者头部恢复到中立位。

7.固定头部

操作者左手置于患者头部下方，手指伸开以获得最大的接触。将患者的耳部置于操作者左手掌心。操作者屈曲左手腕，把患者的头部放在手掌上，屈曲手腕和前臂前侧。将右手示指牢固地保持在受力点上，并将右手掌紧靠着患者枕骨。患者的头部和颈部重量在操作者的左手和右手之间保持平衡，颈部的位置由双手和手臂的汇聚压力控制。在治疗下颈椎节段时，可使用中节或远节指骨作为施力点。

8.固定头顶

本手法没有此操作。

9.推挤定位

肘部靠近或稍微远离身体两侧。这是固定头部的一个基本特征。轻松地站在治疗床头侧，无须像固定下颌手法那样向右移步。

(1)旋转的主要杠杆作用。操作者保持所有的固定和受力点，将患者头部和颈部向左完全旋转，直到感受到受力点有张力。通过左手手腕和前臂旋后，以及右手手腕和前臂同时旋前，实现旋转运动(图 8.34)。不要失去受力点的接触。不要强迫旋转；完全提起并小心操作。一个常见的错误是头部和颈部旋转的主要杠杆作用不足。

(2)次要杠杆作用。向右增加一个非常小的侧屈，一直到 C3-4 节段，但注意要让 C4-5 节段可以自由移动。操作者可通过将右臂稍微向前及左臂稍微向后，或者向左旋转躯干和上半身进行操作(图 8.35)。注意：强烈的侧屈将锁定颈部。

10.调整以获得适当的预推挤张力

确保患者保持放松。保持所有固定，在屈曲、伸展、侧屈或旋转时进行任何必要的

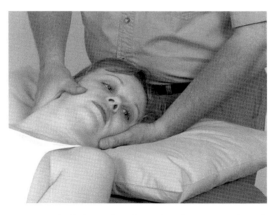

图 8.34　操作者左手手腕和手臂旋后，右手腕和前臂旋前，实现旋转运动。

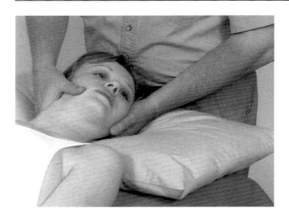

图 8.35　操作者将右臂稍微向前及左臂稍微向后，或者向左旋转躯干和上半身进行操作。

改变，直到操作者能感到适当的张力和杠杆状态。患者应该感觉不到任何疼痛或不适。操作者应该通过足踝、膝关节、臀部和躯干的轻微运动而不是通过改变手或手臂的位置来进行这些最后的调整。

11.推挤前即刻准备

必要时放松且调整操作者的平衡。保持抬头；向下看会阻碍推挤，并会导致与患者间尴尬的近距离。在操作者和患者都保持放松和不僵硬的情况下，可实现最佳且有效的 HVLA 推挤技术。否则，这便是实现有效弹响的常见阻碍。

确保患者的头部和颈部始终在枕头上，因为这有助于推挤手法的停止，以及限制过大幅度的推挤。

12.施行推挤手法

在右侧 C4 关节柱上施加 HVLA 推挤。推挤的方向是向上朝向患者左眼方向的中线，平行于骨突关节平面(图 8.36)。此推力是通过右前臂快速旋前而产生的。同时，操作者对患者头颈部施加一个向左轻微、快速的旋转，但不要增加其侧屈杠杆。增加向左旋转的动作是通过左手腕和前臂的轻微旋后来完成的，并且与受力点上的推挤相协调。这是一个 HVLA 的"轻弹"式推挤。双手和手臂之间的协调至关重要。

虽然推挤很快，但绝不能过度用力。其目的应该是使用必需的最小力来实现关节弹响。在推挤速度不足的情况下使用过大的幅度是一个常见的错误。

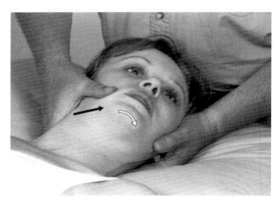

图 8.36　推挤的方向是向上朝向患者左眼方向的中线，平行于骨突关节平面。

总结

颈椎 C2-7：上坡滑动手法

固定头部

患者仰卧位

- 受力点：右侧 C4 关节柱的后外侧
- 施力点：操作者右手示指外侧缘、近节或中节指骨
- 患者体位：仰卧位并使颈部处于中立放松姿势
- 操作者体位：操作者站于治疗床头侧，双足略微分开
- 受力点触诊
- 固定受力点
- 固定头部：患者的头部和颈部重量在操作者的左手和右手之间保持平衡，颈部的位置由双手和手臂的汇聚压力控制
- 固定头顶：本手法没有此操作
- 推挤定位：站于治疗床头侧。肘部靠近或稍微远离身体两侧。向患者施加向左旋转的主要杠杆作用（见图 8.34）和小程度向右侧屈的次要杠杆作用（见图 8.35）。保持受力点在 C4 关节柱的后外侧
- 调整以获得适当的预推挤张力
- 推挤前即刻准备：放松且调整操作者的平衡
- 施行推挤手法：推挤朝向患者的左眼。同时，操作者对患者头颈部施加一个向左轻微、快速的旋转，但不要增加其右侧屈杠杆（见图 8.36）

8.8 颈椎 C2-7

上坡滑动手法

固定头部

患者仰卧位

反向主要和次要杠杆作用

在某些情况下,操作者可能希望进行上坡滑动手法,但应尽量减少头颈部的旋转程度。假设患者确诊了躯体功能障碍(S-T-A-R-T),并且操作者希望使用平行于关节突平面的向上和向前的滑动推挤,在右侧 C4-5 节段处产生空化作用(图 8.37 和图 8.38)。

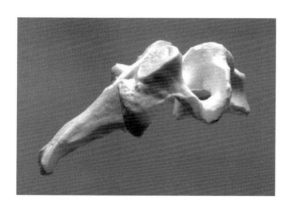

图 8.37 颈椎椎体侧面图。

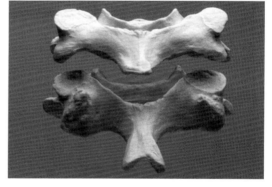

图 8.38 颈椎 C4-5 椎体后视图。

关键词

※ 稳定性

● 施力点

➡ 推挤平面(操作者)

⇨ 身体运动方向(患者)

注:箭头的尺寸不是推力大小或推挤幅度的图示。

1.受力点

右侧 C4 关节柱的后外侧。

2.施力点

操作者右手示指外侧缘、近节或中节指骨。

3.患者体位

患者仰卧位并使颈部处于中立放松姿

势。必要时去掉枕头或调整枕头高度。此手法不应在任何明显的屈曲或伸展状态下进行。

4.操作者体位

操作者站于治疗床头侧，双足略微分开。调整治疗床的高度，使得操作者尽可能地站直，以避免俯身于患者上方而限制推挤手法的施展和推力的传递。

5.受力点触诊

操作者双手手指轻轻置于患者枕骨下方。抬起患者头部，使关节柱突出。将患者头部向左侧旋转，同时将头部重心置于操作者左手。操作者右手脱离患者枕骨后用右手示指指尖对患者右侧 C4 关节柱进行触诊。沿着关节柱缓缓但牢牢地向下(朝向治疗床头侧)滑动操作者的右手示指，直到它接近中节或近节指骨。操作者需要滑动施压以靠近受力点。

6.固定受力点

操作者保持右手示指紧压在受力点上，同时弯曲右手其他手指，以紧扣住颈部后侧，从而锁定施力点。然后操作者必须保持施力点作用于受力点上，直到推挤完成。双手保持原位，患者头部恢复到中立位。

7.固定头部

操作者左手置于患者头部下方，手指伸开以获得最大的接触。将患者的耳部置于操作者左手掌。操作者屈曲左手腕，把患者的头部放在手掌上，屈曲手腕和前臂前侧。将右手示指牢固地保持在受力点上，并将右手掌紧靠着患者枕骨。患者的头部和颈部重量在操作者的左手和右手之间保持平衡，颈部的位置由双手和手臂的汇聚压力控制。在治疗下颈椎节段时，可使用中节或远节指骨作为施力点。

8.固定头顶

本手法没有此操作。

9.推挤定位

此手法的目的是进行上坡滑动推挤，但限制头颈部的旋转程度。这种变化需要更加强调应用侧屈来达到关节锁定。重要的是，推挤的方向应平行操作骨突平面的上坡方向。进行操作时不应有过多的侧屈杠杆作用。

肘部靠近或稍微远离身体两侧。这是固定头部的一个基本特征。轻松地站在治疗床头侧，无须像固定下颌手法那样向右移步。

(1)侧屈的主要杠杆作用。操作者保持所有固定和受力点，向右侧屈患者头部和颈部，直到感到受力点有张力(图 8.39)。操作者通过下肢和躯干的稍微转动，使躯干和上半身向左旋转，手和手臂保持在原位，从而使患者向右侧侧屈。不要失去受力点和 C4

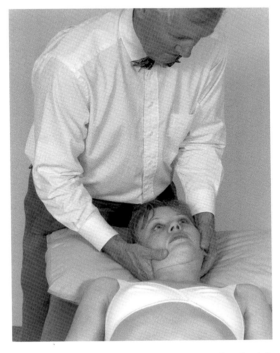

图 8.39　操作者向右侧屈患者头部和颈部，直到感到受力点有张力。

关节柱之间的接触。一个常见的错误是头部和颈部旋转的主要杠杆作用不足。

（2）次要杠杆作用。向左增加一个非常小的旋转，一直到 C3-4 节段，但注意要让 C4-5 节段可以自由移动（图 8.40）。这需要大量的练习，才能培养出一种精细的"张力感"。操作者手和手臂的运动将导致旋转。

10.调整以获得适当的预推挤张力

确保患者保持放松。保持所有固定，在屈曲、伸展、侧屈或旋转时进行任何必要的改变，直到操作者能感到适当的张力和杠杆状态。患者应该感觉不到任何疼痛或不适。操作者应该通过足踝、膝关节、臀部和躯干的轻微运动而不是通过改变手或手臂的位置来进行这些最后的调整。

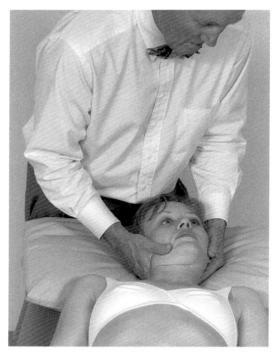

图 8.40   操作者向左增加一个非常小的旋转，一直到 C3-4 节段，但注意要让 C4-5 节段可以自由移动。

11.推挤前即刻准备

必要时放松且调整操作者的平衡。保持抬头；向下看会阻碍推挤，并会导致与患者间尴尬的近距离。在操作者和患者都保持放松和不僵硬的情况下，可实现最佳且有效的 HVLA 推挤技术。否则，这便是实现有效弹响的常见阻碍。

确保患者的头部和颈部始终在枕头上，因为这有助于推挤手法的停止，以及限制过大幅度的推挤。

12.施行推挤手法

在右侧 C4 关节柱上施加 HVLA 推挤。推挤的方向是向上朝向患者左眼方向的中线，平行于骨突关节平面（图 8.41）。此推力是通过右前臂快速旋前而产生的。同时，操作者对患者头颈部施加一个向左轻微、快速的旋转。此手法的关键因素是避免在施加推挤时使用过多的侧屈主要杠杆作用。增加向左旋转的动作是通过左手腕和前臂的轻微旋后来完成的，并且与受力点上的推挤相协调。这是一个 HVLA 的"轻弹"式推力。双手和手臂之间的协调至关重要。

必须认识到，使用侧屈作为主要杠杆作用的前提是操作者希望限制患者头颈部的旋转。一般来说，当侧屈作为主要杠杆时，其目的是向下坡方向推挤。在进行此手法时必须避免过多的侧屈杠杆作用。侧屈能加强锁定，但对上坡滑动推挤没有任何帮助。此手法的推挤伴随着稍微过多的旋转次要杠杆作用，并朝向患者的对侧眼睛。

虽然推挤很快，但绝不能过度用力。其目的应该是使用必需的最小力来实现关节弹响。在推挤速度不足的情况下使用过大的幅度是一个常见的错误。

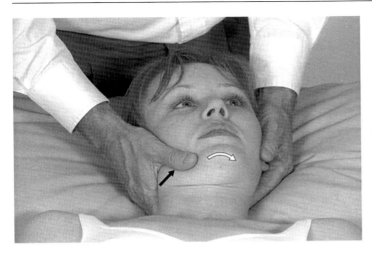

图 8.41　推挤的方向是向上朝向患者左眼方向的中线,平行于骨突关节平面。

总结

颈椎 C2-7:上坡滑动手法

固定头部

患者仰卧位

反向主要和次要杠杆作用

- 受力点:右侧 C4 关节柱的后外侧
- 施力点:操作者右手示指外侧缘、近节或中节指骨
- 患者体位:仰卧位并使颈部处于中立放松姿势
- 操作者体位:操作者站于治疗床头侧,双足略微分开
- 受力点触诊
- 固定受力点
- 固定头部:患者的头部和颈部重量在操作者的左手和右手之间保持平衡,颈部的位置由双手和手臂的汇聚压力控制
- 固定头顶:本手法没有此操作
- 推挤定位:站于治疗床头侧。肘部靠近或稍微远离身体两侧。向患者施加向右侧屈的主要杠杆作用(见图 8.39)和小程度的向左旋转的次要杠杆作用(见图 8.40)。保持受力点在 C4 关节柱的后外侧
- 调整以获得适当的预推挤张力
- 推挤前即刻准备:放松且调整操作者的平衡
- 施行推挤手法:推挤朝向患者左眼方向。同时,操作者对患者头颈部施加一个向左轻微、快速的旋转,但不要增加其右侧屈杠杆(见图 8.41)。此手法的关键因素是避免在施加推挤时使用过多的侧屈主要杠杆作用。使用侧屈作为主要杠杆作用的前提是操作者希望限制患者头颈部的旋转

8.9　颈椎 C2-7

上坡滑动手法

患者坐位
操作者站立在前面

假设患者确诊了躯体功能障碍(S-T-A-R-T)，并且操作者希望使用平行于关节突平面的向上和向前的推挤，在左侧 C4-5 节段处产生空化作用(图 8.42 和图 8.43)。

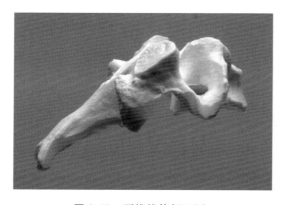

图 8.42　颈椎椎体侧面图。

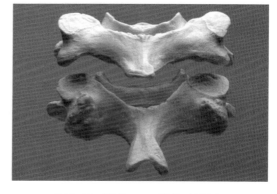

图 8.43　颈椎 C4-5 椎体后视图。

关键词

※ 稳定性

● 施力点

➡ 推挤平面(操作者)

⇨ 身体运动方向(患者)

注：箭头的尺寸不是推力大小或推挤幅度的图示。

1.受力点

左侧 C4 关节柱的后外侧。

2.施力点

操作者的手掌侧，右手示指或中指的近节或中节指骨。

3.患者体位

患者坐位，颈部处于中立放松姿势。颈

部不应有明显的屈曲或伸展。

4.操作者体位

站在患者的前方右侧，双足略微分开。调整治疗床的高度,使得操作者尽可能地站直,以避免俯身于患者上方而限制推挤手法的施展和推力的传递(图 8.44)。

5.受力点触诊

将左手的手指和手掌靠在患者的右侧枕骨和颈部,轻轻覆盖着患者的右耳。用右手示指或中指对患者左侧 C4 关节柱进行触诊。沿着 C4 关节柱缓慢但牢牢地滑动手指,直到接近近节或中节指骨(图 8.45)。操作者需要滑动施压以靠近受力点。

6.固定受力点

操作者保持右手示指或中指紧压在受力点上,同时展开右手其他手指和拇指,以

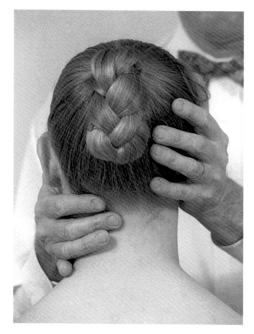

图 8.45 操作者沿着患者 C4 关节柱缓慢但牢牢地滑动手指,直到接近近节或中节指骨。

牢固地支撑患者的头部、下颌部和颈部,从而锁定施力点。操作者必须保持施力点作用于受力点上,直到推挤完成。患者的头部和颈部重量在操作者的左手和右手之间保持平衡,颈椎的位置由操作者双手的汇聚压力控制。

7.推挤定位

肘部靠近或稍微远离身体两侧。

(1)主要杠杆作用。确保患者的头部在操作者双手之间得到稳固的支撑。操作者保持所有固定和受力点,向右侧旋转患者头部和颈部,直到感到受力点有张力(图 8.46)。不要失去施力点和 C4 关节柱之间的接触。不要强迫旋转;完全提起并小心操作。一个常见的错误是头部和颈部旋转的主要杠杆作用不足。

(2)次要杠杆作用。向左增加一个非常小的侧屈, 一直到 C3-4 节段,但注意要让 C4-5 节段可以自由移动。注意:强烈的侧屈将锁定颈部。操作者的前臂、肩部和躯干的

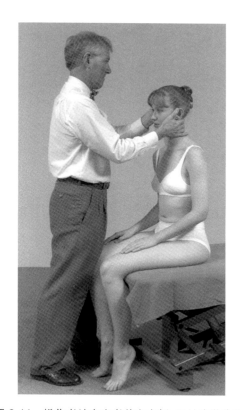

图 8.44 操作者站在患者前方右侧,双足略微分开。

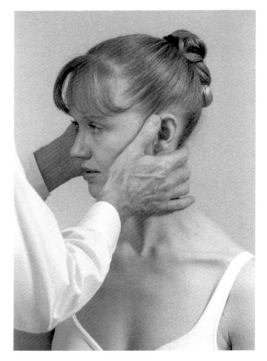

图 8.46 操作者向右侧旋转患者头部和颈部,直到感到受力点有张力。

轻微运动将导致侧屈。

8.调整以获得适当的预推挤张力

确保患者保持放松。保持肘部靠近身体两侧是很重要的。保持所有固定,在屈曲、伸展、侧屈或旋转时进行任何必要的改变,直到操作者能感到适当的张力和杠杆状态。患者应该感觉不到任何疼痛或不适。操作者应该通过下肢和躯干的轻微运动而不是通过改变手或手臂的位置来进行这些最后的调整。

9.推挤前即刻准备

必要时放松且调整操作者的平衡。保持抬头;向下看会阻碍推挤,并会导致与患者间尴尬的近距离。在操作者和患者都保持放

松且不僵硬的情况下,可实现最佳且有效的 HVLA 推挤技术。否则,这便是实现有效弹响的常见阻碍。

10.施行推挤手法

在左侧 C4 关节柱上施加 HVLA 推挤。推挤的方向是向上朝向患者右眼方向的中线,平行于骨突关节平面(图 8.47)。同时,操作者施加一个向右轻微、快速的旋转,但不要增加其侧屈杠杆。这是一个 HVLA 的"轻弹"式推力。双手和手臂之间的协调至关重要。

虽然推挤很快,但绝不能过度用力。其目的应该是使用必需的最小力来实现关节弹响。在推挤速度不足的情况下使用过大的幅度是一个常见的错误。

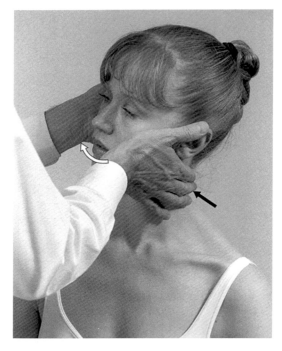

图 8.47 推挤的方向是向上朝向患者右眼方向的中线,平行于骨突关节平面。

总结

颈椎 C2-7:上坡滑动手法

患者坐位

操作者站立在前面

- 受力点:左侧 C4 关节柱的后外侧
- 施力点:操作者的手掌侧,近节或中节指骨
- 患者体位:坐位,颈部处于中立放松姿势
- 操作者体位:站在患者的前方右侧,双足略微分开(见图 8.44)
- 受力点触诊
- 固定受力点:操作者保持右手示指或中指紧压在受力点上,同时展开右手的其他手指和拇指,以牢固地支撑患者的头部、下颌部和颈部(见图 8.45)
- 推挤定位:站直,肘部靠近或稍微远离身体两侧。向患者施加向右旋转的主要杠杆作用(见图 8.46)和小程度向左侧屈的次要杠杆作用。保持后侧面和 C4 关节柱的受力点
- 调整以获得适当的预推挤张力
- 推挤前即刻准备:放松且调整操作者的平衡
- 施行推挤手法:推挤朝向患者右眼方向。同时,对患者头颈部施加一个向右轻微、快速的旋转,但不要增加其向左侧屈的杠杆(见图 8.47)。双手和手臂之间的协调至关重要

8.10 颈椎 C2-7

上坡滑动手法

患者坐位
操作者站立在旁边

假设患者确诊了躯体功能障碍(S–T–A–R–T),并且操作者希望使用平行于关节突平面的向上和向前滑动的推挤,在左侧 C4-5 节段处产生空化作用(图 8.48 和图 8.49)。

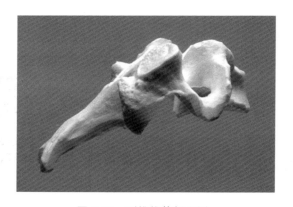

图 8.48 颈椎椎体侧面图。

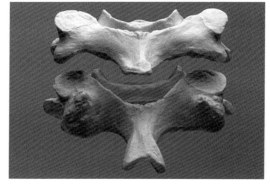

图 8.49 颈椎 C4-5 椎体后视图。

关键词

※ 稳定性

● 施力点

➡ 推挤平面(操作者)

⇨ 身体运动方向(患者)

注:箭头的尺寸不是推力大小或推挤幅度的图示。

1.受力点

左侧 C4 关节柱的后外侧。

2.施力点

操作者的手掌侧,右手示指或中指的近节或中节指骨。

3.患者体位

患者坐位,颈部处于中立放松姿势。颈

部不应有明显的屈曲或伸展。

4.操作者体位

站在患者的右侧,双足略微分开。调整治疗床的高度,使得操作者尽可能地站直,以避免俯身于患者上方而限制推挤手法的施展和推力的传递(图 8.50)。

5.受力点触诊

将左手的手指和手掌靠在患者的右侧头部和颈部,轻轻覆盖着患者的右耳。把右手伸到患者面前,用右手示指或中指指尖对患者的左侧 C4 关节柱进行触诊。沿着 C4 关节柱缓慢但牢牢地滑动手指,直到接近近节或中节指骨。操作者可能需要滑动施压以靠近受力点。

6.固定受力点

操作者保持右手示指或中指紧压在受力点上,同时展开右手其他手指和拇指,以牢固地支撑患者的头部、下颌部和颈部,从而锁定施力点。操作者必须保持施力点作用于受力点上,直到推挤完成。患者的头部和颈部重量在操作者的左手和右手之间保持平衡,颈椎的位置由操作者双手的汇聚压力控制。

7.推挤定位

肘部靠近或稍微远离身体两侧。

(1)主要杠杆作用。确保患者的头部在操作者双手之间得到稳固的支撑。操作者保持所有固定和受力点,向右侧旋转患者头部和颈部,直到感到受力点有张力(图 8.51)。

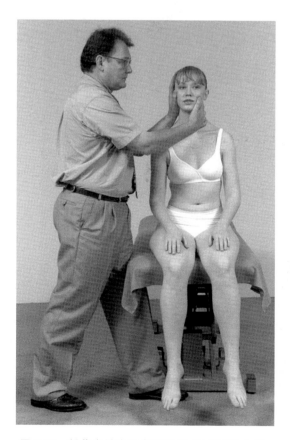

图 8.50 操作者站在患者的右侧,双足略微分开。

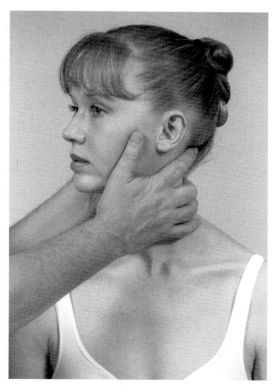

图 8.51 操作者向右侧旋转患者头部和颈部,直到感到受力点有张力。

不要失去施力点和 C4 关节柱之间的接触。不要强迫旋转；完全提起并小心操作。一个常见的错误是头部和颈部旋转的主要杠杆作用不足。

（2）次要杠杆作用。向左增加一个非常小的侧屈，一直到 C3–4 节段，但注意要让 C4–5 节段可以自由移动。注意：强烈的侧屈将锁定颈部。操作者的前臂、肩部和躯干的轻微运动将导致侧屈。

8.调整以获得适当的预推挤张力

确保患者保持放松。保持肘部靠近身体两侧是很重要的。保持所有固定，在屈曲、伸展、侧屈或旋转时进行任何必要的改变，直到操作者能感到适当的张力和杠杆状态。患者应该感觉不到任何疼痛或不适。操作者应该通过下肢和躯干的轻微运动而不是通过改变手或手臂的位置来进行这些最后的调整。

9.推挤前即刻准备

必要时放松且调整操作者的平衡。保持抬头；向下看会阻碍推挤，并会导致与患者间尴尬的近距离。在操作者和患者都保持放松且不僵硬的情况下，可实现最佳且有效的 HVLA 推挤技术。否则，这便是实现有效弹响的常见阻碍。

10.施行推挤手法

在左侧 C4 关节柱上施加 HVLA 推挤。

推挤的方向是向上朝向患者右眼中线的方向，平行于骨突关节平面（图 8.52）。同时，操作者施加一个向右轻微、快速的旋转，但不要增加其侧屈杠杆。这是一个 HVLA 的"轻弹"式推力。双手和手臂之间的协调至关重要。

虽然推挤很快，但绝不能过度用力。其目的应该是使用必需的最小力来实现关节弹响。在推挤速度不足的情况下使用过大的幅度是一个常见的错误。

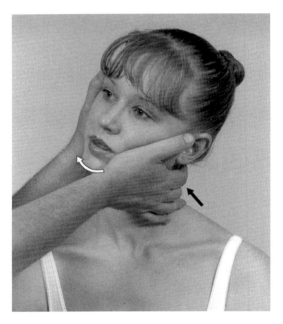

图 8.52　推挤的方向是向上朝向患者右眼中线的方向，平行于骨突关节平面。

总结

颈椎 C2-7：上坡滑动手法

患者坐位

操作者站立在旁边

- 受力点：左侧 C4 关节柱的后外侧
- 施力点：操作者的手掌侧，近节或中节指骨
- 患者体位：坐位，颈部处于中立放松姿势
- 操作者体位：站在患者的右侧，双足略微分开（见图 8.50）
- 受力点触诊
- 固定受力点
- 推挤定位：站直，肘部靠近或稍微远离身体两侧。向患者施加向右旋转的主要杠杆作用（见图 8.51）和小程度向左侧屈的次要杠杆作用。保持后侧面和 C4 关节柱的受力点
- 调整以获得适当的预推挤张力
- 推挤前即刻准备：放松且调整操作者的平衡
- 施行推挤手法：推挤朝向患者右眼方向。同时，操作者对患者施加一个向右轻微、快速的旋转，但不要增加其左侧屈的杠杆（见图 8.52）。双手和手臂之间的协调至关重要

8.11 颈椎 C2-7

下坡滑动手法

固定下颌
患者仰卧位

假设患者确诊了躯体功能障碍(S-T-A-R-T)，并且操作者希望使用平行于关节突平面的向下和向后的推挤，在右侧 C4-5 节段处产生空化作用(图 8.53 和图 8.54)。

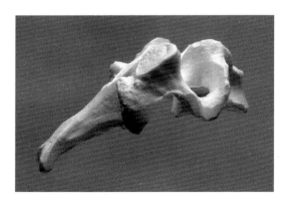

图 8.53 颈椎椎体侧面图。

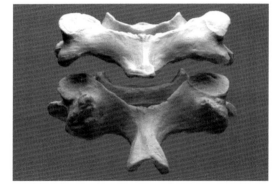

图 8.54 颈椎 C4-5 椎体后视图。

关键词

※ 稳定性
● 施力点
➡ 推挤平面(操作者)
⇨ 身体运动方向(患者)

注:箭头的尺寸不是推力大小或推挤幅度的图示。

1.受力点

右侧 C4 关节柱的侧面。

2.施力点

操作者的手掌侧,右手示指的近节或中节指骨。

3.患者体位

患者仰卧位并使颈部处于中立放松姿

势。必要时去掉枕头或调整枕头高度。颈部不应有明显的屈曲或伸展。

4.操作者体位

操作者站于治疗床头侧，双足略微分开。调整治疗床的高度，使得操作者尽可能地站直，以避免俯身于患者上方而限制推挤手法的施展和推力的传递。

5.受力点触诊

操作者双手手指轻轻置于患者枕骨下方。将患者头部向左侧旋转，同时将头部重心置于操作者左手。操作者右手脱离患者枕骨后用右手示指或中指的指尖对患者右侧 C4 关节柱进行触诊。沿着关节柱缓缓但牢牢地向下（朝向治疗床头侧）滑动操作者的右手示指，直到它接近中节或近节指骨。操作者需要滑动施压以靠近受力点。

6.固定受力点

操作者保持右手示指紧压在受力点上，同时弯曲右手其他手指和拇指，以紧扣住颈部后侧，从而锁定施力点。然后操作者必须保持施力点作用于受力点上，直到推挤完成。双手保持原位，患者头部恢复到中立位。

7.固定下颌

操作者保持右手在原位，然后慢慢地、小心地向前滑动左手，直到手指轻轻扣住患者下颌。保持左前臂在患者耳部上方或略前方。将前臂放在患者耳部上方或后方会使颈部过度屈曲。患者头部由操作者右手掌和左前臂之间的平衡力量控制。保持施力点在该位置。

8.固定头顶

操作者身体微微向前移动，使胸部与患者的头部顶点接触。患者头部现在被安全地托在操作者的左前臂、弯曲的左肘、右手掌和胸部之间。固定头顶在严重、僵硬或疑难病例中是有用的，但在某些情况下，是可以忽略的。

9.推挤定位

操作者走到右侧，双手稳稳地保持在原位，注意不要撤去受力点上的压力。这将导致颈椎向右侧屈。操作者伸直右手腕，使桡骨和第一掌骨成一条直线。将身体和右臂与推挤平面成一条线，推力位于患者左肩的尾端，朝向治疗床的下方。

（1）侧屈的主要杠杆作用。操作者保持所有固定和受力点，将患者头部和颈部向右侧屈，直到感到受力点有张力（图 8.55）。操作者通过下肢和躯干的稍微转动，使躯干和上身向左旋转，以及手和手臂保持在原位，从而使患者向右侧屈。不要试图通过单独移动手或手臂来进行侧屈，因为这将导致失去受力点和操作不准确。不要失去受力点和 C4 关节柱之间的接触。一个常见的错误是头部和颈部旋转的主要杠杆作用不足。

（2）次要杠杆作用。向左增加一个非常小的旋转，一直到 C3-4 节段，但注意要让 C4-5 节段可以自由移动（图 8.56）。这需要大量的练习，才能培养出一种精细的"张力感"。操作者的手和手臂的运动将导致旋转。

10.调整以获得适当的预推挤张力

确保患者保持放松。保持所有固定，在屈曲、伸展、侧屈或旋转时进行任何必要的改变，直到操作者感到适当的张力和杠杆状态。患者应该感觉不到任何疼痛或不适。操作者在应该通过足踝、膝关节、臀部和躯干的轻微运动而不是通过改变手或手臂的位置来进行这些最后的调整。

11.推挤前即刻准备

必要时放松且调整操作者的平衡。保持

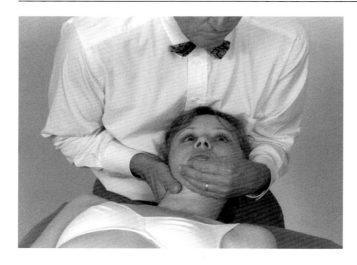

图 8.55 操作者向右侧屈患者头部和颈部，直到感到受力点有张力。

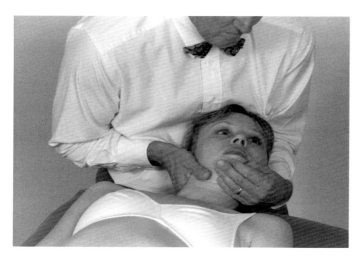

图 8.56 操作者向左增加一个非常小的旋转，一直到 C3–4 节段，但注意要让 C4–5 节段可以自由移动。

抬头；向下看会阻碍推挤，并会导致与患者间尴尬的近距离。在操作者和患者放松和不僵硬的情况下，可实现最佳且有效的 HVLA 推挤技术。否则，这便是实现有效弹响的常见障碍。

12.施行推挤手法

在右侧 C4 关节柱上施加 HVLA 推挤。推挤的方向是位于患者左肩的尾端，朝向操作台的下方，平行于骨突关节平面。同时，操作者对患者头部和颈部施加一个向右轻微、快速的侧屈，但不要增加其旋转杠杆（图 8.57）。操作者的躯干和上半身轻微向左旋转将增加患者侧屈的程度。右肩关节屈肌和内收肌的快速收缩将引起推挤；如有必要，可结合躯干和下肢的运动。

虽然推挤很快，但绝不能过度用力。其目的应该是使用必需的最小力来实现关节弹响。在推挤速度不足的情况下使用过大的幅度是一个常见的错误。

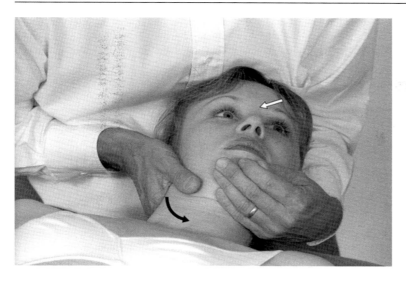

图 8.57 操作者对患者头部和颈部施加一个向右轻微、快速的侧屈,但不要增加其旋转杠杆。

总结

颈椎 C2-7:下坡滑动手法

  固定下颌

  患者仰卧位

- 受力点:右侧 C4 关节柱的侧面
- 施力点:操作者的手掌侧,近节或中节指骨
- 患者体位:仰卧位并使颈部处于中立放松姿势
- 操作者体位:操作者站于治疗床头侧,双足略微分开
- 受力点触诊
- 固定受力点
- 固定下颌:操作者确保左前臂在患者耳部上方或略前方
- 固定头顶:可以省略,但通常有用
- 推挤定位:操作者走到右侧。向患者施加向右侧屈的主要杠杆作用(见图 8.55)和小程度向左侧旋转的次要杠杆作用(见图 8.56)。操作者的身体和右臂与推挤平面成一条线,推力位于患者左肩的尾端,朝向治疗床的下方
  - 调整以获得适当的预推挤张力
  - 推挤前即刻准备:放松且调整操作者的平衡
  - 施行推挤手法:推挤的方向是位于患者左肩,朝向治疗床的下方。同时,操作者对患者头部和颈部施加一个向右轻微、快速的侧屈,但不要增加其左侧旋转的杠杆(见图 8.57)

8.12 颈椎 C2-7

下坡滑动手法

固定头部
患者仰卧位

假设患者确诊了躯体功能障碍(S-T-A-R-T),并且操作者希望使用平行于关节突平面的向下和向后的推挤,在右侧 C4-5 节段处产生空化作用(图 8.58 和图 8.59)。

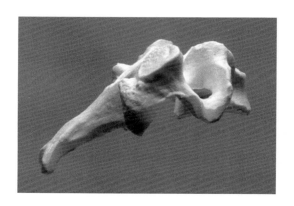

图 8.58 颈椎椎体侧面图。

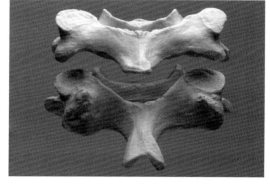

图 8.59 颈椎 C4-5 椎体后视图。

关键词
※ 稳定性
● 施力点
➡ 推挤平面(操作者)
⇨ 身体运动方向(患者)
注:箭头的尺寸不是推力大小或推挤幅度的图示。

1.受力点

右侧 C4 关节柱的侧面。

2.施力点

操作者的手掌侧,右手示指的近节或中节指骨。

3.患者体位

患者仰卧位并使颈部处于中立放松姿

势。必要时去掉枕头或调整枕头高度。颈部不应有明显的屈曲或伸展。

4.操作者体位

操作者站于治疗床头侧，双足略微分开。调整治疗床的高度，使得操作者尽可能地站直，以避免俯身于患者上方而限制推挤手法的施展和推力的传递。

5.受力点触诊

操作者双手手指轻轻置于患者枕骨下方。将患者头部向左侧旋转，同时将头部重心置于操作者左手。操作者右手脱离患者枕骨后用右手示指或中指的指尖对患者右侧C4关节柱进行触诊。沿着关节柱缓缓但牢牢地向下（朝向治疗床头侧）滑动操作者的右手示指，直到它接近中节或近节指骨。操作者需要滑动施压以靠近受力点。

6.固定受力点

操作者保持右手示指紧压在受力点上，同时弯曲右手其他手指和拇指，以紧扣住颈部后侧，从而锁定施力点。然后操作者必须保持施力点作用于受力点上，直到推挤完成。双手保持原位，患者头部恢复到中立位。

7.固定头部

操作者左手置于患者头部下方，手指伸开以获得最大的接触；将患者的耳部置于操作者左手掌。操作者屈曲左手腕，把患者的头部放在手掌上，屈曲手腕和前臂前侧。将右手示指牢固地保持在接触点受力点上，并将右手掌紧靠着患者枕骨。患者的头部和颈部重量在操作者的左手和右手之间保持平衡，颈部的位置由双手和手臂的汇聚压力控制。在治疗下颈椎节段时，可使用中节或远节指骨作为施力点。

8.固定头顶

本手法没有此操作。

9.推挤定位

肘部靠近或稍微远离身体两侧。这是固定头部的一个基本特征。轻松地站在治疗床头侧，无须像固定下颌手法那样向右移步。

（1）侧屈的主要杠杆作用。操作者保持所有固定和受力点，向右侧屈患者头部和颈部，直到感到受力点有张力（图 8.60）。操作者通过下肢和躯干的稍微转动，使躯干和上半身向左旋转，手和手臂保持在原位，从而使患者向右侧侧屈。不要失去受力点和C4关节柱之间的接触。一个常见的错误是头部和颈部旋转的主要杠杆作用不足。

（2）次要杠杆作用。向左增加一个非常小的旋转，一直到C3-4节段，但注意要让

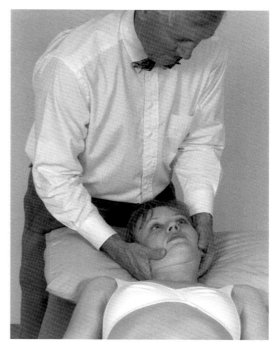

图 8.60　操作者向右侧屈患者头部和颈部，直到感到受力点有张力。

C4–5 节段可以自由移动(图 8.61)。这需要大量的练习,才能培养出一种精致的"张力感"。操作者手和手臂的运动将导致旋转。

10.调整以获得适当的预推挤张力

确保患者保持放松。保持所有固定,在屈曲、伸展、侧屈或旋转时进行任何必要的改变,直到操作者能感到适当的张力和杠杆状态。患者应该感觉不到任何疼痛或不适。操作者应该通过足踝、膝关节、臀部和躯干

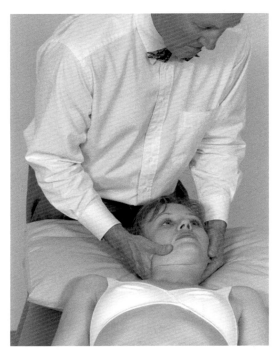

图 8.61   操作者向左增加一个非常小的旋转,一直到 C3–4 节段,但注意要让 C4–5 节段可以自由移动。

的轻微运动而不是通过改变手或手臂的位置来进行这些最后的调整。

11.推挤前即刻准备

必要时放松且调整操作者的平衡。保持抬头;向下看会阻碍推挤,并会导致与患者间尴尬的近距离。在操作者和患者都保持放松和不僵硬的情况下,可实现最佳且有效的 HVLA 推挤技术。否则,这便是实现有效弹响的常见阻碍。

确保患者的头部和颈部始终在枕头上,因为这有助于推挤手法的停止,以及限制过大幅度的推挤。

注意最终推挤方向为向下和向后,平行于关节面。如图所示,推挤朝向患者的左肩。主要杠杆作用是向右侧屈,次要杠杆作用是向左旋转。

12.施行推挤手法

在右侧 C4 关节柱上施加 HVLA 推挤。推挤的方向位于患者左肩,朝向治疗床的下方,平行于骨突关节平面(图 8.62)。操作者的躯干和上半身向左旋转,使手和手臂保持在颈椎上的位置,以产生推力。同时,操作者对患者头部和颈部施加一个向右轻微、快速的侧屈,但不要增加其旋转杠杆。

虽然推挤很快,但绝不能过度用力。其目的应该是使用必需的最小力来实现关节弹响。在推挤速度不足的情况下使用过大的幅度是一个常见的错误。

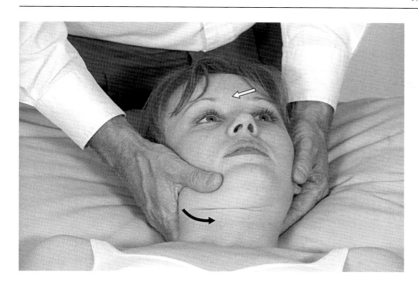

图 8.62 推挤的方向位于患者左肩，朝向治疗床的下方，平行于骨突关节平面。

总结

颈椎 C2-7：下坡滑动手法

固定头部

患者仰卧位

- 受力点：右侧 C4 关节柱的侧面
- 施力点：操作者的手掌侧，近节或中节指骨
- 患者体位：仰卧位并使颈部处于中立放松姿势
- 操作者体位：操作者站于治疗床头侧，双足略微分开
- 受力点触诊
- 固定受力点
- 固定头部：患者的头部和颈部重量在操作者的左手和右手之间保持平衡，颈部的位置由双手和手臂的汇聚压力控制
- 固定头顶：本手法没有此操作
- 推挤定位：站在治疗床患者头部的位置。手肘靠近两侧或者只是稍微远离身体两侧。向患者施加向右侧屈的主要杠杆作用（见图 8.60）和小程度的向左旋转的次要杠杆作用（见图 8.61）。保持受力点和 C4 关节柱侧面之间的接触
- 调整以获得适当的预推挤张力
- 推挤前即刻准备：放松且调整操作者的平衡
- 施行推挤手法：推挤的方向位于患者左肩，朝向治疗床的下方。同时，操作者对患者头部和颈部施加一个向右轻微、快速的侧屈，但不要增加其左侧旋转杠杆（见图 8.62）

8.13　颈椎 C2-7

下坡滑动手法

患者坐位

操作者站在一侧

假设患者确诊了躯体功能障碍(S-T-A-R-T)，并且操作者希望使用平行于关节突平面的向下和向后的推挤，在右侧 C4-5 节段处产生空化作用(图 8.63 和图 8.64)。

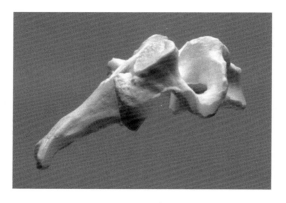

图 8.63　颈椎椎体侧面图。

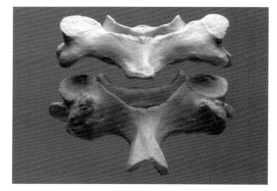

图 8.64　颈椎 C4-5 椎体后视图。

关键词

※ 稳定性

● 施力点

➡ 推挤平面(操作者)

⇨ 身体运动方向(患者)

注：箭头的尺寸不是推力大小或推挤幅度的图示。

1.受力点

右侧 C4 关节柱的侧面。

2.施力点

操作者的手掌侧，左手示指的近节或中节指骨。

3.患者体位

患者坐位，颈部处于中立放松姿势。颈

部不应有明显的屈曲或伸展。

4.操作者体位

操作者站在患者左侧，双足略微分开。调整治疗床的高度，使得操作者尽可能地站直，以避免俯身于患者上方而限制推挤手法的施展和推力的传递（图 8.65）。

5.受力点触诊

操作者将右手的手指和手掌放在患者的左侧头部和颈部，轻轻覆盖着患者的左耳。把左手伸到患者面前，用左手示指或中指指尖对患者的右侧 C4 关节柱进行触诊。缓慢且牢固地沿着 C4 关节柱滑动手指，直到接近近节或中节指骨。操作者需要滑动施压以靠近受力点。

6.固定受力点

操作者保持左手示指或中指紧压在受力点上，同时展开左手的其他手指和拇指，以牢固地支撑患者的头部、下颌部和颈部，从而将施力点锁定到位。操作者必须将手指保持在受力点上，直到手法完成。患者的头部和颈部重量在操作者的左手和右手之间保持平衡，颈椎的位置由操作者双手的汇聚压力控制。

7.推挤定位

肘部靠近或稍微远离身体两侧。

（1）主要杠杆作用。确保患者的头部在操作双手之间得到稳固的支撑。操作者保持所有固定和受力点，向右侧屈患者头部和颈部，直到受力点感到张力（图 8.66）。不要失去施力点和 C4 关节柱之间的接触。不要强迫侧屈，要完全提起头部和颈部并小心操作。一个常见的错误是使用的头部和颈部侧屈的主要杠杆作用不足。

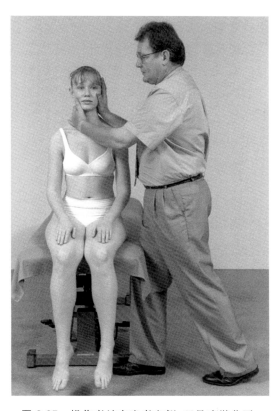

图 8.65　操作者站在患者左侧，双足略微分开。

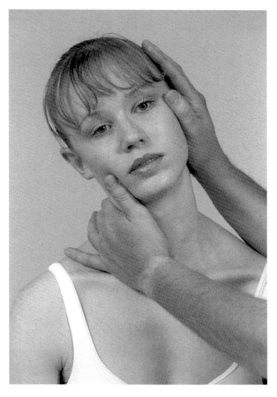

图 8.66　操作者向右侧屈患者头部和颈部，直到受力点感到张力。

（2）次要杠杆作用。向左增加一个非常小的旋转，一直到 C3-4 节段，但注意要让 C4-5 节段可以自由移动。操作者前臂、肩膀和躯干的轻微运动将带动旋转。

8.调整以获得适当的预推挤张力

确保患者保持放松，保持肘部靠近身体两侧是很重要的。保持所有固定，在屈曲、伸展、侧屈或旋转时进行任何必要的改变，直到操作者能感到适当的张力和杠杆作用状态。患者不应该感到任何疼痛或不适。

9.推挤前即刻准备

必要时放松且调整操作者的平衡。保持抬头；向下看会阻碍推挤，并会导致与患者间尴尬的近距离。在操作者和患者都保持放松和不僵硬的情况下，可实现最佳且有效的 HVLA 推挤技术。否则，这便是实现有效弹响的常见阻碍。

10.施行推挤手法

在右侧 C4 关节柱上施加 HVLA 推挤。推挤的方向是向患者左肩的尾端，平行于骨突关节平面（图 8.67）。同时，向右增加一个轻微、快速的侧屈，但不要增加其旋转杠杆。这是一个 HVLA 的"轻弹式"推挤。左右手和

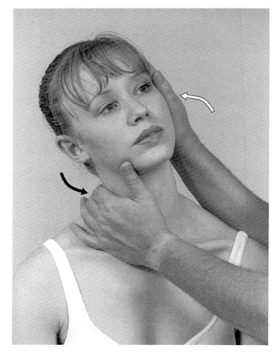

图 8.67　推挤的方向是向患者左肩的尾端，平行于骨突关节平面。

手臂之间的协调至关重要。

虽然推挤很快，但绝不能过度用力。其目的应该是使用必需的最小力来实现关节弹响。在推挤速度不足的情况下使用过大的幅度是一个常见的错误。

总结

颈椎 C2-7：下坡滑动手法

患者坐位

操作者站在一侧

- 受力点：右侧 C4 关节柱的侧面
- 施力点：操作者的手掌侧，近节或中节指骨
- 患者体位：坐位，颈部处于中立放松姿势
- 操作者体位：操作者站在患者左侧，双足略微分开（见图 8.65）
- 受力点触诊
- 固定受力点
- 推挤定位：直立站立，肘部靠近或稍微远离身体两侧。向患者施加向右侧屈的主要杠杆作用（见图 8.66）和小程度的向左旋转的次要杠杆作用。保持施力点和 C4 关节柱侧面之间的接触
  - 调整以获得适当的预推挤张力
  - 推挤前即刻准备：放松且调整操作者的平衡
  - 施行推挤手法：推挤朝向患者左肩的尾端。同时，操作者对患者头部和颈部向右施加一个轻微、快速的侧屈，但不要增加其左侧旋转杠杆（见图 8.67）。左右手和手臂之间的协调至关重要

8.14 颈胸椎 C7–T3

旋转滑动

患者俯卧位
操作者站在一侧

假设患者确诊了躯体功能障碍(S–T–A–R–T)，并且操作者希望使用平行于关节突平面的旋转滑动推挤，在T2–3节段处产生空化作用(图8.68和图8.69)。

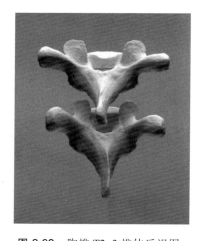

图 8.68 胸椎 T2–3 椎体后视图。

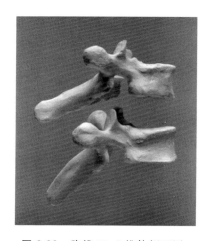

图 8.69 胸椎 T2–3 椎体侧面图。

关键词

※ 稳定性

● 施力点

➡ 推挤平面(操作者)

⇨ 身体运动方向(患者)

注：箭头的尺寸不是推力大小或推挤幅度的图示。

1.受力点

T3 棘突的右侧。

2.施力点

右手拇指。

3.患者体位

患者俯卧位，头颈部向左旋转，双臂悬

于治疗床边缘或靠在身体两侧(图 8.70)。在旋转体位，轻轻地将患者的头部移向右侧，以使头部适当侧弯，切勿弯曲过大。

4.操作者体位

操作者站在患者的右侧，面向患者，靠近治疗床头侧。

5.受力点触诊

找到 T3 棘突。操作者将右手的大拇指轻柔、稳固地抵在棘突的右侧。将右手的手指张开放在患者的右侧斜方肌上，指尖放在患者的右侧锁骨上 (图 8.71)。当操作者对 T3 施力时，要确保接触良好，不会从 T3 棘突上滑落。保持手势按压在受力点上。

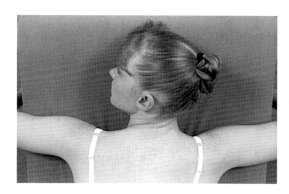

图 8.70 患者俯卧位，头颈部向左旋转，双臂悬于治疗床边缘。

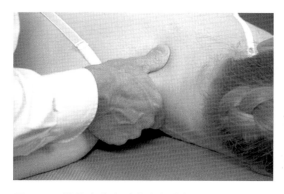

图 8.71 操作者将右手的大拇指轻柔、稳固地抵在棘突的右侧。右手的手指张开放在患者的右侧斜方肌上，指尖放在患者的右侧锁骨上。

6.推挤定位

操作者站在治疗床的一侧，把左手轻轻地放在患者头部的左侧。这只手将控制旋转和侧弯。加大患者头部和颈部向左旋转的力度，轻轻按压患者头部，直至受力点有紧张感。移动右前臂，使其与拇指共同对准 T3 棘突，并在肘部形成约 90°的角度(图 8.72)。

7.调整以获得适当的预推挤张力

确保患者保持放松。保持所有固定状态，对伸展、侧弯或旋转做出必要的改变，直到操作者感到适当的张力和杠杆作用状态。患者不应该感到任何疼痛或不适。通过改变受力点上左手压在患者头部和右手拇指之间的压力与作用的方向进行最终调整。

8.推挤前即刻准备

必要时放松且调整操作者的平衡。抬起头，确保接触牢固，身体姿势得到良好控制。

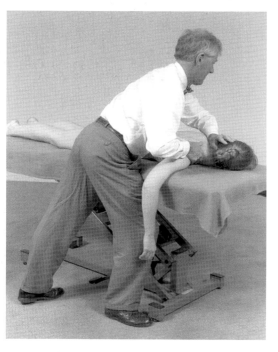

图 8.72 操作者移动右前臂，使其与拇指共同对准 T3 棘突，并在肘部形成约 90°的角度。

在操作者和患者放松且不僵硬的情况下,可实现最佳且有效的 HVLA 推挤技术。否则,这便是实现有效弹响的常见阻碍。

9.施行推挤手法

在患者的左肩关节方向上对 T3 棘突施加 HVLA 推挤。同时,操作者用左手向左稍快速地增加患者头部和颈部的旋转(图8.73)。推挤会引起 T3 椎骨的局部旋转,将力集中在 T2–3 节段。切勿用左手过分强调对患者头部的推挤。操作者的左手作为稳定杠杆,能够保持头部的位置,并抵抗施加在受力点上的推挤。推挤由肩部内收肌的快速收缩引起。

虽然推挤很快,但绝对不能过度用力。其目的应该是使用必需的最小力来实现关节弹响。在推挤速度不足的情况下使用过大的幅度是一个常见错误。

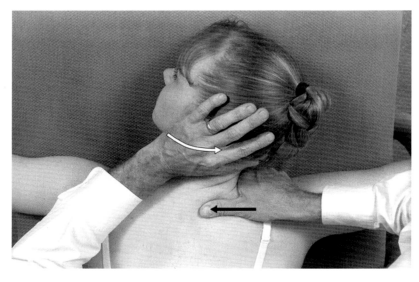

图 8.73　在患者的左肩关节方向上对 T3 棘突施加 HVLA 推挤。同时,操作者用左手向左稍快速地增加头部和颈部的旋转。

总结

颈胸椎 C7–T3：旋转滑动

　　患者俯卧位

　　操作者站在一侧

- 受力点：T3 棘突的右侧
- 施力点：右手拇指
- 患者体位：俯卧位，头部向左旋转，手臂悬挂在治疗床边缘或身体两侧（见图 8.70）。在旋转体位时，轻轻地将患者的头部向右移动，以使头部适当侧弯，切勿弯曲过大
- 操作者体位：操作者站在患者的右侧，面向治疗床的头侧
- 受力点触诊：将操作者的右手大拇指放在 T3 棘突的右侧。伸展右手的手指，使其停在患者的斜方肌和锁骨上（见图 8.71）
- 推挤定位：将左手放在患者头部的左侧。增加患者头部和颈部向左旋转的力度，直到在受力点有紧张感。移动右前臂，使其与拇指对准 T3 棘突，并在肘部形成约 90°的角度（见图 8.72）
- 调整以获得适当的预推挤张力
- 推挤前即刻准备：放松且调整操作者的平衡
- 施行推挤手法：推挤朝向患者的左肩关节。同时，用左手略微快速地使头部和颈部向左旋转（见图 8.73）。切勿用左手过度按压患者头部

8.15 颈胸椎 C7–T3

旋转滑动

患者俯卧位
操作者站于治疗床头侧

假设患者确诊了躯体功能障碍(S–T–A–R–T),并且操作者希望使用平行于关节突平面的旋转滑动推挤,在 T2–3 节段处产生空化作用(图 8.74 和图 8.75)。

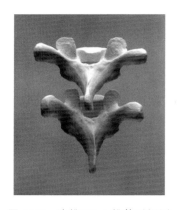

图 8.74 胸椎 T2–3 椎体后视图。

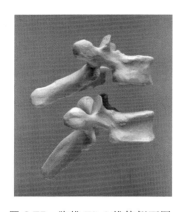

图 8.75 胸椎 T2–3 椎体侧面图。

关键词

※ 稳定性

● 施力点

➡ 推挤平面(操作者)

⇨ 身体运动方向(患者)

注:箭头的尺寸不是推力大小或推挤幅度图示。

1. 受力点

左侧 T3 横突。

2. 施力点

左手小鱼际隆起处。

3. 患者体位

患者俯卧位,颈部靠在治疗床上,手臂

悬挂在治疗床边缘或靠在身体两侧。轻轻抬起患者的颏部并向右移动,向右移动的同时轻微侧弯(图 8.76)。侧弯力度不能过大。

4.操作者体位

操作者站于治疗床头侧,尽量保持直立,以避免俯身于患者上方而限制推挤手法的施展和推力的传递。

5.受力点触诊

受力点定位在左侧 T3 横突。将左手小鱼际隆起处轻柔但牢固地放在左侧 T3 横突。向患者下肢和治疗床合并方向施加推力以对抗 T3 横突,要确保接触良好,并且手不会在皮肤或浅表肌肉组织上打滑。手的位置要保持在受力点上。

6.推挤定位

操作者保持站在治疗床头侧,将右手轻柔地放在患者头部和颈部左侧,手指朝向患者的右肩。在保持向右侧弯的同时(前文已介绍),用右手向患者头部和颈部的左侧轻轻推挤, 并逐渐向左旋转颈椎和上胸椎(图 8.77)。维持原有的固定和压力,完成患者头部和颈部的旋转,直到左手小鱼际隆起处感到紧张为止。操作过程始终紧靠受力点。

7.调整以获得适当的预推挤张力

确保患者保持放松。保持所有固定,在伸展、侧弯或旋转时进行任何必要的改变,直到操作者感到适当的张力和杠杆状态。患者不应感到任何疼痛或不适。通过改变右手对患者头部和颈部的压力和方向,以及改变左手小鱼际对受力点的压力和方向, 做出最后的调整。

8.推挤前即刻准备

必要时放松且调整操作者的平衡,昂首抬头并确保受力点的稳固和自身的可控性。如果操作者和患者都处在放松的状态,就能实现最佳且有效的 HVLA 推挤。这也是实现有效弹响的常见阻碍。

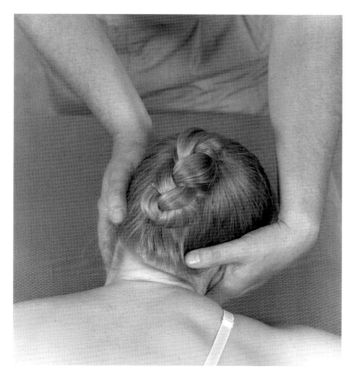

图 8.76 操作者轻轻抬起患者的颏部并向右移动,向右移动的同时轻微侧弯。

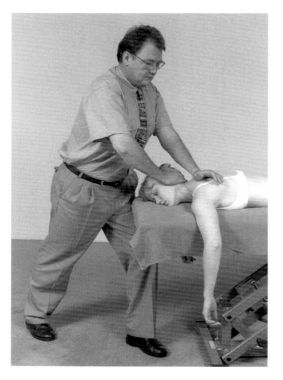

图 8.77   操作者用右手向患者头部和颈部的左侧轻轻推挤,并逐渐向左旋转颈椎和上胸椎。

9.施行推挤手法

在向下朝向治疗床及患者左腋窝的方向上对左侧 T3 横突施加 HVLA 推挤。同时,操作者用右手轻微、快速地向左旋转患者的头部和颈部(图 8.78)。推力使 T3 椎体局部发生旋转,并将力集中在 T2-3 节段。操作者右手稳定杠杆并保持患者头部和颈椎的位置,以抵抗施加在受力点上的推力。推力由肱三头肌、肩内收肌和内旋肌的快速收缩引起。

虽然推挤很快,但绝不能过度用力。其目的应该是使用必需的最小力来实现关节弹响。在推挤速度不足的情况下使用过大的幅度是一个常见的错误。

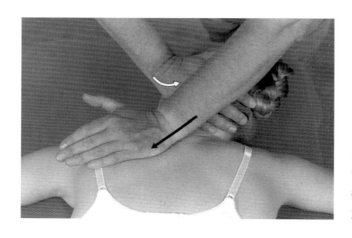

图 8.78   在向下朝向治疗床及患者左腋窝的方向上对左侧 T3 横突施加 HVLA 推挤。同时,操作者用右手轻微、快速地向左旋转患者的头部和颈部。

总结

颈胸椎 C7–T3：旋转滑动

患者俯卧位

操作者站于治疗床头侧

- 受力点：左侧 T3 横突
- 施力点：左手小鱼际隆起处
- 患者体位：俯卧位，颏部靠在治疗床上，手臂悬挂在治疗床边缘或靠在身体两侧。向右移动的同时轻轻侧弯（见图 8.76）。侧弯力度不能过大
- 操作者体位：操作者站在治疗床头侧，双足略微分开
- 受力点触诊：将左手小鱼际隆起对准左侧 T3 横突
- 推挤定位：右手放在患者头部和颈部的左侧。再用右手向患者头部和颈部的左侧施加推挤力，使颈椎和上胸椎向左旋转，直到受力点感到紧张为止（见图 8.77）
- 调整以获得适当的预推挤张力
- 推挤前即刻准备：放松且调整操作者的平衡
- 施行推挤手法：推挤朝向患者的左腋窝和向下朝向治疗床的方向。同时，用右手向左轻微、快速地旋转患者的头部和颈部（见图 8.78）。操作者不得用右手过度推挤患者头部

8.16　颈胸椎 C7–T3

旋转滑动

患者俯卧位
操作者站于治疗床头侧——变化

假设患者确诊了躯体功能障碍(S–T–A–R–T),并且操作者希望使用平行于关节突平面的旋转滑动推挤,在 T2–3 节段处产生空化作用(图 8.79 和图 8.80)。

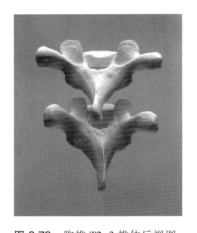

图 8.79　胸椎 T2–3 椎体后视图。

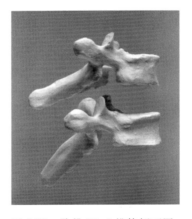

图 8.80　胸椎 T2–3 椎体侧面图。

关键词

※ 稳定性

● 施力点

➡ 推挤平面(操作者)

⇨ 身体运动方向(患者)

注:箭头的尺寸不是推力大小或推挤幅度的图示。

1.受力点

左侧 T3 横突。

2.施力点

左手小鱼际隆起处。

3.患者体位

患者俯卧位,颈部靠在治疗床上,手臂

悬挂在治疗床边缘或靠在身体两侧。旋转体位，操作者轻轻地将患者的头部移向右侧，适当侧弯(图 8.81)。

4.操作者体位

操作者站于治疗床头侧的右方，双足略微分开。尽量保持直立，以避免俯身于患者上方而限制推挤手法的施展和推力的传递。

5.受力点触诊

受力点定位在左侧 T3 横突。将左手小鱼际隆起处轻柔但牢固地放在左侧 T3 横突。向患者下肢和治疗床合并方向施加推力以对抗 T3 横突，要确保接触良好，并且手不会在皮肤或浅表肌肉组织上打滑。手的位置要保持在受力点上。

6.推挤定位

操作者保持站立在治疗床头侧，将右手轻柔地放在患者头部和颈部的左侧，手指朝向治疗床。在保持向右侧弯的同时(前文已

介绍)，用右手向患者头部和颈部的左侧轻轻推挤，并逐渐向左旋转颈椎和上胸椎(图 8.82)。维持原有的固定和压力，完成患者头部和颈部的旋转，直到左手小鱼际隆起处感到紧张为止。操作过程始终紧靠受力点。

7.调整以获得适当的预推挤张力

确保患者保持放松。保持所有固定，在弯曲、伸展、侧弯或旋转时进行任何必要的改变，直到操作者能感到适当的张力和杠杆状态。患者不应感到任何疼痛或不适。通过改变右手对患者头部和颈部的压力和方向，以及改变左手小鱼际对受力点的压力和方向，做出最后的调整。

8.推挤前即刻准备

必要时放松且调整操作者的平衡，昂首

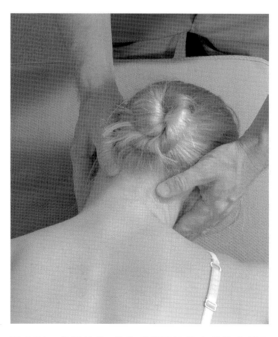

图 8.81　旋转体位，操作者轻轻地将患者的头部移向右侧，适当侧弯。

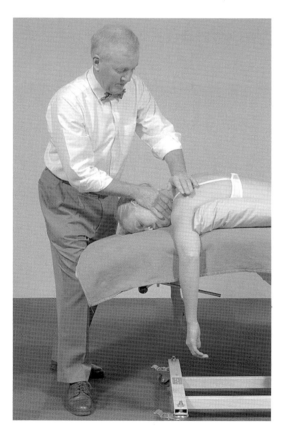

图 8.82　操作者用右手向患者头部和颈部的左侧轻轻推挤，并逐渐向左旋转颈椎和上胸椎。

抬头并确保受力点的稳固和自身的可控性。如果操作者和患者都处在放松的状态,就能实现最佳且有效的 HVLA 推挤。这也是实现有效弹响的常见阻碍。

9.施行推挤手法

在向下朝向治疗床及患者左腋窝的方向上对左侧 T3 横突施加 HVLA 推挤。同时,操作者用右手轻微、快速地向左旋转患者的头部和颈部(图 8.83)。推力使 T3 椎体局部发生旋转,并将力集中在 T2-3 节段。操作者不能用右手过度地顶住患者的头部和颈部。操作者右手稳定杠杆并保持患者头部和颈部的位置,以抵抗施加在受力点上的推力。推力由三头肌、肩内收肌和内旋肌的快速收缩所引起。

虽然推挤很快,但绝不能过度用力。其目的应该是使用必需的最小力来实现关节弹响。在推挤速度不足的情况下使用过大的幅度是一个常见的错误。

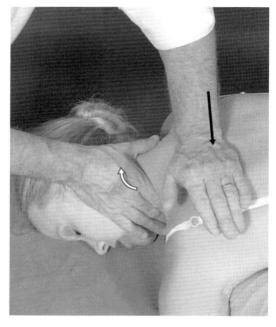

图 8.83　在向下朝向治疗床及患者左腋窝的方向上对左侧 T3 横突施加 HVLA 推挤。同时,操作者用右手轻微、快速地向左旋转患者的头部和颈部。

总结

颈胸椎 C7-T3:旋转滑动

患者俯卧位

操作者站于治疗床头侧

● 受力点:左侧 T3 横突

● 施力点:左手小鱼际隆起处

● 患者体位:俯卧位,颈部靠在治疗床上,手臂悬挂在治疗床边缘或靠在身体两侧。向右移动的同时轻轻侧弯(见图 8.81),不要过度侧弯

● 操作者体位:操作者站在治疗床头侧的右方,双足略微分开

● 受力点触诊:将左手小鱼际隆起放在患者左侧 T3 横突

● 推挤定位:用右手向患者头部和颈部的左侧施加推挤力,手指方向朝向治疗床。再用右手向患者头部和颈部的左侧施加推挤力,使颈椎和上胸椎向左旋转,直到受力点感到肌肉紧张为止(见图 8.82)

●● 调整以获得适当的预推挤张力

●● 推挤前即刻准备:放松且调整操作者的平衡

●● 施行推挤手法:推挤朝向患者的左腋窝且向下朝向治疗床的方向。同时,用右手向左轻微、快速地旋转患者的头部和颈部(见图 8.83)。操作者不得用右手过度推挤患者头部

8.17 颈胸椎 C7–T3

侧屈滑动

患者坐位

假设患者确诊了躯体功能障碍(S–T–A–R–T),并且操作者希望使用平行于关节突平面的侧屈滑动推挤,在T2–3节段处产生空化作用(图8.84和图8.85)。

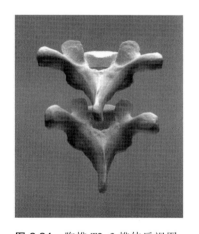

图 8.84 胸椎 T2–3 椎体后视图。

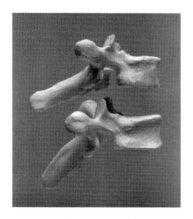

图 8.85 胸椎 T2–3 椎体侧面图。

关键词

※ 稳定性

● 施力点

➡ 推挤平面(操作者)

⇨ 身体运动方向(患者)

注:箭头的尺寸不是推力大小或推挤振幅的图示。

1.受力点

T2 棘突的左侧。

2.施力点

左手拇指。

3.患者体位

患者坐位,背对着操作者。

4.操作者体位

操作后站在患者背后。

5.受力点触诊

受力点定位到 T2 棘突。操作者左手拇指轻柔但牢固地按在棘突左侧。张开左手的手指,把手放在患者的左斜方肌上,同时将指尖放在患者的左锁骨上(图 8.86)。确保接触良好,当操作者对患者的 T2 棘突施加力时不会从棘突上滑落,保持这个受力点。

6.推挤定位

操作者站在患者身后,将右手和前臂放置在患者头部和颈部的右侧,然后将手掌轻柔地搭在患者头顶上方(图 8.87)。确保操作者的前臂位置在患者耳部的前上方。这只手主要起旋转和侧弯的作用。

操作者用左手将患者的躯干向左轻微旋转,同时用右手将患者头部和颈部向右旋转,直到在受力点感到紧张感(图 8.88)。利用患者的身体重量向右略降低,让颈椎轻微向左侧弯。保持患者头部在骶骨上方居中,右臂紧靠患者头部右侧并把颈部向左侧弯曲。增加头顶压力使力达到 T2-3 节段。确保操作者的施力拇指与左前臂成一

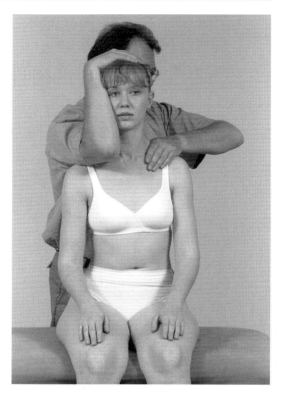

图 8.87   操作者站在患者身后,将右手和前臂放置在患者头部和颈部的右侧,然后将手掌轻柔地搭在患者头顶上方。

条直线。

7.调整以获得适当的预推挤张力

确保患者保持放松状态。保持所有固定,在伸展、侧弯或旋转时做出任何必要的调整,直到操作者能感到适当的张力和杠杆状态。患者不应感到任何不适或疼痛。操作者通过平衡左手与受力点之间的压力和力的方向,以及右手与前臂和患者头颈部之间的压力和力的方向,进行最终的调整。

8.推挤前即刻准备

操作者在必要时保持放松并调整好自身的平衡,挺胸抬头并确保受力点的稳固和身体良好的可控性。如果操作者和患者都处在放松且不僵硬的状态,就能实现最佳且有效的 HVLA 推挤。这也是实现有效弹响的常

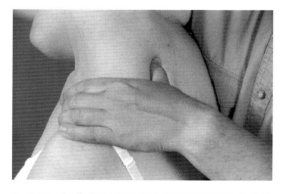

图 8.86   操作者左手拇指轻柔但牢固地接在棘突左侧。张开左手的手指,把手放在患者的左斜方肌上,同时将指尖放在患者的左锁骨上。

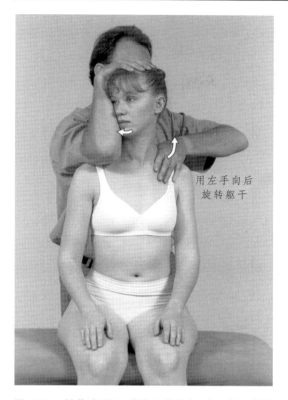

用左手向后
旋转躯干

图 8.88　操作者用左手将患者的躯干向左轻微旋转，同时用右手将患者头部和颈部向右旋转，直到在受力点感到紧张感。

见阻碍。

9.施行推挤手法

朝向患者右侧腋窝方向对 T2 棘突的左侧施加 HVLA 推挤。同时，操作者用右臂稍微增加患者头部和颈部向左侧弯的力（图8.89）。T2 棘突上的推力及 T2–3 节段左聚焦力轻微增加，并在该水平上引起弹响。推力由肩部内收肌迅速收缩引起。

虽然推挤很快，但绝不能过度用力。其目的应该是使用必需的最小力来实现关节弹响。在推挤速度不足的情况下使用过大的幅度是一个常见的错误。

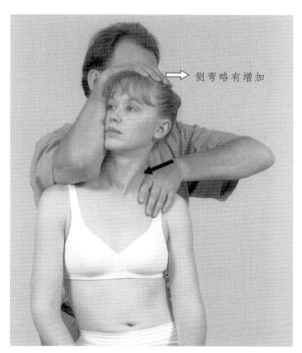

侧弯略有增加

图 8.89　朝向患者右侧腋窝方向对 T2 棘突的左侧施加 HVLA 推挤。同时，操作者用右臂稍微增加患者头部和颈部向左侧弯的力。

总结

颈胸椎 C7–T3:侧屈滑动

　患者坐位

- 受力点:T2 棘突的左侧
- 施力点:左手拇指
- 患者体位:坐位,背对着操作者
- 操作者体位:操作者站在患者背后
- 受力点触诊:操作者左手拇指放在患者 T2 棘突的左侧,张开左手其余手指放在患者的斜方肌和锁骨上(见图 8.86)
- 推挤定位:将右手和前臂放在患者头部和颈部右侧(见图 8.87)。用左手稍微向左旋转患者躯干,同时用右手向右旋转患者的头部和颈部(见图 8.88)。将患者颈椎向左侧弯曲,将力定位到 T2-3 节段。确保施力点拇指与左前臂成一条直线
- 调整以获得适当的预推挤张力
- 推挤前即刻准备:放松且调整操作者的平衡
- 施行推挤手法:推挤朝向患者的右侧腋窝。同时,向左侧稍快地侧弯患者的头部和颈部(见图 8.89)

8.18 颈胸椎 C7–T3

侧屈滑动

患者坐位

韧带肌筋膜定位

假设患者确诊了躯体功能障碍(S–T–A–R–T),并且操作者希望使用平行于关节突平面的侧屈滑动推挤,在 T2–3 节段处产生空化作用(图 8.90 和图 8.91)。

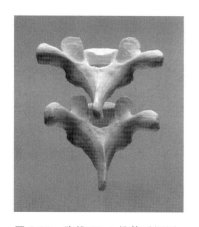

图 8.90 胸椎 T2–3 椎体后视图。

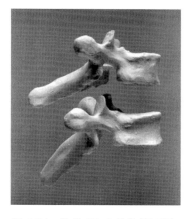

图 8.91 胸椎 T2–3 椎体侧面图。

关键词

※ 稳定性

● 施力点

➡ 推挤平面(操作者)

⇨ 身体运动方向(患者)

注:箭头的尺寸不是推力大小或推挤振幅的图示。

1.受力点

T2 棘突的左侧。

2.施力点

左手拇指。

3.患者体位

患者坐位,背对着操作者。

4.操作者体位

操作者站在患者背后。

5.受力点触诊

受力点定位到 T2 棘突。操作者左手拇指轻柔但牢固地按在此棘突的左侧。张开左手的手指，把手放在患者的左斜方肌上，同时将指尖放在患者的左锁骨上(图 8.92)。确保接触良好，当操作者在 T2 棘突施加推力时手不会在皮肤或浅表肌肉组织上打滑。手仍置于受力点上。

6.推挤定位

操作者站在患者身后，将右手和前臂放置在患者头部和颈部的右侧，然后将手掌轻柔地搭在患者头顶上方(图 8.93)。确保操作者的前臂位置在患者耳部的前上方。这只手主要起旋转和侧弯的作用。

操作者用右手将患者头部和颈部做少量伸展(图 8.94)。通过利用患者的身体重量向右略降低，让颈椎轻微向左侧弯。保持患者头部在骶骨上方居中，右臂紧靠患者头部右侧并把颈部向左侧弯曲。增加头顶压力使力达到 T2-3 节段。确保操作者的施力拇指与左前臂成一条直线。

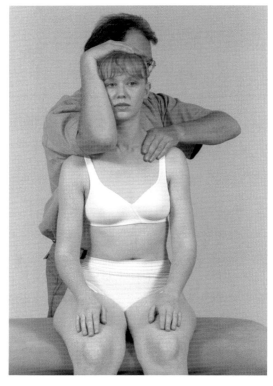

图 8.93   操作者站在患者身后,将右手和前臂放置在患者头部和颈部的右侧,然后将手掌轻柔地搭在患者头顶上方。

7.调整以获得适当的预推挤张力

确保患者保持放松状态。保持所有固定,在屈曲、伸展、侧弯或旋转时做出任何必要

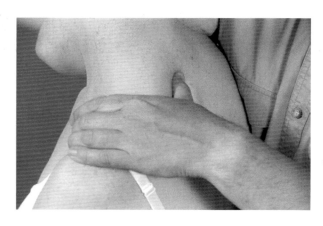

图 8.92   操作者左手拇指轻柔但牢固地按在 T2 棘突的左侧。张开左手的手指,把手放在患者的左斜方肌上,同时将指尖放在患者的左锁骨上。

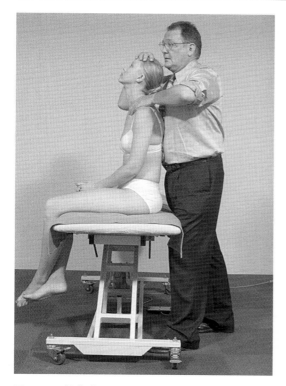

图 8.94　操作者用右手将患者头部和颈部做少量伸展。

的调整,直到操作者能感到适当的张力和杠杆状态。患者不应感到任何不适或疼痛。通过平衡左手与受力点之间的压力和力的方向,以及右手与前臂和患者头部和颈部之间的压力和力的方向,进行最终调整。

8.推挤前即刻准备

必要时放松且调整操作者的平衡,挺胸抬头并确保受力点的稳固和身体良好的可控性。如果操作者和患者都处在放松且不僵硬的状态,就能实现最佳且有效的 HVLA 推挤。这也是有效弹响实现的常见阻碍。

9.施行推挤手法

这项技术利用韧带肌筋膜定位,而不是

小关节并置锁定。这种方法通常更强调初级杠杆的作用,而不是小关节并置锁定技术。

朝患者右侧腋窝的方向对 T2 棘突的左侧施加 HVLA 推挤。同时,操作者用右臂增加患者头部和颈部向左侧弯的力(图 8.95)。T2 棘突上的推力和 T2-3 节段左聚焦力的轻微增加导致了弹响。推力由肩部内收肌的迅速收缩引起。

虽然推挤很快,但绝不能过度用力。其目的应该是使用必需的最小力来实现关节弹响。在推挤速度不足的情况下使用过大的幅度是一个常见的错误。

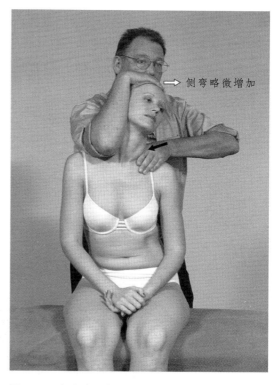

→ 侧弯略微增加

图 8.95　朝患者右侧腋窝的方向对 T2 棘突的左侧施加 HVLA 推挤。同时,操作者用右臂增加患者头部和颈部向左侧弯的力。

总结

颈胸椎 C7–T3：侧屈滑动

患者坐位

韧带肌筋膜定位

- 受力点：T2 棘突的左侧
- 施力点：左手拇指
- 患者体位：坐位，背对着操作者
- 操作者体位：操作者站在患者背后
- 受力点触诊：操作者左手拇指放在患者 T2 棘突的左侧，张开左手其余手指放在患者的斜方肌和锁骨上（见图 8.92）
- 推挤定位：将右手和前臂放置在患者头部和颈部右侧（见图 8.93）。用右手将患者头部和颈部做少量伸展（见图 8.94）。将患者颈椎向左侧弯曲，将力定位到 T2-3 节段。确保施力点拇指与左前臂成一条直线
- 调整以获得适当的预推挤张力
- 推挤前即刻准备：放松且调整操作者的平衡
- 施行推挤手法：推挤朝向患者的右侧腋窝。同时，向左侧稍快地侧弯患者的头部和颈部（见图 8.95）

8.19 颈胸椎 C7–T3

侧屈滑动

患者侧卧位

假设患者确诊了躯体功能障碍(S–T–A–R–T),并且操作者希望使用平行于关节突平面的侧屈滑动推挤,在 T2–3 节段处产生空化作用(图 8.96 和图 8.97)。

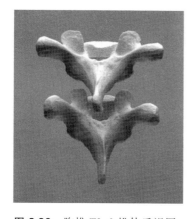

图 8.96 胸椎 T2–3 椎体后视图。

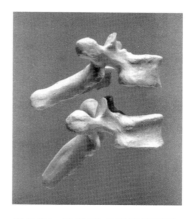

图 8.97 胸椎 T2–3 椎体侧面图。

关键词

※ 稳定性

● 施力点

➡ 推挤平面(操作者)

⇨ 身体运动方向(患者)

注:箭头的尺寸不是推力大小或推挤振幅的图示。

1.受力点

T2 棘突的右侧。

2.施力点

左手拇指。

3.患者体位

患者向左侧卧。弯曲膝关节,臀部保持

稳定。

4.操作者体位

操作者面向患者站立,将右臂轻柔地放在患者头部下方, 轻轻地分开手指环绕枕骨。现在头部应该置于右手臂弯内,上臂抵住患者的前额,前臂和手支撑头部和颈部。

5.受力点触诊

受力点定位到 T2 棘突。将左手拇指轻柔但牢固地按在棘突的右侧。操作者左手的四指张开紧靠拇指。操作者对棘突施加力的时候确保与之有良好的接触,不会打滑。保持在这个受力点,但不要用力按压,因为这样会使患者不舒服。

6.推挤定位

操作者用右臂将患者的头部和颈部向右弯曲,直到在受力点处感到紧张感。这个侧弯是通过操作者在右臂弯内轻柔地抬起并侧弯患者头部实现的(图 8.98)。

轻轻向左旋转颈椎,直到在受力点感到紧张感(图 8.99)。如有必要,可从胸部向患者肩带方向施加压力,以在推力前稳定住上半身。

7.调整以获得适当的预推挤张力

确保患者保持放松状态,并保持所有固定,在屈曲、伸展、侧弯或旋转时做出任何必要的调整,直到操作者能在受力点感适当的张力和杠杆状态。患者不应感到任何不适或疼痛。通过平衡左手与受力点之间的压力和力的方向,以及右手与前臂和患者头颈部之间的压力和力的方向,进行最终调整。

8.推挤前即刻准备

必要时放松且调整操作者的平衡。挺胸抬头并确保受力点的稳固和身体良好的可控性。如果操作者和患者都处在放松且不僵硬的状态,就能实现最佳且有效的 HVLA 推挤。这也是实现有效弹响的常见阻碍。

9.施行推挤手法

朝着患者左肩并向下朝着治疗床的方向在 T2 棘突上施加 HVLA 推挤。推挤伴随着操作者胸部同时向下施加力到患者的右肩带。同时,用右臂稍微增加患者头部和颈部向右侧弯的力(图 8.100)。T2 棘突上的推力和 T2-3 节段上右聚焦力轻微增加导致了弹响。应用推挤时切勿弯曲过度,因为这会导致患者身体的劳损和不适。

虽然推挤很快,但绝不能过度用力。其目的应该是使用必需的最小力来实现关节弹响。在推挤速度不足的情况下使用过大的幅度是一个常见的错误。

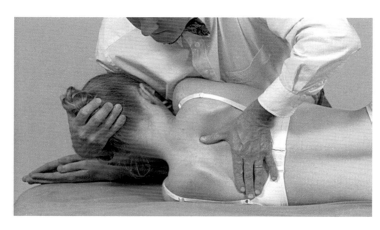

图 8.98　操作者用右臂将患者的头部和颈部向右弯曲,直到在受力点处感到紧张感。操作者在右臂弯内轻柔地抬起并侧弯患者头部。

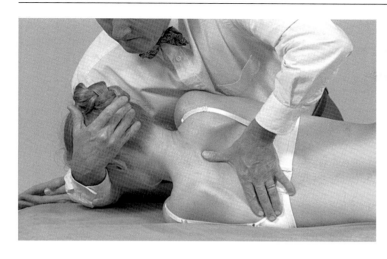

图 8.99　操作者轻轻向左旋转颈椎,直到在受力点感到紧张感。

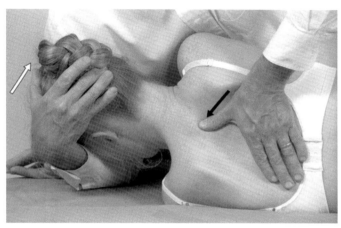

图 8.100　朝着患者左肩并向下朝着治疗床的方向在 T2 棘突上施加 HVLA 推挤。操作者用右臂稍微增加患者头部和颈部向右侧弯的力。

总结

颈胸椎 C7—T3:侧屈滑动

患者侧卧位

- 受力点:T2 棘突的右侧
- 施力点:左手拇指
- 患者体位:患者向左侧卧,弯曲膝关节,臀部保持稳定
- 操作者体位:操作者面向患者,将右臂放在患者头部下方,支撑患者的枕骨
- 受力点触诊:操作者左手拇指放在患者 T2 棘突的右侧
- 推挤定位:操作者的右臂把患者的头部和颈部向右侧弯(见图 8.98)。向左旋转患者颈椎,直到在受力点感到紧张感(见图 8.99)
- 调整以获得适当的预推挤张力
- 推挤前即刻准备:放松且调整操作者的平衡
- 施行推挤手法:推挤方向为患者左肩,向下朝向治疗床。推挤伴随着操作者的胸部向下施力于患者的右肩带。同时,用右臂轻微、快速地增加患者头部和颈部的侧弯(见图 8.100)。不要过度侧弯

8.20 颈胸椎 C7–T3

侧屈滑动

患者侧卧位

韧带肌筋膜定位

假设患者确诊了躯体功能障碍(S–T–A–R–T),并且操作者希望使用平行于关节突平面的侧屈滑动推力,在 T2–3 节段处产生空化作用(图 8.101 和图 8.102)。

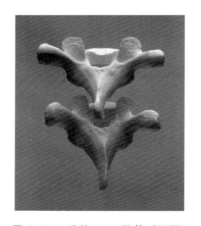

图 8.101 胸椎 T2–3 椎体后视图。

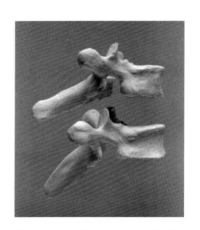

图 8.102 胸椎 T2–3 椎体侧面图。

关键词

※ 稳定性

● 施力点

➡ 推挤平面(操作者)

⇨ 身体运动方向(患者)

注:箭头的尺寸不是推力大小或推挤振幅的图示。

1.受力点

T2 棘突的右侧。

2.施力点

左手拇指。

3.患者体位

患者向左侧卧。弯曲膝关节,臀部以保持稳定性。

4.操作者体位

操作者面向患者站立,将右臂轻柔地放在患者头部下方,轻轻地分开手指环绕患者枕骨。现在患者的头部应置于操作者右手臂弯内,操作者上臂抵住患者前额,用前臂和手支撑患者的头部和颈部。

5.受力点触诊

受力点定位到 T2 棘突。将左手拇指轻柔但牢固地按在棘突的右侧。操作者左手的四指张开紧靠拇指,并将左前臂置于患者的胸椎和腰椎后侧。操作者对棘突施力时,确保与之有良好的接触而不会打滑。保持在这个受力点,但不要用力按压,因为这样会使患者不舒服。

6.推挤定位

操作者用右臂向后伸展患者的头部和颈部(图 8.103)。再向右慢慢侧弯,直到在受力点感到紧张感。这个侧弯是在操作者右臂弯内轻柔地抬起并侧弯患者的头部实现的(图 8.104)。

如有必要,可从胸部向患者肩带方向施加压力,以在推挤前稳定住上半身。

7.调整以获得适当的预推挤张力

确保患者保持放松状态,并保持所有支撑力,在屈曲、伸展、侧弯或旋转时做出任何

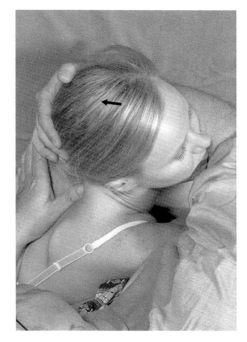

图 8.103 操作者用右臂向后伸展患者的头部和颈部。

必要的调整,直到操作者能在受力点感到适当的张力和杠杆状态。患者不应感到任何不适或疼痛。通过平衡操作者左手与受力点之间的压力和力的方向,以及操作者右手与前臂和患者头颈部之间的压力和力的方向,进行最终调整。

8.推挤前即刻准备

必要时放松且调整操作者的平衡。挺胸

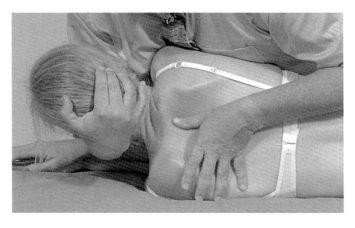

图 8.104 操作者在右臂内轻柔地抬起并向右慢慢侧弯患者头部,直到在受力点感到紧张感。

抬头并确保受力点的稳固和身体良好的可控性。如果操作者和患者都处在放松且不僵硬的状态,就能实现最佳且有效的 HVLA 推挤。这也是实现有效弹响的常见阻碍。

9.施行推挤手法

这项技术利用韧带肌筋膜定位,而不是小关节并置锁定。这种方法通常更强调初级杠杆的作用,而不是小关节并置锁定技术。

朝着患者左肩并向下朝着治疗床的方向在 T2 棘突上施加 HVLA 推挤。推挤伴随着操作者胸部同时向下施加力到患者的右肩带。同时,操作者用右臂稍微增加患者头颈部向右侧弯的力(图 8.105)。T2 棘突上的推力和 T2–3 节段的右聚焦力轻微增加导致了弹响。推挤时切勿弯曲过度,因为这会导致患者身体的劳损和不适。

虽然推挤很快,但绝不能过度用力。其目的应该是使用必需的最小力来实现关节弹响。在推挤速度不足的情况下使用过大的幅度是一个常见的错误。

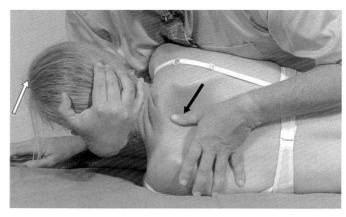

图 8.105　朝着患者左肩并向下朝着治疗床的方向在 T2 棘突上施加 HVLA 推挤。操作者用右臂稍微增加患者头颈部向右侧弯的力。

总结

颈胸椎 C7–T3:侧屈滑动

患者侧卧位

韧带肌筋膜定位

- 受力点:T2 棘突的右侧
- 施力点:左手拇指
- 患者体位:患者向左侧卧,弯曲膝关节,臀部以保持稳定性
- 操作者体位:操作者面向患者,将右臂放在患者头部下方,支撑患者的枕骨
- 受力点触诊:操作者左手拇指放在患者 T2 棘突的右侧
- 推挤定位:操作者用右臂伸展患者的头部和颈部(见图 8.103),再向右侧弯,直到受力点感到紧张感为止(见图 8.104)
- 调整以获得适当的预推挤张力
- 推挤前即刻准备:放松且调整操作者的平衡
- 施行推挤手法:推力方向为患者左肩,向下朝向治疗床。推挤伴随着操作者的胸部向下施力于患者的右肩带。同时,操作者用右臂稍微快速地增加患者头部和颈部的侧弯(见图 8.105)。不要过度侧弯

8.21 颈胸椎 C7-T3

伸展滑动

患者坐位

韧带肌筋膜定位

假设患者确诊了躯体功能障碍(S-T-A-R-T),并且操作者希望使用平行于关节突平面的伸展滑动推挤,在T2-3节段处产生空化作用(图 8.106 和图 8.107)。

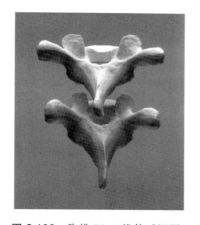

图 8.106 胸椎 T2-3 椎体后视图。

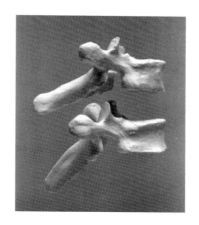

图 8.107 胸椎 T2-3 椎体侧面图。

关键词

※ 稳定性

● 施力点

➡ 推挤平面(操作者)

➪ 身体运动方向(患者)

注:箭头的尺寸不是推力大小或推挤幅度的图示。

1.受力点

(1)T3 棘突。

(2)患者前臂。

2.施力点

(1)在操作者的胸骨前,垫一个垫子或一小卷毛巾,贴在患者 T3 棘突上(图 8.108)。

(2)操作者的手放在患者的前臂上。

3.患者体位

患者坐位并把双臂自然地放在身体两侧。

4.操作者体位

操作者双足分开站在患者身后,一条腿放在另一条腿后面,稍微弯曲膝关节,以降低身体。

5.推挤定位

操作者用垫子或小卷毛巾将部分胸骨的推力牢固地抵靠在患者的 T3 棘突上。操作者的手放在患者的胸部和上臂之间,用以抓住患者的前臂(图 8.109)。操作者继续握住患者的前臂,并让患者将双手交叉在颈部后面(图 8.110)。操作者的前臂会接触患者的腋窝。操作者身体向前倾斜抵住患者的 T3 棘突,向前推动胸部,向后对患者的手臂

和腋窝施加收缩力。这些结合的动作将使患者的胸椎得到局部伸展。通过平衡不同的杠杆作用,可将张力局限在 T2-3 节段。保持所有支持力和压力,将患者向后移动,直到操作者体重在双足之间均匀分布。

6.调整以获得适当的预推挤张力

确保患者保持放松状态,并保持所有支撑力,在屈曲、伸展、侧弯或旋转时做出任何必要的调整, 直到在 T2-3 节段感到适当的张力和杠杆状态。患者不应感到任何不适或疼痛。通过足踝、膝关节、臀部和躯干的轻微运动来进行最后的调整。一个常见的错误是在最后的调整过程中对胸部和腋窝的压力消失。

7.推挤前即刻准备

必要时放松且调整操作者的平衡。挺胸

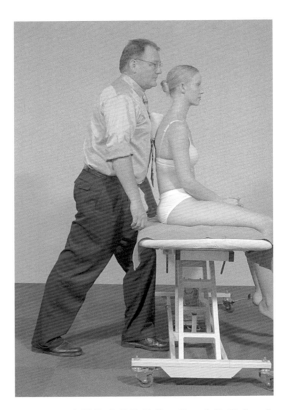

图 8.108　在操作者的胸骨前, 垫一个垫子或一小卷毛巾,贴在患者 T3 棘突上。

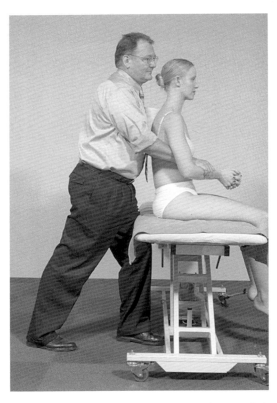

图 8.109　操作者的手放在患者的胸部和上臂之间,用以抓住患者的前臂。

抬头并确保受力点的稳固和身体良好的可控性。如果操作者和患者都处在放松且不僵硬的状态，就能实现最佳且有效的 HVLA 推挤。这也是难以实现有效弹响的常见阻碍。

8.施行推挤手法

这项技术利用韧带肌筋膜定位，而不是小关节并置锁定。这种方法通常更强调初级杠杆的作用，而不是小关节并置锁定技术。

患者的肩带和胸部现在连接成一个整体，可对其施加推挤。通过操作者的手和前臂向患者施加 HVLA 推挤。同时，通过胸骨将 HVLA 推挤直接向前推到 T3 棘突上（图8.111）。

虽然推挤很快，但绝不能过度用力。其目的应该是使用必需的最小力来实现关节弹响。常见的错误包括使用过大的振幅、推挤速度不足和将患者从治疗床上抬下来。在施行推挤手法时，必须特别注意不要让患者的手臂离开胸壁。这项技术有一些改进：

- 呼吸可使技术更有效。
- 应用一定程度的冲力往往是技术成功所必需的。

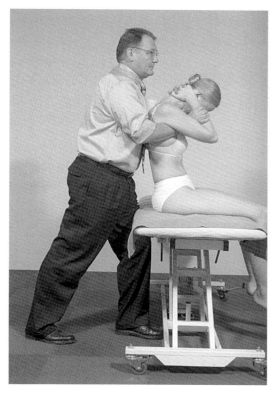

图 8.110　操作者握住患者的前臂，并让患者将双手交叉在颈部后面。

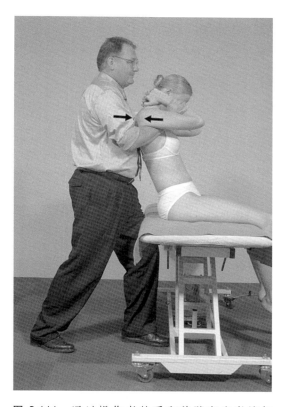

图 8.111　通过操作者的手和前臂向患者施加HVLA 推挤。同时，通过胸骨将 HVLA 推挤直接向前推到 T3 棘突上。

总结

颈胸椎 C7–T3:伸展滑动

　患者坐位

　韧带肌筋膜定位

- 受力点:
  - T3 棘突
  - 患者前臂

- 施力点:
  - 操作者胸骨作用于 T3 棘突上(见图 8.108)
  - 操作者的手作用于患者的前臂上

- 患者体位:坐位并把双臂自然地放在身体两侧

- 操作者体位:操作者双足分开站在患者身后,一条腿放在另一条腿后面,稍微弯曲膝关节,以降低身体

- 受力点触诊:操作者的手放在患者的胸部和上臂之间,用以抓住患者的前臂(见图 8.109)。操作者继续握住患者前臂,并让患者将双手交叉在颈部后面(见图 8.110)。操作者身体向前倾斜抵住患者 T3 棘突,向前推动胸部,向后对患者的手臂和腋窝施加收缩力。保持所有支持力和压力,将患者向后移动,直到操作者体重在双足之间均匀分布

- 调整以获得适当的预推挤张力

- 推挤前即刻准备:必要时放松并调整操作者的平衡

- 施行推挤手法:操作者的手臂向自身的方向推挤。同时,用胸骨直接向前抵住患者 T3 棘突(见图 8.111)

- 技术改进:
  - 呼吸可使技术更有效
  - 应用一定程度的冲力往往是技术成功所必需的

第 9 章

胸椎和胸腔

坐位和仰卧位推挤技术中患者的上半身定位

有多种上半身固定方式可供选择(图 9.1 至图 9.5)。为任何特定手法选择的固定方式是使操作者能有效地将力定位到患者脊柱或肋骨的特定部分，并以可控的方式传递 HVLA 推力。在选择最合适的固定方式时，患者的舒适度必须是一个主要考虑因素。

仰卧位推挤技术中操作者的低位手势

可采用的手势有很多种。为任何特定手法选择的手势使得操作者能有效地将力定位到患者脊柱或肋骨的特定部分，并以受控的方式传递 HVLA 推力。在选择最合适的手势时，患者的舒适度必须是一个主要考虑因素。

● 中立位手势(图 9.6)。

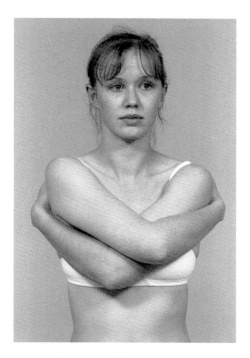

图 9.1　上半身固定方式一。

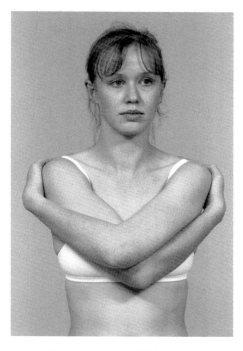

图 9.2　上半身固定方式二。

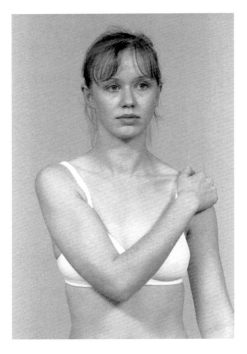

图 9.3　上半身固定方式三。

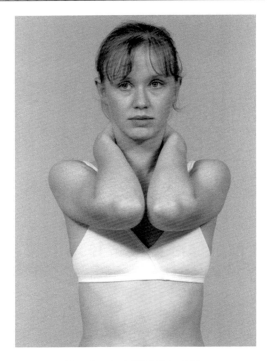

图 9.4　上半身固定方式四。

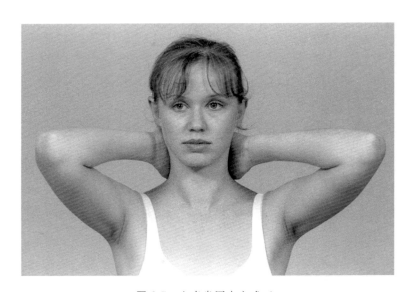

图 9.5　上半身固定方式五。

- 攥紧手势(图 9.7)。
- 半握拳手势(图 9.8)。
- 夹毛巾半握拳手势(图 9.9)。

- 握拳手势(图 9.10)。
- 夹毛巾握拳手势(图 9.11)。

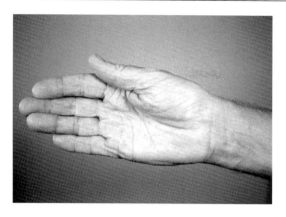

图 9.6　中立位手势。

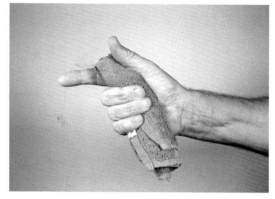

图 9.9　夹毛巾半握拳手势。

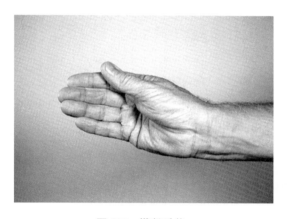

图 9.7　攥紧手势。

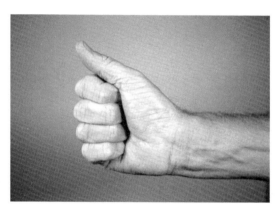

图 9.10　握拳手势。

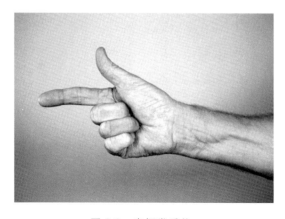

图 9.8　半握拳手势。

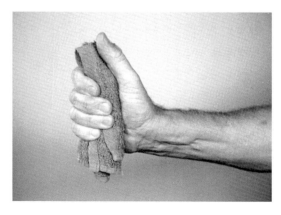

图 9.11　夹毛巾握拳手势。

9.1　胸椎 T4–9

伸展滑动

患者坐位
韧带肌筋膜定位

假设患者确诊了躯体功能障碍(S–T–A–R–T)，并且操作者希望使用平行于关节突平面的伸展滑动推挤手法，在 T5–6 阶段处产生空化作用(图 9.12 和图 9.13)。

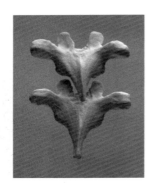

图 9.12　胸椎 T5–6 椎体后视图。

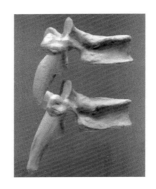

图 9.13　胸椎 T5–6 椎体侧面图。

关键词

※ 稳定性

● 施力点

➡ 推挤平面(操作者)

⇨ 身体运动方向(患者)

注:箭头的尺寸不是推力大小或推挤幅度的图示。

1.受力点

(1)T6 棘突。

(2)患者的肘部。

2.施力点

(1)操作者的胸骨抵着垫子或小卷毛巾，贴在患者的 T6 棘突上(图 9.14)。

(2)操作者弯曲手指、手掌和腕部，置于患者的肘部。

3.患者体位

患者双手交叉放在胸前，双手绕过肩部。

患者的手臂应该紧紧抱住身体,能舒适地够到肩部。

4.操作者体位

操作者站在患者的正后方,双足分开,一条腿放在另一条腿后面。微微弯曲膝关节,以降低身体。

5.推挤定位

操作者用胸骨紧紧抵着垫子或小卷毛巾,贴在患者的T6棘突上。操作者的手放在患者的肘部。向前倾斜,胸部的推挤部分抵住T6棘突(图9.15)。向患者折叠的手臂施加一个向后(压缩)、向上的力。这些组合运动使胸椎局部伸展。通过平衡不同的杠杆作用,张力可局限于T5-6节段。保持所有的固定支撑和压力,将患者向后拉,直到操作者

的体重均匀分布在双足之间。

6.调整以获得适当的预推挤张力

确保患者保持放松。保持所有姿势,在屈曲、伸展、侧屈或旋转时做出任何必要的调整,直到操作者能在T5-6节段感到适当的张力和杠杆状态。患者不应感到任何疼痛或不适。通过足踝、膝关节、臀部和躯干的轻微运动进行最后的调整。一个常见的错误是在最后的调整过程中失去了胸部压缩力。

7.推挤前即刻准备

必要时放松且调整操作者平衡。抬头以确保接触牢固,患者身体控制良好。如果操作者和患者都处在放松且不僵硬的状态,就可实现最佳且有效的HVLA推挤。这也是实现有效弹响的常见障碍。

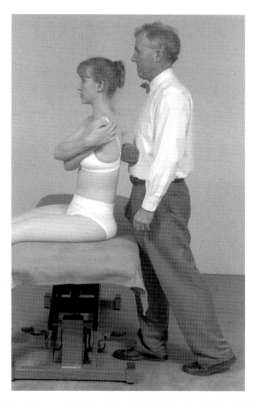

图9.14　操作者的胸骨抵着垫子或小卷毛巾,贴在患者的T6棘突上。

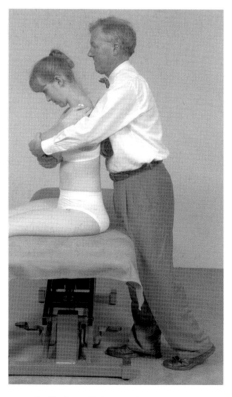

图9.15　操作者的手放在患者的肘部。向前倾斜,胸部的推挤部分抵住T6棘突。

8.施行推挤手法

这种手法使用韧带肌筋膜定位,而不是椎间关节对锁。这种手法通常比椎间关节对锁手法更强调主要杠杆作用的放大。

患者的肩带和胸部现在是一个整体,可对其施加向后上方的抱托手法。操作者的手向患者头部方向稍微向上施加 HVLA 推挤。同时,操作者的胸骨对患者的 T6 棘突直接向前施加 HVLA 推挤(图 9.16)。

虽然推挤很快,但绝不能过度用力。其目的应该是使用必需的最小力来实现关节弹响。在推挤速度不足的情况下使用过大的幅度是一个常见的错误。

这种手法有很多改进措施:

- 可应用不同的肩带支撑或固定。
- 呼吸的调节可使这种手法更有效。
- 一定程度的冲力往往是这种手法获得效果的必要条件。

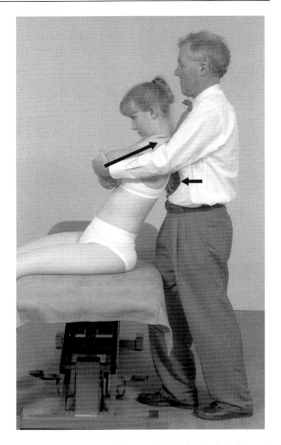

图 9.16　操作者的手向患者头部方向稍微向上施加 HVLA 推挤。同时,操作者的胸骨对患者的 T6 棘突直接向前施加 HVLA 推挤。

总结

胸椎 T4-9：伸展滑动

　　患者坐位

　　韧带肌筋膜定位

- 受力点：
  - T6 棘突
  - 患者的肘部
- 施力点：
  - 操作者的胸骨贴在患者的 T6 棘突上(见图 9.14)
  - 操作者弯曲手指、手掌和腕部，置于患者的肘部
- 患者体位：坐位，双臂交叉绕过胸前
- 操作者体位：操作者双足分开，径直站在患者身后，膝关节略微弯曲，一条腿放在另一条腿后面
- 推挤定位：操作者身体前倾，胸部的推挤部分抵住患者的 T6 棘突(见图 9.15)。向患者交叉折叠的手臂施加向后(压缩)和向上的力。保持所有的支撑和压力，将患者向后拉，直到操作者的体重在双足之间均匀分布
- 调整以获得适当的预推挤张力
- 推挤前即刻准备：放松并调整操作者的平衡
- 施行推挤手法：操作者的手臂施行手法的方向是朝着自己的方向并稍微向上。同时，操作者的胸骨直接向前推挤 T6 棘突(见图 9.16)
- 技术改进：
  - 可用不同的肩带支撑或固定
  - 呼吸的调节可使这种手法更有效
  - 一定程度的冲力往往是这种手法获得效果的必要条件

9.2 胸椎 T4-9

屈曲滑动

患者仰卧位
韧带肌筋膜定位

假设患者确诊了躯体功能障碍(S-T-A-R-T),并且操作者希望使用平行于骨突关节平面的屈曲滑动推挤手法,在T5-6节段处产生空化作用(图9.17和图9.18)。

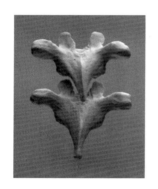

图 9.17 胸椎 T5-6 椎体后视图。

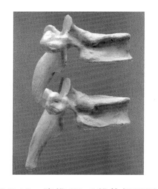

图 9.18 胸椎 T5-6 椎体侧面图。

关键词

＊稳定性
● 施力点
➡ 推挤平面(操作者)
⇨ 身体运动方向(患者)
注:箭头的尺寸不是推力大小或推挤幅度的图示。

1.受力点

(1)T6 横突。
(2)患者的肘部。

2.施力点

(1)操作者的右手手掌保持紧握的姿势。
(2)操作者的下胸骨或上腹部。

3.患者体位

患者仰卧位,双臂交叉在胸前,双手绕过肩部。患者的手臂应该紧紧抱住身体,能舒适地够到肩部(图9.19)。

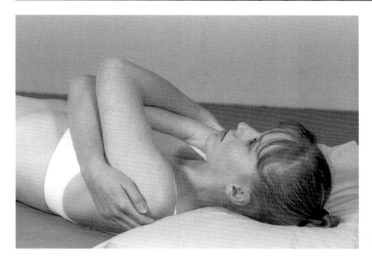

图 9.19 患者仰卧位,双臂交叉在胸前,双手绕过肩部。

4.操作者体位

操作者站在患者的右侧,并面向治疗床头侧。

5.推挤定位

操作者靠近患者并用左手抓住患者的左肩,然后将患者轻轻地拉向操作者。操作者右手定位患者的 T6 横突。现在操作者右手紧握的手掌放在患者的 T6 横突上(图 9.20)。

操作者保持右手压在患者的 T6 横突上,将患者翻至仰卧位。当患者接近仰卧位时,转移操作者的左手和前臂以支撑患者的头部、颈部和上胸椎(图 9.21)。

将患者完全翻至仰卧位。弯曲患者的头部、颈部和上胸椎,直到张力局限于 T5-6 节段。操作者靠近患者身体,将自己的下胸骨或上腹部置于患者的肘部。开始时,操作者的下胸骨或上腹部向下朝向治疗床的方向施加缓慢但有力的压力。保持向下的杠杆作用,产生与患者上臂相一致的力。通过平衡这些不同的杠杆作用,张力可局限于 T5-6 节段。

6.调整以获得适当的预推挤张力

确保患者保持放松。保持所有姿势,在屈曲、伸展、侧屈或旋转时做出任何必要的调整,直到操作者能在 T5-6 节段感到适当的张力和杠杆作用。患者不应感到任何疼痛或不适。

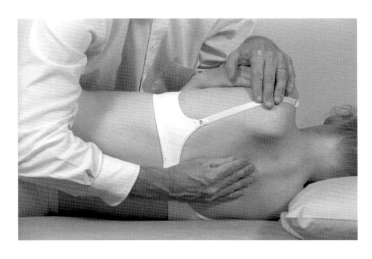

图 9.20 操作者靠近患者并用左手抓住患者的左肩,将患者轻轻地拉向操作者。操作者右手紧握的手掌定位患者的 T6 横突上。

通过足踝、膝关节、臀部和躯干的轻微运动进行后的调整。一个常见的错误是在最后的调整过程中失去了胸部压缩力。

7.推挤前即刻准备

必要时放松且调整操作者的平衡。确保操作者和患者的身体接触牢固，以使患者的头部、颈部和上胸椎得到很好的控制和保护。如果操作者和患者都处在放松且不僵硬的状态，就可实现最佳且有效的 HVLA 推挤手法。这也是实现有效弹响的常见阻碍。

8.施行推挤手法

这种手法使用韧带肌筋膜定位，而不是椎间关节对锁。这种手法通常比椎间关节对锁手法更强调主要杠杆作用的放大。

患者的肩带和胸部现在是一个整体，可对其施行手法。操作者的下胸骨或上腹部向下方朝着治疗床头侧方向施加 HVLA 推挤。同时，操作者的右手以向上朝着治疗床尾侧的方向对横突施加 HVLA 推挤(图 9.22)。

一个常见的错误是通过患者的肩带增加推力，而失去了对横突的推挤。接触 T6 横突的手必须主动参与推力的产生。

虽然推挤很快，但绝不能过度用力。其目的应该是使用必需的最小力来实现关节弹响。在推挤速度不足的情况下使用过大的幅度是一个常见的错误。

这种手法有很多改进措施：

- 可应用不同的肩带支撑或固定。
- 可选择不同的作用位置。
- 呼吸的调节可使这种手法更有效。

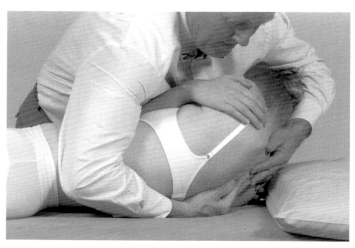

图 9.21　操作者保持右手压在患者的 T6 横突上，将患者翻至仰卧位。当患者接近仰卧位时，转移操作者的左手和前臂以支撑患者的头部、颈部和上胸椎。

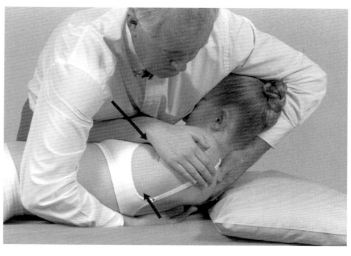

图 9.22　操作者的下胸骨或上腹部向下方朝着治疗床头侧方向施加 HVLA 推挤。同时，操作者的右手以向上朝着治疗床尾侧的方向对横突施加 HVLA 推挤。

总结

胸椎 T4-9：屈曲滑动

患者仰卧位

韧带筋膜定位

- 受力点：
  - T6 横突
  - 患者的肘部
- 施力点：
  - 操作者的右手手掌保持紧握的姿势
  - 操作者的下胸骨或上腹部
- 患者体位：仰卧位，双臂交叉绕在胸前（见图 9.19）
- 操作者体位：操作者站在患者的右侧，并面向治疗床头侧
- 推挤定位：操作者靠近患者并用左手抓住患者的左肩，然后轻轻地拉向操作者。操作者用右手定位患者的 T6 横突，现在操作者右手紧握的手掌放在患者的 T6 横突上（见图 9.20）。将患者翻至仰卧位。当患者接近仰卧位时，操作者转移左手和前臂以支撑患者的头部、颈部和上胸椎（见图 9.21）。将患者完全翻至仰卧位。弯曲患者的头部、颈部和上胸椎，直到张力局限于 T5-6 节段。操作者的下胸骨或上腹部朝着治疗床向下方用力按压。保持这种向下的杠杆作用，沿着患者的上臂向患者头部施加力
  - 调整以获得适当的预推挤张力
  - 推挤前即刻准备：必要时放松且调整操作者的平衡
  - 施行推挤手法：推挤手法的方向是操作者的下胸骨或上腹部朝着治疗床向下和头侧方向。同时，操作者的右手以向上和尾侧的方向对横突施加 HVLA 推挤（见图 9.22）。接触 T6 横突的手必须积极参与推力的产生
  - 技术改进：
    - 可应用不同的肩带支撑或固定
    - 可选择不同的作用位置
    - 呼吸的调节可使这种手法更有效

9.3 胸椎 T4-9

旋转滑动

患者仰卧位
韧带肌筋膜定位

假设患者确诊了躯体功能障碍(S-T-A-R-T),并且操作者希望使用平行于骨突关节平面的旋转滑动推挤手法,在T5-6节段处产生空化作用(图9.23和图9.24)。

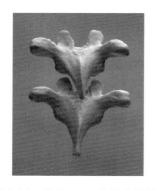

图 9.23 胸椎 T5-6 椎体后视图。

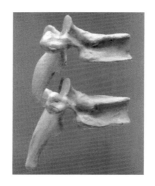

图 9.24 胸椎 T5-6 椎体侧面图。

关键词

※ 稳定性

● 施力点

➡ 推挤平面(操作者)

⇨ 身体运动方向(患者)

注:箭头的尺寸不是推力大小或推挤幅度的图示。

1.受力点

(1)T6 左侧横突。

(2)患者的肘部和左前臂。

2.施力点

(1)操作者的右手手掌保持紧握的姿势。

(2)操作者的下胸骨或上腹部。

3.患者体位

患者仰卧位,双臂交叉在胸前,双手绕过肩部,左臂置于右臂之上(图9.25)。患者手臂应该紧紧抱住身体,能舒适地够到肩部。

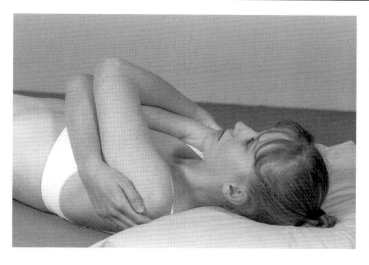

图 9.25 患者仰卧位，双臂交叉在胸前，双手绕过肩部，左臂置于右臂之上。

4.操作者体位

操作者站在患者的右侧，并面向治疗床头侧。

5.推挤定位

操作者靠近患者并用左手抓住患者的左肩，然后将患者轻轻地拉向操作者（图9.26）。操作者右手定位于患者的 T6 横突。现在操作者右手大鱼际隆起处置于患者的 T6 左侧横突上(图9.27)。

操作者保持与患者 T6 左侧横突的接触，将患者向后推至仰卧位。将下胸骨或上腹部放在患者的肘部和左前臂上(图9.28)。

开始时，操作者的下胸骨或上腹部向下朝向治疗床的方向施加缓慢但有力的压力。保持向下的杠杆作用，通过沿着患者左上臂的方向将力引向患者的左肩，使患者的上胸部向左旋转。通过平衡这些不同的杠杆作用，张力可局限于 T5–6 节段。

6.调整以获得适当的预推挤张力

确保患者保持放松。保持所有姿势，在屈曲、伸展、侧屈或旋转时做出任何必要的调整，直到操作者能在 T5–6 节段感到适当的张力和杠杆状态。患者不应该感到任何的疼痛

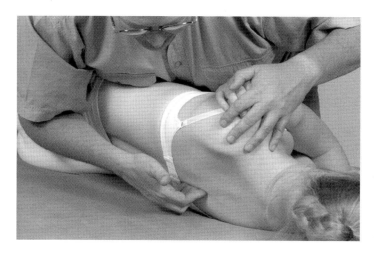

图 9.26 操作者靠近患者并用左手抓住患者的左肩，然后将患者轻轻地拉向操作者。

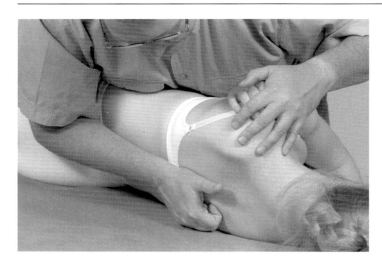

图 9.27　操作者右手大鱼际隆起处置于患者的 T6 左侧横突上。

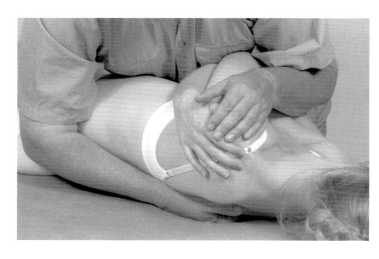

图 9.28　操作者保持与患者 T6 左侧横突的接触，将患者向后推至仰卧位。将下胸骨或上腹部放在患者的肘部和左前臂上。

或不适。通过足踝、膝关节、臀部和躯干的轻微运动进行最后的调整。一个常见的错误是在最后的调整过程中失去了胸部压缩力。

7.推挤前即刻准备

必要时放松且调整操作者平衡。抬头并确保操作者和患者的身体接触牢固。如果操作者和患者都处在放松且不僵硬的状态，就可实现最佳且有效的 HVLA 推挤手法。这也是实现有效弹响的常见阻碍。

8.施行推挤手法

这种手法使用韧带肌筋膜定位，而不是椎间关节对锁。这种手法通常比椎间关节对锁手法更强调主要杠杆作用的放大。

患者的肩带和胸部现在是一个整体，可对其施行手法。操作者的下胸骨或上腹部向下方朝着治疗床头侧方向，沿着患者的左上臂施加 HVLA 推挤。同时，操作者右手大鱼际隆起处以向上的方向对 T6 左横突施加 HVLA 推挤(图 9.29)。这个推力是由操作者的右前臂快速旋转产生的。

一个常见的错误是通过患者的肩带实施推挤，而牺牲了对患者左横突的推挤。接触 T6 横突的手必须主动参与推力的产生。

虽然推挤很快，但绝不能过度用力。其目

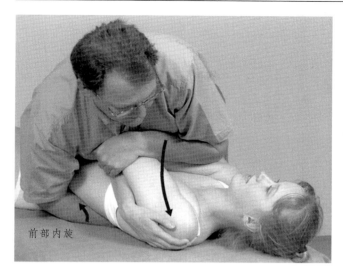

前部内旋

图 9.29　操作者的下胸骨或上腹部向下方朝着治疗床头侧方向,沿着患者的左上臂施加 HVLA 推挤。同时,操作者右手大鱼际隆起处以向上的方向对 T6 左横突施加 HVLA 推挤。

的应该是使用必需的最小力来实现关节弹响。在推挤速度不足的情况下使用过大的幅度是一个常见的错误。

　　这种手法有很多改进措施:

- 可应用不同的肩带支撑或固定。
- 可选择不同的作用位置。
- 呼吸的调节可使这种手法更有效。

总结

胸椎 T4-9：旋转滑动

　　患者仰卧位

　　韧带肌筋膜定位

- 受力点：
  - T6 左侧横突
  - 患者的肘部和左前臂
- 施力点：
  - 操作者的右手手掌保持紧握的姿势
  - 操作者的下胸骨或上腹部
- 患者体位：仰卧位，双臂交叉绕在胸前(见图 9.25)
- 操作者体位：操作者站在患者的右侧，并面向治疗床头侧
- 推挤定位：操作者用左手抓住患者的左肩，然后将患者轻轻地拉向操作者(见图 9.26)。操作者用右手定位于患者的 T6 横突。现在操作者右手大鱼际隆起处置于患者的 T6 左侧横突上(见图 9.27)。将患者向后推至仰卧位，将下胸骨或上腹部放在患者的肘部和左前臂上(见图 9.28)。操作者的下胸骨或上腹部向下朝向治疗床的方向缓慢用力。保持这种向下的杠杆作用，通过沿着患者左上臂的方向将力引向患者的左肩，使患者的上胸部向左旋转
- 调整以获得适当的预推挤张力
- 推挤前即刻准备：必要时放松且调整操作者的平衡
- 施行推挤手法：推挤的方向是向下朝向治疗床的方向，并通过操作者的下胸骨或上腹部与患者的左上臂成一条直线。同时，操作者的右鱼大际隆起处向上推挤 T6 左侧横突(见图 9.29)。推力是由操作者的右前臂快速内旋产生的。接触 T6 横突的手必须主动参与推力的产生
- 技术改进：
  - 可应用不同的肩带支撑或固定
  - 可选择不同的作用位置
  - 呼吸的调节可使这种手法更有效

9.4　胸椎 T4-9

旋转滑动

患者俯卧位

短杠杆技术

假设患者确诊了躯体功能障碍(S-T-A-R-T),并且操作者希望使用平行于骨突关节平面的旋转滑动推挤手法,在 T5-6 节段处产生空化作用(图 9.30 和图 9.31)。

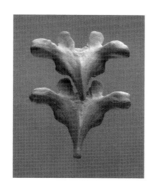

图 9.30　胸椎 T5-6 椎体后视图。

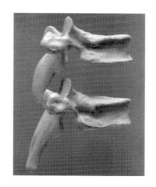

图 9.31　胸椎 T5-6 椎体侧面图。

关键词

※ 稳定性

● 施力点

➡ 推挤平面(操作者)

⇨ 身体运动方向(患者)

注:箭头的尺寸不是推力大小或推挤幅度的图示。

1.受力点

　　T5 横突(右侧施力点)和 T6 横突(左侧施力点)。

2.施力点

　　双手的小鱼际隆起处。

3.患者体位

　　患者俯卧位,头部和颈部处于舒适的位置,手臂垂在治疗床边缘。

4.操作者体位

操作者站在患者左侧,双足略微分开,面向患者。尽可能站直,以避免俯身于患者上方而限制推挤技术的实施和推力的传递。

5.受力点触诊

有许多不同的方法来施行这项技术。定位 T5 和 T6 的横突就是方法之一。操作者将右手小鱼际隆起处紧紧地抵靠在患者的 T5 左侧横突(图 9.32);将左手小鱼际隆起处抵靠在患者的 T6 右侧横突上(图 9.33)。操作者确保接触牢固,并且当对横突施加向下、尾侧或头侧的推力时,不会在皮肤或浅表肌肉组织上打滑。保持这些受力点。

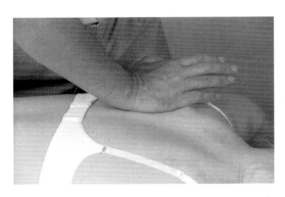

图 9.32 操作者将右手小鱼际隆起处紧紧地抵靠在患者的 T5 左侧横突。

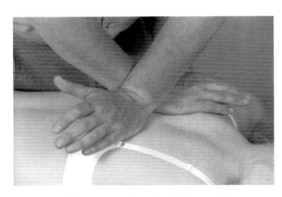

图 9.33 操作者将左手小鱼际隆起处抵靠在患者的 T6 右侧横突。

6.推挤定位

这是一种短杠杆技术,推挤的速度至关重要。操作者通过身体重心前倾,将力量传到手臂和小鱼际,再将重心移到患者身上(图 9.34)。操作者将重心向前移动会在患者横突上产生向下的压力。操作者必须用左手施加一个朝向尾侧的附加力,用右手施加一个朝向头侧的附加力。推挤手法的最终方向受胸椎后凸和任何先前存在的脊柱侧凸的影响。这种技术不使用椎间关节对锁。预推挤张力是通过将 T5-6 节段定位到可用关节滑动手法的末端范围来实现的。需要通过大量的练习来培养对所需张力的理解。

7.调整以获得适当的预推挤张力

确保患者保持放松。保持对横突的所有

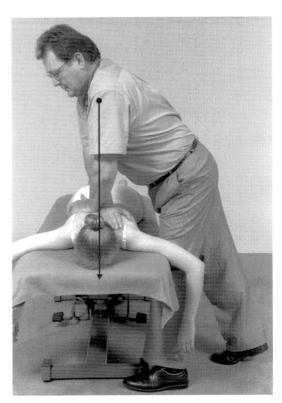

图 9.34 操作者通过身体重心前倾,将力量传到手臂和小鱼际,再将重心移到患者身上。

支撑和压力,通过产生非常微小的延伸、侧弯和旋转以进行任何必要的调整,直到操作者在 T5-6 节段感到适当的张力和杠杆状态。患者不应该感到任何疼痛或不适。

8.推挤前即刻准备

必要时放松且调整操作者的平衡。抬头并确保操作者和患者的身体接触牢固。如果操作者和患者都处在放松且不僵硬的状态,就可实现最佳且有效的 HVLA 推挤。这也是

实现有效弹响的常见阻碍。

9.施行推挤手法

对 T5 横突施加一个向下和头侧的 HVLA 推挤,同时对 T6 横突施加一个向下和尾侧的推挤(图 9.35)。

虽然推挤很快,但绝不能过度用力。其目的应该是使用必需的最小力来实现关节弹响。在推挤速度不足的情况下使用过大的幅度是一个常见的错误。

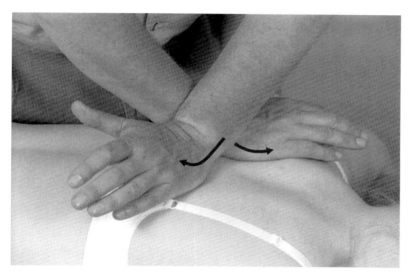

图 9.35 操作者对患者 T5 横突施加一个向下和头侧的 HVLA 推挤,同时对 T6 施加一个向下和尾侧的推挤。

总结

胸椎 T4-9：旋转滑动

患者俯卧位

短杠杆技术

- 受力点：T5 横突（右侧施加点）和 T6 横突（左侧施加点）
- 施力点：双手的小鱼际隆起处
- 患者体位：俯卧位，手臂垂在治疗床边缘
- 操作者体位：操作者面向治疗床站在患者的左侧
- 受力点触诊：操作者将右手小鱼际隆起处紧紧地抵靠在患者的 T5 左侧横突（见图 9.32）；将左手小鱼际隆起处抵靠在患者的 T6 右侧横突上（见图 9.33）
- 推挤定位：这是一种短杠杆技术，推挤的速度至关重要。操作者通过将身体重量向前倾斜到手臂和小鱼际，并将重心移到患者身上（见图 9.34）。操作者用左手施加一个朝向尾侧的附加力，用右手施加一个朝向头侧的附加力
- 调整以获得适当的预推挤张力
- 推挤前即刻准备：必要时放松且调整操作者的平衡
- 施行推挤手法：T5 横突的推挤方向是向下和头侧方向，同时 T6 横突的推挤方向是向下和尾侧方向（见图 9.35）

9.5 肋 R1-3

患者俯卧位

滑动推挤手法

假设患者确诊了躯体功能障碍(S-T-A-R-T),并且操作者希望在右侧第 2 肋骨的肋横关节处产生空化作用(图 9.36 和图 9.37)。

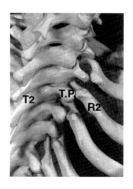

图 9.36 右侧第 2 肋骨肋横关节视图。

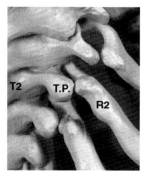

图 9.37 肋横关节空化作用视图。

关键词

※ 稳定性

● 施力点

➡ 推挤平面(操作者)

⇨ 身体运动方向(患者)

注:箭头的尺寸不是推挤幅度或推力大小的图示。

1.受力点

右侧第 2 肋骨的肋角。

2.施力点

右手小鱼际隆起处。

3.患者体位

患者俯卧位,颏部放在治疗床上,手臂垂在治疗床边缘。操作者通过轻轻抬起并向左侧移动患者的颏部,产生向左侧的轻微侧弯(图 9.38)。侧弯不宜过度。

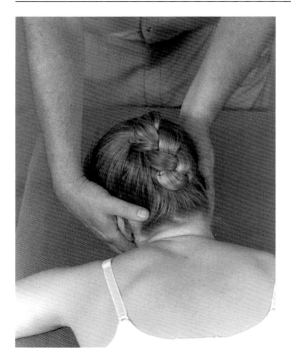

图 9.38 操作者通过轻轻抬起并向左侧移动患者的颈部,产生向左侧的轻微侧弯。

4.操作者体位

操作者站在治疗床头侧,双足略微分开。尽量站直,以避免俯身于患者上方而限制推挤技术的实施和推力的传递。

5.受力点触诊

定位在右侧第 2 肋骨的肋角。操作者将右手小鱼际隆起处轻轻但牢固地抵靠在患者肋角上。确保有良好的接触,并且当操作者对着患者第 2 肋骨的肋角向治疗床施加向下的力时,不会在皮肤或浅表肌肉组织上打滑。保留这些受力点。

6.推挤定位

操作者站在治疗床的头侧,左手轻轻地放在患者头部和颈部的右侧。在维持患者左侧侧弯的同时,通过左手向患者头部和颈部的右侧轻轻施加压力,在颈椎和上胸椎产生向右侧的旋转(图 9.39)。保持所有的支撑和压力,完成患者头部和颈部的旋转,直到操作者的右小鱼际隆起处感到紧张。保持对受力点的压力。

7.调整以获得适当的预推挤张力

确保患者保持放松。保持所有的姿势,在进行伸展、侧弯或旋转时做出任何必要的改变,直到操作者能感到一种适当的紧张和平衡状态。患者不应该感到任何疼痛或不适。操作者可通过转换左手抵住患者头部和颈部与右手小鱼际隆起处抵住受力点之间的压力和力的方向来进行最后的调整。

8.推挤前即刻准备

必要时放松且调整操作者平衡。抬头并确保操作者和患者的身体接触牢固。如果操作者和患者都处于放松且不僵硬的状态,就可实现最佳且有效的 HVLA 推挤手法。这也是实现有效弹响的常见阻碍。

9.施行推挤手法

对右侧第 2 肋骨的肋角施加 HVLA 推挤,使其向下朝向治疗床,朝向患者的右髂嵴尾方向。同时,操作者的左手稍微快速地向右转动头部和颈部(图 9.40),不能过分强调左手对患者头部和颈部的推力。操作者的左手起到稳定杠杆的作用,并可维持头部和颈椎的位置,以及抵抗施加在受力点上的推力。这个推力由肱三头肌、肩部内收肌和内部旋转肌的快速收缩引起。

虽然推挤很快,但绝不能过度用力。其目的应该是使用必需的最小力来实现关节弹响。在推挤速度不足的情况下使用过大的幅度是一个常见的错误。

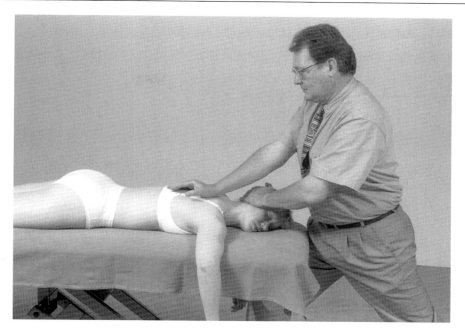

图 9.39　操作者站在治疗床的头侧，左手轻轻地放在患者头部和颈部的右侧。在维持患者左侧侧弯的同时，通过左手向患者头部和颈部的右侧轻轻施加压力，在颈椎和上胸椎产生向右侧的旋转。

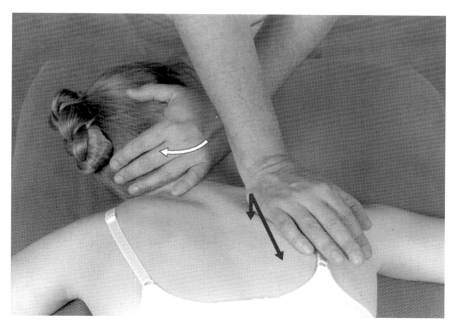

图 9.40　操作者对右侧第 2 肋骨的肋角施加 HVLA 推挤，使其向下朝向治疗床，朝向患者的右髂嵴尾方向。同时，操作者的左手稍微快速地向右转动头部和颈部。

总结

肋 R1-3：患者俯卧位

滑动推挤手法

- 受力点：右侧第 2 肋骨的肋角
- 施力点：右手小鱼际隆起处
- 患者体位：俯卧位，额部放在治疗床上，手臂垂在治疗床边缘。通过轻轻抬起并向左侧移动患者的额部，产生向左侧的轻微侧弯（见图 9.38）。侧弯不宜过度
- 操作者体位：操作者站在治疗床头侧，双足略微分开
- 受力点触诊：操作者将患者右手的小鱼际隆起处抵靠在患者右侧第 2 肋骨的肋角上。确保有良好的接触，并且当操作者对着患者第 2 肋骨的肋角向治疗床施加向下的力时，不会在皮肤或浅表肌肉组织上打滑
- 推挤定位：操作者的左手轻轻地放在患者头部和颈部的右侧，通过左手向患者头部和颈部的右侧施加压力，向右旋转颈椎和上胸椎，直到在受力点感到紧张感（见图 9.39）
- 调整以获得适当的预推挤张力
- 推挤前即刻准备：必要时放松且调整操作者的平衡
- 施行推挤手法：对右侧第 2 肋骨的肋角施加 HVLA 推挤，使其向下朝向治疗床，朝向患者的右髂嵴尾方向。同时，操作者的左手稍微快速地向右转动头部和颈部（见图 9.40），不能过分强调左手对患者头部和颈部的推力

9.6　肋 R4–10

患者仰卧位

滑动推挤手法
韧带肌筋膜定位

假设患者确诊了躯体功能障碍(S–T–A–R–T),并且操作者希望在左侧第 6 肋骨的肋横关节处产生空化作用(图 9.41)。

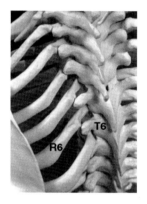

图 9.41　左侧第 6 肋骨视图。

关键词

※ 稳定性

● 施力点

➡ 推挤平面(操作者)

⇨ 身体运动方向(患者)

注:箭头的尺寸不是推挤幅度或推力大小的图示。

1.受力点

(1)左侧的第 6 肋骨,正好在 T6 横突的侧面。

(2)患者的肘部和左前臂。

2.施力点

(1)操作者右手小鱼际隆起处。

(2)操作者的下胸骨或上腹部。

3.患者体位

患者仰卧位,双臂交叉放于胸前,双手绕过肩部,左臂置于右臂之上。患者手臂应该紧紧抱住身体,能舒适地够到肩部。

4.操作者体位

操作者站在患者的右侧,面对着治疗床。

5.推挤定位

操作者的左手抓住患者的左肩,然后将患者轻轻地拉向操作者。操作者的右手定位于患者左侧的第 6 肋骨。现在操作者右手的小鱼际隆起处放在患者的 T6 横突的右侧肋骨上(图 9.42)。

操作者保持与患者肋骨的接触,将患者推至仰卧位(图 9.43)。接着,直到患者的肘部正好在操作者小鱼际隆起处的上方。这个动作加入了额外的旋转,这是该技术中的关键部分。

操作者将下胸骨或上腹部放在患者的肘部和左前臂。开始时,操作者的下胸骨或上腹部向下朝向治疗床的方向施加缓慢但有力的压力,保持向下的杠杆作用,通过沿着患者左上臂的方向将力引向患者的左肩,使患者的上胸部向左旋转。通过平衡这些不同的杠杆作用,张力可被限制在第 6 肋骨的肋横关节上。

6.调整以获得适当的预推挤张力

确保患者保持放松。保持所有姿势,在屈曲、伸展、侧弯和旋转时做出任何必要的调整,直到操作者能感到第 6 根肋骨的肋横关节处于适当的张力和杠杆状态。患者不应

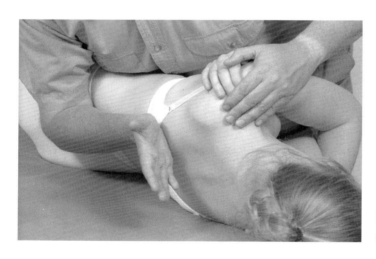

图 9.42   操作者右手的小鱼际隆起处放在患者的 T6 横突的右侧肋骨上。

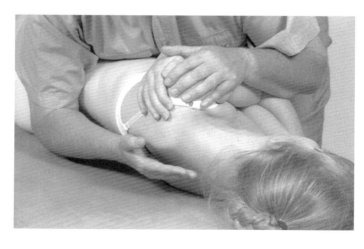

图 9.43   操作者保持与患者肋骨的接触,将患者推至仰卧位。

该感到任何疼痛或不适。通过足踝、膝关节、臀部和躯干的轻微运动进行最后的调整。一个常见的错误是在最后的调整过程中失去了胸部压缩力。

7.推挤前即刻准备

必要时放松且调整操作者的平衡。抬头并确保操作者和患者的身体接触牢固，且患者身体控制良好。如果操作者和患者都处在放松且不僵硬的状态，就可实现最佳且有效的 HVLA 推挤。这也是实现有效弹响的常见阻碍。

8.施行推挤手法

这种手法使用韧带肌筋膜定位，而不是椎间关节对锁。这种手法通常比椎间关节对锁手法更强调主要杠杆作用的放大。

患者的肩带和胸部现在是一个整体，可对其施行推挤。操作者用下胸骨或上腹部向下方朝着治疗床和头侧方向施加 HVLA 推挤。同时，操作者用右手小鱼际隆起处抵着患者第 6 肋骨施加 HVLA 推挤(图 9.44)。力量是由操作者的右前臂快速旋后产生的。

一个常见的错误是通过患者的肩带增加推力，而失去了对第 6 肋骨的推挤。接触 T6 横突的手必须主动参与推力的产生。

虽然推挤很快，但不能过度用力。其目的应该是使用必需的最小力来实现关节弹响。在推挤速度不足的情况下使用过大的幅度是一个常见的错误。

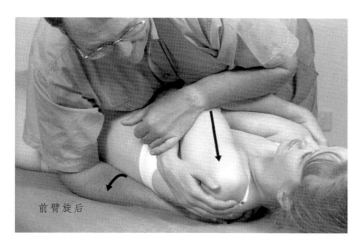

前臂旋后

图 9.44　操作者用下胸骨或上腹部向下方朝着治疗床和头侧方向施加 HVLA 推挤。同时，操作者用右手小鱼际隆起处抵着患者第 6 肋骨施加 HVLA 推挤。

总 结

肋 R4-10:患者仰卧位

　　滑动推挤手法

　　韧带肌筋膜定位

- 受力点:
  - 左侧的第 6 肋骨,位于横突外侧
  - 患者的肘部和左前臂
- 施力点:
  - 操作者右手小鱼际隆起处
  - 操作者的下胸骨或上腹部
- 患者体位:仰卧位,双臂交叉放于胸前
- 操作者体位:操作者站在患者的右侧,面对着治疗床
- 推挤定位:操作者抓住患者的左肩,然后将患者拉向操作者。操作者将右手的小鱼际隆起处放在患者 T6 左侧横突的肋骨上(见图 9.42)。将患者推至仰卧位(见图 9.43)。接着,直到患者的肘部正好在操作者的小鱼际隆起处上方。这是该技术中的关键部分。操作者将下胸骨或上腹部放在患者的肘部和左前臂,用下胸骨或上腹部向下朝向治疗床的方向施力。保持这种向下的杠杆作用,通过沿着患者左上手臂的方向将力引向患者的左肩,使患者的上胸部向左旋转

- 调整以获得适当的预推挤张力

- 推挤前即刻准备:必要时放松且调整操作者的平衡

- 施行推挤手法:推挤的方向是向下朝向治疗床,并且操作者的下胸骨或上腹部与患者的左上臂成一条直线。同时,操作者用右手小鱼际隆起处向上推挤患者的第 6 肋骨(见图 9.44)。力量是由操作者的右前臂快速旋后产生的。接触肋骨的手必须主动参与推力的产生

9.7 肋 R4–10

患者俯卧位

滑动推挤手法
短杠杆技术

假设患者确诊了躯体功能障碍(S–T–A–R–T),并且操作者希望在左侧第 6 肋骨的肋横关节处产生空化作用(图 9.45)。

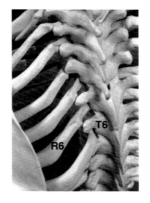

图 9.45 左侧第 6 肋骨视图。

关键词
※ 稳定性
● 施力点
➡ 推挤平面(操作者)
➭ 身体运动方向(患者)
注:箭头的尺寸不是推挤幅度或推力大小的图示。

1.受力点

左侧第 6 肋骨的肋角(右侧施力点)。T6 右侧横突(左侧施力点)。

2.施力点

操作者双手的小鱼际隆起处。

3.患者体位

患者俯卧位,头部和颈部保持舒适姿势,手臂垂在治疗床边缘。

4.操作者体位

操作者站在患者的左侧,双足略微分开,面向患者。尽可能站直,以避免俯身于患者上方而限制推挤技术的实施和推力的传递。

5.受力点触诊

有许多不同的方法来施行这项技术。定位 T6 横突是其中的一种方法。操作者将右手小鱼际隆起处放在患者左侧第 6 肋骨的肋角上,并牢牢地抵靠在一起(图 9.46);将左手小鱼际隆起处抵靠在患者 T6 右侧横突(图 9.47)。确保接触牢固,不会在皮肤或浅表肌肉组织上打滑。

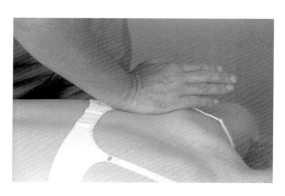

图 9.46 操作者将右手小鱼际隆起处放在患者左侧第 6 肋骨的肋角上,并牢牢地抵靠在一起。

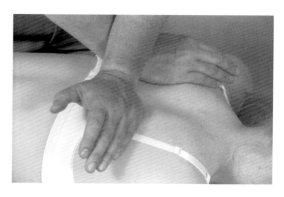

图 9.47 操作者将左手小鱼际隆起处抵靠在患者 T6 右侧横突。

6.推挤定位

这是一种短杠杆技术,推挤的速度至关重要。操作者通过身体重心前倾,将力量传到手臂和小鱼际,再将重心移到患者身上(图 9.48)。将重心向前移动会对患者 T6 和第 6 肋骨的横突产生向下的压力。操作者必须用右手对患者第 6 肋骨的肋角施加一个额外的力。其最终方向受胸椎后凸和任何先前存在的脊柱侧凸的影响。这种技术不使用椎间关节对锁。预推挤张力是通过将第 6 肋骨的肋横关节定位在可用关节滑动的末端范围来实现的。需要通过大量的练习来培养对所需张力的理解。

7.调整以获得适当的预推挤张力

确保患者保持放松。保持所有姿势,在伸展、侧弯和旋转时做出任何必要的调整,直到操作者能感到第 6 肋骨的肋横关节处

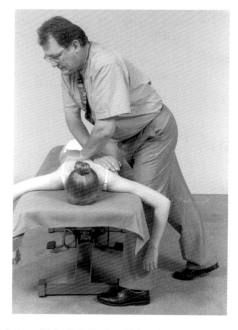

图 9.48 操作者身体重心前倾,将力量传到手臂和小鱼际,再将重心移到患者身上。

于适当的张力和杠杆状态。患者不应该感到任何疼痛或不适。

8.推挤前即刻准备

必要时放松且调整操作者的平衡。抬头并确保操作者和患者的身体接触牢固。如果操作者和患者都处在放松且不僵硬的状态，就可实现最佳且有效的 HVLA 推挤。这也是实现有效弹响的常见阻碍。

9.施行推挤手法

对第 6 肋骨的肋角施加向下和头侧的

HVLA 推挤。通过对右侧 T6 横突保持稳固向下的压力来实现 T6 的固定是很重要的。推挤是由操作者的右手接触患者第 6 肋骨产生的（图 9.49）。

虽然推挤很快，但绝不能过度用力。其目的应该是使用必需的最小力来实现关节弹响。在推挤速度不足的情况下使用过大的幅度是一个常见的错误。

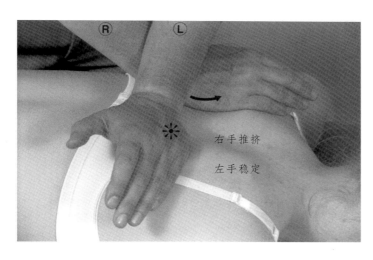

右手推挤

左手稳定

图 9.49　操作者通过对右侧 T6 横突保持稳固向下的压力来实现 T6 的固定。推挤是由操作者的右手接触患者第 6 肋骨产生的。

总结

肋 R4-10:患者俯卧位

　　滑动推挤手法

　　短杠杆技术

- 受力点:左侧第 6 肋骨的肋角(右侧施力点)。T6 右侧横突(左侧施力点)
- 施力点:操作者双手的小鱼际隆起处
- 患者体位:俯卧位,手臂垂在治疗床边缘
- 操作者体位:操作者站在患者的左侧,面对着治疗床
- 受力点触诊：操作者将右手的小鱼际隆起处放于患者左侧第 6 肋骨的肋角上,并牢牢地抵靠在一起(图 9.46);将左手小鱼际隆起处抵靠在患者 T6 右侧横突(见图 9.47)
- 推挤定位:这是一种短杠杆技术,推挤的速度至关重要。操作者通过身体重心前倾,将力量传到手臂和小鱼际隆起处上,再将重心移到患者身上(见图 9.48)。操作者用右手对患者第 6 肋骨的肋角施加一个额外向头侧的推力
- 调整以获得适当的预推挤张力
- 推挤前即刻准备:放松且调整操作者的平衡
- 施行推挤手法:对第 6 肋骨的肋角施加向下和头侧的推挤。通过对右侧 T6 横突保持稳固向下的压力来实现 T6 的固定是很重要的。推力是由操作者的右手接触第 6 肋骨产生的(见图 9.49)

9.8　肋 R4–10

患者坐位

滑动推挤手法
韧带肌筋膜定位

假设患者确诊了躯体功能障碍(S–T–A–R–T)，并且操作者希望在右侧第 6 肋骨的肋横关节处产生空化作用(图 9.50)。

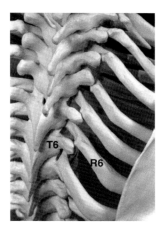

图 9.50　右侧第 6 肋骨视图。

关键词
※ 稳定性
● 施力点
➡ 推挤平面(操作者)
⇨ 身体运动方向(患者)
注:箭头的尺寸不是推力大小或推挤幅度的图示。

1.受力点

右侧第 6 肋骨的肋角。

2.施力点

右手小鱼际隆起处。

3.患者体位

患者跨坐在治疗床上,双臂交叉放在胸前,双手绕过肩部。手臂应该紧紧抱住身体,患者能舒适地够到肩部。

4.操作者体位

操作者双足分开立于患者后方,稍微靠左一点。操作者将左臂从患者的胸部前方穿过以轻轻地抓住患者的右肩区域(图 9.51)。

5.推挤定位

将患者的躯干移向右侧,远离操作者。这个动作打开了患者第 6 肋骨和第 7 肋骨之间的肋间隙(图 9.52),可更好地接近第 6 肋骨的下侧。操作者右手小鱼际隆起处放在患者第 6 肋骨肋角的下表面,向左旋转患者胸部(图 9.53)。向右侧弯是为了定位第 6 肋骨肋横关节处的张力。操作者应尽可能保持直立的姿势,保持右手小鱼际隆起处牢固地作用于患者第 6 肋骨,右肘靠近身体(图 9.54)。

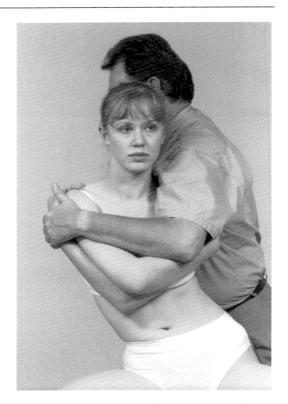

图 9.52 操作者将患者的躯干移向右侧,这个动作打开了患者第 6 肋骨和第 7 肋骨之间的肋间隙。

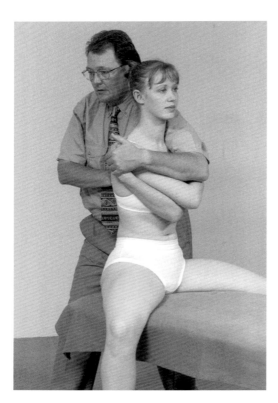

图 9.51 操作者将左臂从患者的胸部前方穿过以轻轻地抓住患者的右肩区域。

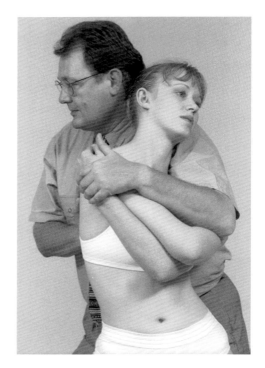

图 9.53 操作者右手小鱼际隆起处放在患者第 6 肋骨肋角的下表面,向左旋转患者胸部。

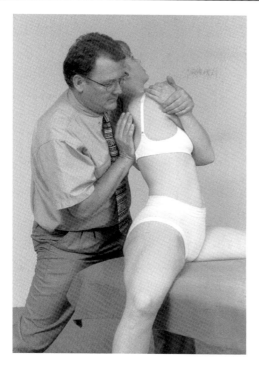

图 9.54　操作者保持右手小鱼际隆起处牢固地作用于患者第 6 肋骨，右肘靠近身体。

6.调整以获得适当的预推挤张力

确保患者保持放松。保持所有姿势，在屈曲、伸展、侧弯和旋转时做出任何必要的调整，直到操作者能感到第 6 肋骨的肋横关节处于适当的张力和杠杆状态。患者不应该感到任何疼痛或不适。通过肩膀、躯干、足踝、膝关节和臀部的轻微运动进行最后的调整。

7.推挤前即刻准备

必要时放松且调整操作者的平衡。如果操作者和患者都处在放松且不僵硬的状态，就可实现最佳且有效的 HVLA 推挤。这也是实现有效弹响的常见阻碍。

8.施行推挤手法

这项技术使用韧带肌筋膜定位，而不是椎间关节对锁。这种手法通常比椎间关节对锁手法更强调主要杠杆作用的放大。

一定程度的冲力是成功实现关节弹响所必需的。在保持另一个杠杆状态的同时，摇动患者使其旋转。当感到第 6 肋骨处于适当的张力和杠杆状态时，对肋骨肋角的下侧施加一个向头侧方向的 HVLA 推挤。同时，稍微增加左侧躯干的旋转（图 9.55）。

虽然推挤很快，但绝不能过度用力。其目的应该是使用必需的最小力来实现关节弹响。在推挤速度不足的情况下使用过大的幅度是一个常见的错误。

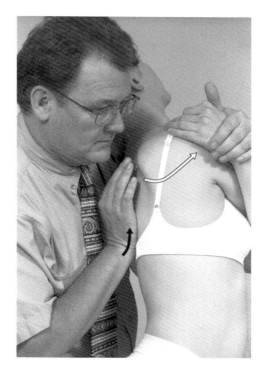

图 9.55　操作者对肋骨肋角的下侧施加一个向头侧方向的 HVLA 推挤。同时，稍微增加左侧躯干的旋转。

总结

肋 R4-10：患者坐位

  滑动推挤手法

  韧带肌筋膜定位

  ● 受力点：右侧第 6 肋骨的肋角

  ● 施力点：右手小鱼际隆起处

  ● 患者体位：患者跨坐在治疗床上，双臂交叉放在胸前，双手绕过肩部。手臂应该紧紧抱住身体，患者能舒适地够到肩部

  ● 操作者体位：操作者双足分开站于患者后方，稍微靠左一点。操作者将左臂从患者的胸部前方穿过以轻轻抓住患者的右肩区域（见图 9.51）

  ● 推挤定位：将患者的躯干移向右侧，远离操作者（见图 9.52）。操作者右手小鱼际隆起处放在患者第 6 肋骨角的下表面，向左旋转胸部（见图 9.53）。向右侧弯是为了定位第 6 肋骨肋横关节处的张力。操作者应尽可能保持直立的姿势，保持右手小鱼际隆起处牢固地作用于患者第 6 肋骨，右肘靠近身体（见图 9.54）

  ● 调整以获得适当的预推挤张力

  ● 推挤前即刻准备：放松且调整操作者的平衡

  ● 施行推挤手法：一定程度的冲力是成功实现关节弹响所必需的。推挤的方向是朝向肋角下表面的头侧和前侧。同时，稍微增加左侧躯干的旋转（见图 9.55）

第 10 章

腰椎和胸腰椎

侧卧位推挤技术中患者的上半身固定

本书中的所有技术都是在操作者夹住腋窝的情况下描述的(图10.1)。为任何特定手法选择的固定方式是使操作者能有效地将力定位到患者脊柱的特定节段,并以可控的方式传递HVLA推力。在选择最合适的固定方式时,患者的舒适度必须是一个主要考虑因素。

上半身固定有3种姿势可供选择:
- 胸部固定(图10.2)。
- 肘部固定(图10.3)。
- 上臂固定(图10.4)。
- 侧卧位推挤技术中患者的下半身固定有多种下半身固定方式可供选择(图10.5至图10.9)。对于任何特定技术,选择的固定方式是使操作者能够有效地将力定位到脊柱的特定部位,并以可控的方式提供HVLA力。在选择最合适的固定方式时,患者的舒适度必须是一个主要考虑因素。

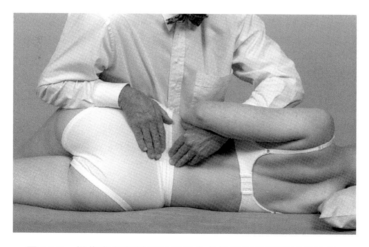

图10.1 操作者进行操作时都是在夹住腋窝的情况下进行的。

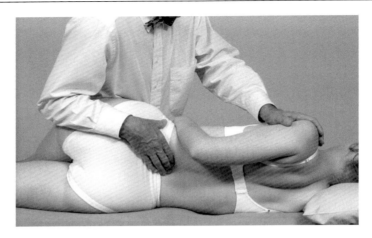

图 10.2　胸部固定。

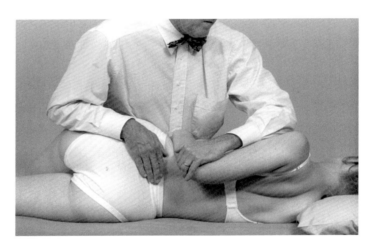

图 10.3　肘部固定。

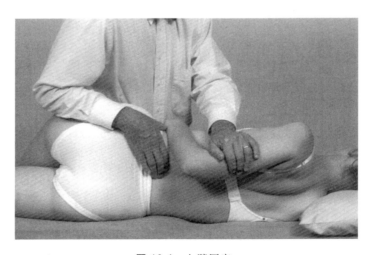

图 10.4　上臂固定。

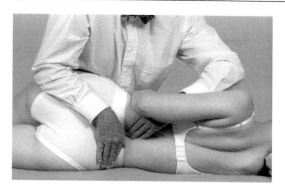

图 10.5　下半身固定方式一。

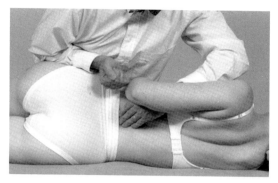

图 10.8　下半身固定方式四。

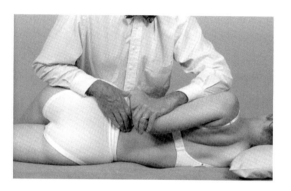

图 10.6　下半身固定方式二。

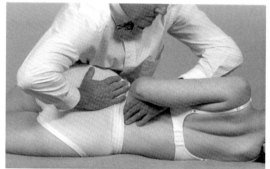

图 10.9　下半身固定方式五。

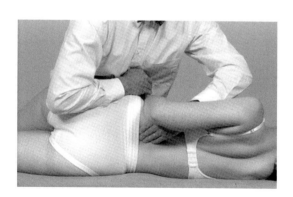

图 10.7　下半身固定方式三。

10.1 胸腰椎 T10–L2

中立定位

患者侧卧位
旋转滑动推挤手法

假设患者确诊了躯体功能障碍(S–T–A–R–T),并且操作者希望使用旋转滑动推挤手法,在左侧 T12–L1 节段处产生空化作用(图 10.10 和图 10.11)。

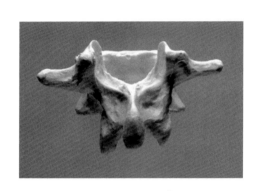

图 **10.10** 胸腰椎 L1 椎体后视图。

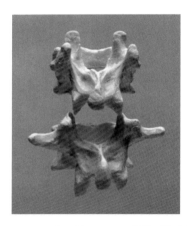

图 **10.11** 胸腰椎 T12–L1 椎体后视图。

关键词

※ 稳定性

● 施力点

➡ 推挤平面(操作者)

⇨ 身体运动方向(患者)

注:箭头的尺寸不是推挤幅度或推力大小的图示。

1.患者体位

右侧卧位,用枕头支撑头部和颈部。治疗床的上半部分抬高 10°~15°,以引导下胸椎和上腰椎向左侧弯曲。有经验的医生可选择在不抬高治疗床上部的情况下实现左侧弯曲。

下肢:伸直患者的右下肢,确保下肢和脊柱在一条直线上,处于中立位置。轻微弯曲患者的髋关节上部和膝关节,将上肢置于小腿的正前方。小腿和脊柱应尽可能形成一条直线,臀部或膝关节不得弯曲。

上肢:轻轻地伸展患者的上肢,将患者的左前臂放在下肋上。用右手触诊 T12-L1 棘突间隙,引导患者的上肢左旋至 T12-L1 节段开始运动。这是用左手轻轻地握住患者的右肘并将其拉向自己来实现的,但也要将头部朝向治疗床的头侧。注意,在这个动作中不要让脊椎产生任何弯曲。继续左旋,直到操作者在 T12-L1 节段开始感到运动,抵住患者腋窝。操作者用这只手臂控制上半身的旋转。

2.操作者体位

操作者靠近治疗床,双足前后分开站立(图 10.12)。保持直立姿势,稍微面向患者上半身的方向。操作者的右臂尽量靠近自己的身体。

3.推挤定位

操作者的右前臂放在患者臀中肌和臀

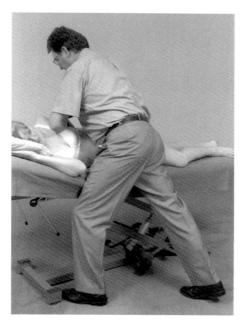

图 10.12　操作者靠近治疗床,双足前后分开站立。

大肌的区域,现在由右前臂控制下半身的旋转。操作者的左前臂应该靠在患者的胸上部和胸腔区域,控制上半身的旋转。首先,将患者的骨盆和腰椎向操作者的方向旋转,直到在 T12-L1 节段触诊到活动。操作者用左臂将患者上半身旋转远离自己,直到在 T12-L1 节段感到张力。小心活动避免在腋窝处产生过度的压力。最后,将患者向操作者的方向翻滚 10°~15°,同时保持 T12-L1 节段的杠杆作用。

4.调整以获得适当的预推挤张力

确保患者保持放松。保持所有姿势,在屈曲、伸展、侧弯和旋转时做出任何必要的改变,直到能感觉到 T12-L1 节段处于适当的张力和杠杆状态。患者不应该感到任何疼痛或不适。通过肩部、躯干、足踝、膝关节和臀部的轻微运动进行最后的调整。

5.推挤前即刻准备

必要时放松且调整操作者的平衡。抬头挺胸,向下看会阻碍推力。施行有效的 HVLA 推挤技术最好是在操作者和患者都放松的状态下,而不是在各自都僵硬的状态下实现的。这也是实现有效弹响的常见阻碍。

6.施行推挤手法

操作者的左臂抵住患者的胸区并不产生推挤,而只是起到稳定作用。保持施力的(右)手臂尽可能靠近身体。操作者的右前臂贴着患者的臀部施加 HVLA 推挤。力的方向是向下的,并向操作者的方向轻微旋转骨盆(图 10.13)。

虽然推挤很快,但绝不能过度用力。其目的应该是使用必需的最小力来实现关节弹响。在推挤速度不足的情况下使用过大的幅度是一个常见的错误。

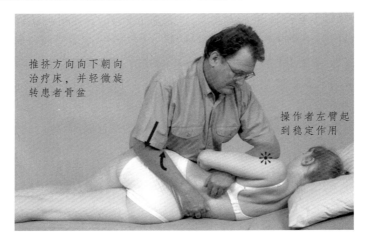

图 10.13   操作者左臂起到稳定作用,保持施力的右臂贴着患者的臀部施加 HVLA 推挤。力的方向是向下的,并向操作者的方向轻微旋转骨盆。

总结

胸腰椎 T10–L2:中立定位

患者侧卧位

旋转滑动推挤手法

- 患者体位:右侧卧位,治疗床上半部分抬高 10°~15°,引导下胸椎和上腰椎向左侧弯曲
    - 下肢。右下肢和脊柱成一条直线。左髋部和膝关节轻微弯曲,放置在右侧小腿上
    - 上肢。向左旋转患者的上半身,直到操作者在 T12–L1 节段开始感到运动。在这个动作中,不要让脊柱屈曲,抵住患者腋窝
- 操作者体位:操作者靠近治疗床,双足前后分开站立。保持身体直立,略朝向患者上半身(见图 10.12)
- 推挤定位:操作者的右前臂放在患者臀中肌和臀大肌的位置。将患者的骨盆和腰椎向操作者的方向旋转,直到在 T12–L1 节段触诊到活动。将患者上半身旋转远离操作者,直到在 T12–L1 节段感觉到张力。让患者向操作者的方向侧翻 10°~15°
- 调整以获得适当的预推挤张力
- 推挤前即刻准备:放松且调整操作者的平衡
- 施行推挤手法:推挤的方向是向下的,并朝向操作者的方向旋转骨盆(见图 10.13)。操作者的左臂抵住患者的腋窝部位但并不产生推挤,而只是起到稳定的作用

10.2　胸腰椎 T10-L2

屈曲定位

患者侧卧位
旋转滑动推挤手法

假设患者确诊了躯体功能障碍(S-T-A-R-T)，并且操作者希望使用旋转滑动推挤手法，在右侧 T12-L1 节段处产生空化作用(图 10.14 和图 10.15)。

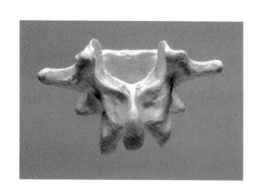

图 10.14　胸腰椎 L1 椎体后视图。

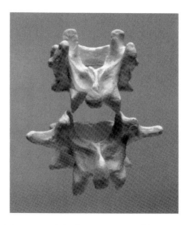

图 10.15　胸腰椎 T12-L1 椎体后视图。

关键词

※ 稳定性

● 施力点

➡ 推挤平面(操作者)

⇨ 身体运动方向(患者)

注:箭头的尺寸不是推挤幅度或推力大小的图示。

1.患者体位

左侧卧位，用枕头支撑头部和颈部。在患者腰下放置小枕头或毛巾卷，使胸腰椎向左侧侧弯。有经验的操作者可选择在不使用小枕头或毛巾卷的情况下实现胸腰椎向左侧侧弯。

下肢:伸直患者的左膝关节，同时保持左髋关节屈曲。弯曲患者上方的髋关节和膝关节。将屈曲的膝关节置于左下肢前方治疗床边缘，将患者右足置于左侧小腿后方，使下半身保持稳定。

上肢：轻轻伸展患者的上肢,将患者的右前臂放在下肋上。用左手触诊 T12-L1 棘突间隙,将患者上肢向右旋转至 T12-L1 节段开始活动。屈曲定位是操作者通过右手轻轻握住患者的左肘并将其拉向自己来实现的,同时也要向治疗床的尾侧拉动。继续向右旋转,直到操作者的手开始在 T12-L1 节段感到运动。抵住患者腋窝,操作者用这只手臂控制上半身的旋转。

2.操作者体位

操作者靠近治疗床,双足前后分开站立,保持直立,稍微面向患者上半身方向。操作者的左臂尽可能地靠近自身的身体。

3.推挤定位

操作者左前臂掌侧按压患者的骶骨和髂后上棘。操作者用左前臂控制下半身的旋转。操作者的右前臂应靠在患者的胸上部和胸腔区域,控制上半身的旋转。首先,操作者将患者的骨盆和腰椎向自己的方向旋转,直到在 T12-L1 节段触诊到活动。用右臂旋转患者的上半身, 直到在 T12-L1 节段感到张力,避免腋窝处压力过度。最后,使患者向操作者的方向旋转 10°~15°, 同时保持 T12-L1 节段杠杆状态的积累。

4.调整以获得适当的预推挤张力

确保患者保持放松。保持所有姿势,在屈曲、伸展、侧弯和旋转时做任何必要的改变,直到能感到 T12-L1 节段处于适当的张力和杠杆状态。患者不应该感到任何疼痛或不适。通过肩部、躯干、足踝、膝关节和臀部的轻微运动进行最后的调整。

5.推挤前即刻准备

必要时放松且调整操作者的平衡。抬头挺胸,向下看会阻碍推挤。有效的 HVLA 推挤技术是在操作者和患者均放松,而不是在各自僵硬的状态下实现的。这也是实现有效弹响的常见阻碍。

6.施行推挤手法

操作者的右臂抵住患者的胸部并不产生推挤,而是起到稳定作用。保持施力的左臂尽可能靠近身体。操作者用左前臂对患者骶骨和髂后上棘施加 HVLA 推挤。力的方向朝向治疗床,并向操作者方向轻微旋转骨盆(图 10.16)。

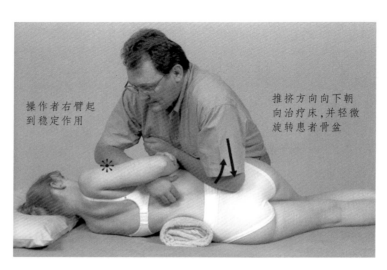

图 10.16　操作者右臂起到稳定作用,保持施力的左臂对患者骶骨和髂后上棘施加 HVLA 推挤。力的方向朝向治疗床,并向操作者的方向轻微旋转骨盆。

虽然推挤很快,但绝不能过度用力。其目的应该是使用必需的最小力来实现关节弹响。在推挤速度不足的情况下使用过大的幅度是一个常见的错误。

总结

胸腰椎 T10-L2:屈曲定位

　　患者侧卧位

　　旋转滑动推挤手法

- 患者体位:左侧卧位,将小枕头或毛巾卷放在患者腰下,胸腰椎向左侧侧弯

　　- 下肢。左侧髋关节屈曲,膝关节伸展。右髋关节和膝关节弯曲,患者的右足在左侧小腿后面

　　- 上肢。向右旋转患者的上半身,直到操作者在 T12-L1 节段开始感到运动。在这个动作中,让脊柱屈曲,抵住患者腋窝

- 操作者体位:操作者靠近治疗床,双足前后分开站立。保持身体直立,并稍倾向患者上半身方向

- 推挤定位:操作者左前臂掌侧靠在患者的骶骨和髂后上棘。将患者的骨盆和腰椎向操作者的方向旋转,直到在 T12-L1 节段触诊到活动。将患者的上半身旋转远离操作者,直到在 T12-L1 节段感到张力,使患者向操作者的方向旋转 10°~15°

- 调整以获得适当的预推挤张力

- 推挤前即刻准备:放松且调整操作者的平衡

- 施行推挤手法:推挤的方向是向下的,并朝向操作者的方向旋转骨盆(图 10.13)。操作者的右臂抵住患者的腋窝部位,但并不进行推挤,而只是起到稳定的作用

10.3 腰椎 L1–5

中立定位

患者侧卧位
旋转滑动推挤手法

假设患者确诊了躯体功能障碍(S–T–A–R–T),并且操作者希望使用旋转滑动推挤手法,在右侧 L3–4 节段处产生空化作用(图 10.17 和图 10.18)。

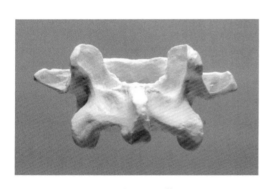

图 10.17　腰椎 L4 椎体后视图。

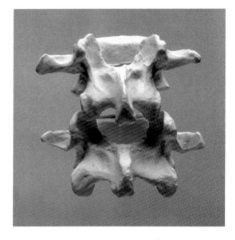

图 10.18　腰椎 L3–4 椎体后视图。

关键词

※ 稳定性

● 施力点

➡ 推挤平面(操作者)

⇨ 身体运动方向(患者)

注:箭头的尺寸不是推挤幅度或推力大小的图示。

1.患者体位

左侧卧位,放一个枕头支撑头部和颈部。

下肢:伸直患者的小腿,确保下肢和脊柱在一条直线上,处于中立位置。稍微弯曲患者的上髋关节和膝关节,将大腿放在小腿的正前方。小腿和脊柱应尽可能成一条直线,下臀部或膝关节不弯曲。

上肢:轻轻伸展患者的上肩,将患者的右前臂放在下肋骨上。用左手触诊 L3–4 棘突间隙,将患者上躯干向右旋转至 L3–4 节段。操作者可用右手轻轻地握住患者的左肘并将其拉向自己身体的方向，也可朝着治疗床头侧方向拉动(图 10.19)。在这个运动过程中，注意不要弯曲患者的脊柱。继续向右旋转，直到操作者在 L3-4 节段开始感到运动。抵住患者腋窝，用这只手臂控制上半身的旋转。

2.操作者体位

操作者靠近治疗床，双足前后分开站立(图 10.20)。保持直立姿势，稍微面向患者上半身的方向。操作者的左臂尽可能靠近自己的身体。

3.推挤定位

操作者的左前臂放在患者臀中肌和臀大肌之间，现在由左前臂控制下半身的旋转。操作者的右前臂应该靠在患者的上胸廓和肋骨区域，并控制上半身的旋转。首先，将患者的骨盆和腰椎向操作者的方向旋转，直到在 L3-4 节段触摸到运动。操作者用右臂旋转患者的上半身，直到在 L3-4 节段感到张力。小心避免在腋窝处产生过度的压力。最

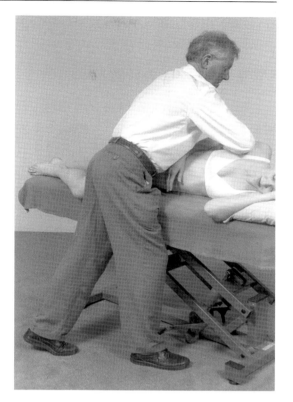

图 10.20　操作者靠近治疗床，双足前后分开站立。

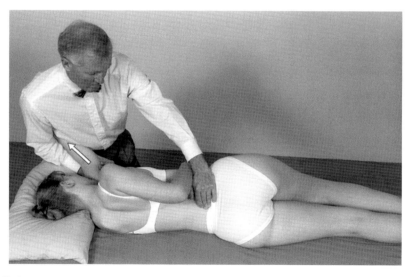

图 10.19　操作者用右手轻轻地握住患者的左肘并将其拉向自己身体的方向，也可朝着治疗床头侧方向拉动。

后,将患者向操作者的方向翻转 10°~15°,同时保持 L3-4 节段的杠杆作用。

4.调整以获得适当的预推挤张力

确保患者保持放松。保持所有姿势,在屈曲、伸展、侧弯或旋转时做任何必要的改变,直到能感到 L3-4 节段处于适当的张力和杠杆状态。患者不应该感到任何疼痛或不适。通过肩部、躯干、踝关节、膝关节和臀部的轻微运动进行最后的调整。

5.推挤前即刻准备

必要时放松且调整操作者的平衡。抬头挺胸,向下看会阻碍推挤。如果操作者和患者都放松且不保持僵硬,则可实现最佳且有效的 HVLA 推挤技术。这也是实现有效关节弹响的常见阻碍。

6.施行推挤手法

操作者的右臂靠在患者的胸部并不产生推挤,只是起到稳定的作用。保持左臂尽可能靠近身体。操作者用左前臂向患者的臀部施加 HVLA 推挤。推力向下朝向治疗床,并向操作者方向轻微旋转骨盆(图 10.21)。

虽然推挤很快,但绝不能过度用力。其目的应该是使用必需的最小力来实现关节弹响。在推挤速度不足的情况下使用过大的幅度是一个常见的错误。

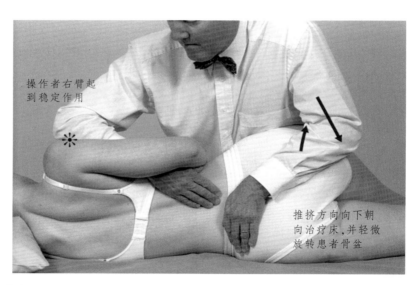

操作者右臂起到稳定作用

推挤方向向下朝向治疗床,并轻微旋转患者骨盆

图 10.21 操作者右臂起到稳定作用,左前臂向患者的臀部施加 HVLA 推挤。推力向下朝向治疗床,并向操作者方向轻微旋转骨盆。

总结

腰椎 L1-5：中立定位

　　患者侧卧位

　　旋转滑动推挤手法

　　● 患者体位：左侧卧位

　　　－下肢。左下肢和脊柱在一条直线上。右侧髋关节和右侧膝关节轻微弯曲，位于小腿前侧

　　　－上肢。将患者上半身向右旋转，直到操作者在 L3-4 节段开始感到运动。在这个动作中，不要弯曲患者的脊柱（见图 10.19），抵住患者腋窝

　　● 操作者体位：操作者靠近治疗床，双足前后分开站立。保持身体直立，并稍倾向患者上半身方向（见图 10.20）

　　● 推挤定位：操作者左前臂放在患者臀中肌和臀大肌之间的区域。将患者的骨盆和腰椎向操作者的方向旋转，直到在 L3-4 节段触摸到运动。旋转患者的上半身，使其远离操作者，直到在 L3-4 节段感到张力。将患者向操作者翻转 10°~15°

　　● 调整以获得适当的预推挤张力

　　● 推挤前即刻准备：放松且调整操作者的平衡

　　● 施行推挤手法：推挤方向向下朝向治疗床，并朝向操作者的方向旋转骨盆（见图 10.21）。操作者的右臂抵住患者的腋窝部位，但并不进行推挤，而只是起到稳定作用

10.4 腰椎 L1-5

屈曲定位

患者侧卧位
旋转滑动推挤手法

假设患者确诊了躯体功能障碍(S-T-A-R-T),并且操作者希望使用旋转滑动推挤手法,在右侧 L3-4 节段处产生空化作用(图 10.22 和图 10.23)。

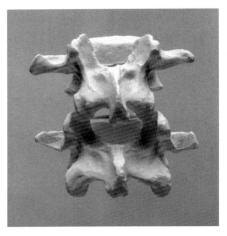

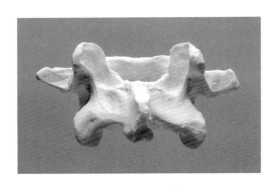

图 10.22　腰椎 L4 椎体后视图。　　　　图 10.23　腰椎 L3-4 椎体后视图。

关键词

※ 稳定性
● 施力点
➡ 推挤平面(操作者)
▭ 身体运动方向(患者)

注:箭头的尺寸不是推挤幅度或推力大小的图示。

1.患者体位

患者左侧卧位,用枕头支撑头部和颈部。在患者的腰下放置小枕头或毛巾卷,使腰椎向左侧侧弯。有经验的操作者可选择在不使用小枕头或毛巾卷的情况下实现腰椎向左侧侧弯。

下肢:伸直患者左侧小腿,同时保持左侧髋关节弯曲。弯曲患者的髋关节和膝关节。将弯曲的膝关节放在左侧大腿前侧的治疗床边缘,并将患者的右足放在左侧小腿后面。这个位置为下半身提供了稳定性。

上肢：轻轻伸展患者的上肩，将患者的右前臂放在下肋上。用左手触诊 L3–4 棘突间隙，将患者上躯干向右旋转至 L3–4 节段。屈曲定位旋转是操作者通过右手轻轻握住患者的左肘并将其拉向自己来实现的，但也可朝治疗床的尾侧方向拉动（图 10.24）。继续向右旋转，直到操作者的手开始在 L3–4 节段感到运动。抵住患者腋窝，用这只手臂控制上半身的旋转。

2.操作者体位

操作者靠近治疗床，双足前后分开站立（图 10.25）。保持直立姿势，稍微面向患者上半身方向。操作者的左臂尽可能靠近自己的身体。

3.推挤定位

操作者的左前臂放在患者臀中肌和臀大肌之间的区域，用左前臂控制下半身的旋转。操作者的右前臂应该靠在患者的上胸廓和胸肋区域，并控制上半身的旋转。首先，将患者的骨盆和腰椎向操作者的方向旋转，直到在 L3–4 节段触摸到运动。操作者用右臂

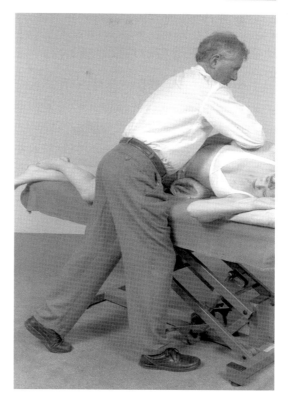

图 10.25　操作者靠近治疗床，双足前后分开站立。

旋转患者的上半身，直到在 L3–4 节段感觉到张力。小心避免在腋窝处产生过度的压力。最后，将患者向操作者的方向翻转 10°~15°，

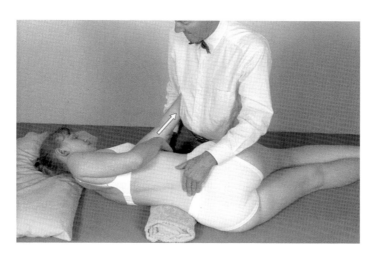

图 10.24　操作者右手轻轻握住患者的左肘并将其拉向自己来实现屈曲定位旋转，也可朝治疗床尾侧方向拉动。

同时保持 L3–4 节段的杠杆作用。

4.调整以获得适当的预推挤张力

确保患者保持放松。保持所有姿势,在屈曲、伸展、侧弯或旋转时做任何必要的改变,直到能感到 L3–4 节段处于适当的张力和杠杆状态。患者不应该感到任何疼痛或不适。通过肩部、躯干、踝关节、膝关节和臀部的轻微运动进行最后的调整。

5.推挤前即刻准备

必要时放松且调整操作者的平衡。抬头挺胸,向下看会阻碍推挤。如果操作者和患者都放松且不保持僵硬,则可实现最佳且有效的 HVLA 推挤技术。这也是实现有效关节弹响的常见阻碍。

6.施行推挤手法

操作者的右臂靠在患者的胸部并不产生推挤,只是起到稳定作用。保持左臂尽可能靠近身体。操作者用左前臂向患者的臀部施加 HVLA 推挤。推力向下朝向治疗床,向操作者的方向轻微旋转骨盆(图 10.26)。

虽然推挤很快,但绝不能过度用力。其目的应该是使用必需的最小力来实现关节弹响。在推挤速度不足的情况下使用过大的幅度是一个常见的错误。

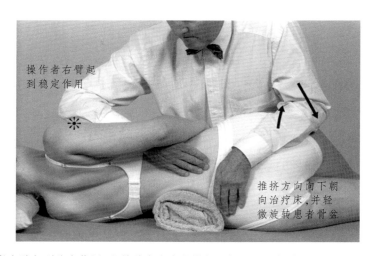

操作者右臂起到稳定作用

推挤方向向下朝向治疗床,并轻微旋转患者骨盆

图 10.26　操作者右臂起到稳定作用,左前臂向患者的臀部施加 HVLA 推挤。推力向下朝向治疗床,向操作者的方向轻微旋转骨盆。

总结

腰椎 L1-5：屈曲定位

患者侧卧位

旋转滑动推挤手法

● 患者体位：左侧卧位，在患者的腰下放置小枕头或毛巾卷，使腰椎向左侧侧弯

　　— 下肢。左侧髋关节弯曲，膝关节伸展。右侧髋关节和膝关节弯曲，患者的右足放在左侧小腿后面

　　— 上肢。将患者上半身向右旋转，直到操作者的手开始在 L3-4 节段感到运动。在这个运动过程中使患者脊柱弯曲（见图 10.24），抵住腋窝

● 操作者体位：操作者靠近治疗床，双足前后分开站立。保持直立姿势，稍微面向患者上半身方向（见图 10.25）

● 推挤定位：操作者的左前臂放在患者臀中肌和臀大肌之间的区域。将患者的骨盆和腰椎向操作者的方向旋转，直到在 L3-4 节段触摸到运动。旋转患者的上半身，使其远离操作者，直到在 L3-4 节段感到张力。将患者向操作者的方向翻转 10°~15°

● 调整以获得适当的预推挤张力

● 推挤前即刻准备：放松且调整操作者的平衡

● 施行推挤手法：推挤方向向下朝向治疗床，并朝向操作者的方向旋转骨盆（见图 10.26）。操作者的右臂抵住患者的腋窝部位，但并不进行推挤，而只是起到稳定作用

10.5 腰椎 L1-5

中立定位

患者坐位
旋转滑动推挤手法

假设患者确诊了躯体功能障碍(S-T-A-R-T),并且操作者希望使用旋转滑动推挤手法,在左侧L3-4节段处产生空化作用(图10.27和图10.28)。

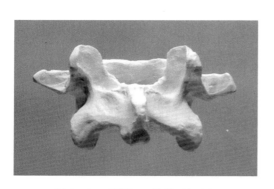

图 10.27 腰椎 L4 椎体后视图。

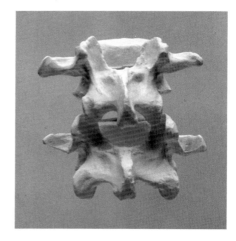

图 10.28 腰椎 L3-4 椎体后视图。

关键词
※ 稳定性
● 施力点
➡ 推挤平面(操作者)
⇨ 身体运动方向(患者)
注:箭头的尺寸不是推挤幅度或推力大小的图示。

1.患者体位

患者双臂交叉坐在治疗床上,鼓励患者保持直立姿势。

2.操作者体位

操作者站在患者身后,稍微靠右,双足分开。操作者将右臂绕过患者胸部前方,轻轻抓住患者的左胸(图10.29)。

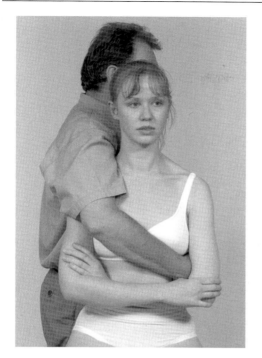

图 10.29 操作者将右臂绕过患者胸部前方，轻轻抓住患者的左胸。

3.推挤定位

操作者将左手小鱼际放在患者 L3 右侧棘突旁，并使患者的胸椎和上腰椎向右侧弯曲（图 10.30）。现在将患者的胸椎和上腰椎向右旋转，将脊柱锁定在 L3-4 节段，但不包括 L3-4 节段。操作者尽可能保持直立姿势，保持左手小鱼际定位于患者 L3 棘突，操作者左臂靠近身体。

4.调整以获得适当的预推挤张力

确保患者保持放松。保持所有姿势，在屈曲、伸展、侧弯或旋转时做任何必要的改变，直到能感到 L3-4 节段处于适当的张力和杠杆状态。患者不应该感到任何疼痛或不适。通过肩部、躯干、踝关节、膝关节和臀部的轻微运动进行最后的调整。

5.推挤前即刻准备

必要时放松且调整操作者的平衡。如果

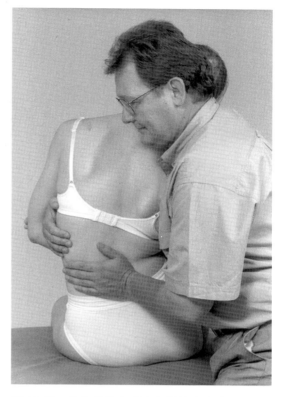

图 10.30 操作者将左手小鱼际放在患者 L3 右侧棘突旁，并使患者的胸椎和上腰椎向右侧弯曲。

操作者和患者都放松且不僵硬，则可实现最佳且有效的 HVLA 推挤技术。这也是实现有效关节弹响的常见阻碍。

6.施行推挤手法

一定程度的冲力是成功实现弹响所必需的。冲力的动量分量应被限制在旋转的运动平面内。在保持侧弯和屈曲/伸展位置的同时，摇动患者使其旋转或不旋转。当接近完全旋转时，操作者会感到 L3-4 节段处于适当的张力和杠杆状态，此时对 L3 棘突施加 HVLA 推挤。推挤朝向患者 L3 棘突，伴有轻微的向右旋转（图 10.31）。

虽然推挤很快，但绝不能过度用力。其目的应该是使用必需的最小力来实现关节弹响。在推挤速度不足的情况下使用过大的幅度是一个常见的错误。

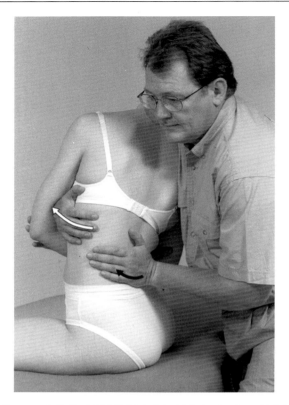

图 10.31 操作者感到患者 L3–4 节段处于适当的张力和杠杆状态时,对 L3 棘突施加 HVLA 推挤。推挤朝向患者 L3 棘突,伴有轻微的向右旋转。

总结

腰椎 L1–5：中立定位

　　患者坐位

　　旋转滑动推挤手法

- 患者体位:直立坐位
- 操作者体位:操作者站在患者的身后,稍微靠右,右臂越过患者的胸部前方(见图 10.29)
- 推挤定位:操作者将左手小鱼际放在患者 L3 右侧棘突旁,并使患者的胸椎和上腰椎向右侧弯曲(见图 10.30)。现在将患者的胸椎和上腰椎向右旋转,锁定脊柱向下,但不包括 L3–4 节段
- 调整以获得适当的预推挤张力
- 推挤前即刻准备:放松且调整操作者的平衡
- 施行推挤手法:向 L3 棘突推挤,并向右旋转(见图 10.31)。一定程度的冲力是成功实现弹响所必需的。冲力的动量分量应该在旋转方向上

10.6　腰骶关节(L5-S1)

中立定位

患者侧卧位

推挤方向取决于椎间关节平面*

假设患者确诊了躯体功能障碍(S-T-A-R-T)，并且操作者希望使用滑动推挤手法，在右侧 L5-S1 节段产生空化作用(图 10.32 和图 10.33)。

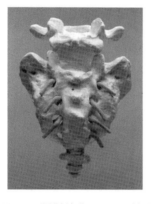

图 10.32　腰骶关节 L5-S1 后视图。

> **关键词**
> ※ 稳定性
> ● 施力点
> ➡ 推挤平面(操作者)
> ⇨ 身体运动方向(患者)
> **注**:箭头的尺寸不是推挤幅度或推力大小的图示。

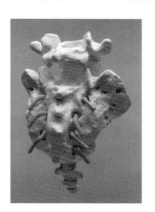

图 10.33　腰骶关节 L5-S1 侧面图。

---

* 关节方向不对称的情况被称为关节偏向性。腰骶关节突关节通常相对于矢状面约有 45°的角度,但这有相当大的个体差异,可能会遇到腰骶椎间关节面在矢状面和冠状面之间的患者。这意味着操作者需要相当多的触诊技巧来准确定位作用于腰骶关节的力并确定最合适的推挤方向。

1.患者体位

患者左侧卧位,用枕头支撑头部和颈部。

下肢:于膝关节处伸直患者的左腿,同时使左侧髋关节屈曲约 20°。弯曲患者右膝,患者右足置于左侧小腿后方(图 10.34)。这个姿势可使患者的下半身保持稳定。

上肢:轻轻外展患者的上肩,并将患者的右前臂置于下方肋骨。操作者用左手触诊患者 L5-S1 棘突间隙,并将患者上半身向右旋转至 L5-S1 节段。为实现该体位,操作者应用右手轻轻地握住患者的左肘,并将其拉向自己身体的方向,也可朝着治疗床的头侧拉动。注意,使用该手法时不要使脊柱产生任何的弯曲。持续右旋直到操作者在患者的 L5-S1 节段开始感到运动。抵住腋窝,用这只手臂控制患者上半身的旋转。

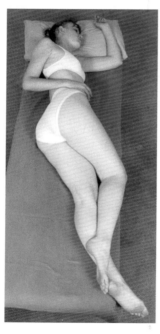

图 10.34　于膝关节处伸直患者的左腿,同时使左侧髋关节屈曲约 20°。弯曲患者右膝,患者右足置于左侧小腿后方。

2.操作者体位

操作者靠近治疗床,双足前后分开站立。保持直立姿势,稍微面向患者的上半身。操作者应保持左臂尽可能靠近其身体。

3.推挤定位

操作者将左前臂置于患者臀中肌和臀大肌之间。此时,操作者用左前臂控制患者下半身的旋转,右前臂置于患者右侧腋窝区域,这样可控制患者上半身的旋转。首先,对患者的骨盆施加压力,直到操作者在 L5-S1 节段触诊到运动。用右臂将患者上半身旋转并远离操作者,直到在 L5-S1 节段触诊到张力感。最后,在保持 L5-S1 节段杠杆状态的同时,将患者向操作者一侧转动 10°~15°。

4.调整以获得适当的预推挤张力

确保患者保持放松。保持所有姿势,在屈曲、伸展、侧弯或旋转时做任何必要的改变,直到操作者能感到 L5-S1 节段有适当的张力和杠杆力。患者不应该感到任何疼痛或不适。操作者通过肩部、躯干、脚踝、膝关节和臀部的轻微运动来做最后的调整。

5.推挤前即刻准备

必要时放松且调整操作者的平衡。保持抬头,向下看会阻碍推挤。如果操作者和患者都保持放松且不僵硬,则可实现最佳且有效的 HVLA 推挤技术。这也是突现有效弹响的常见阻碍。

6.施行推挤手法

操作者右臂抵住患者腋窝部位,但不产生推挤,只是起到稳定作用(图 10.35)。施加推挤的(左)手臂尽可能靠近操作者的身体,并抵住患者的臀部进行推挤。推挤方向的变

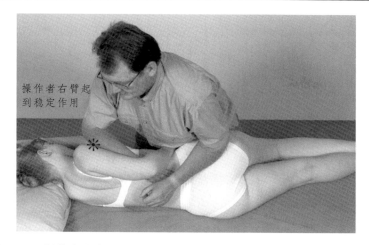

图 10.35　操作者右臂抵住患者腋窝部位,但不产生推挤,只是起到稳定作用。

化取决于椎间关节平面。通常来说,推挤的
方向近似于患者右股骨的长轴(图 10.36)。

虽然推挤很快,但绝不能过度用力。其
目的应该是使用必需的最小力来实现关节
弹响。在推挤速度不足的情况下使用过大的
幅度是一个常见的错误。

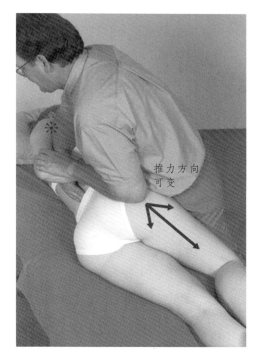

图 10.36　操作者右臂抵住患者腋窝,起到稳定作
用;左臂抵住患者的臀部进行推挤。推挤方向的变
化取决于椎间关节平面,推挤的方向近似于患者右
股骨的长轴。

总结

腰骶关节(L5-S1)：中立定位

患者侧卧位

推挤方向取决于椎间关节平面

- 患者体位：左侧卧位
  - 下肢。左侧髋关节屈曲约 20°，膝关节伸展。右侧髋关节和膝关节屈曲(见图 10.34)
  - 上肢。向右旋转患者的上半身，直到操作者在 L5-S1 节段开始感到运动。过程中不要让脊柱屈曲并抵住腋窝

- 操作者体位：操作者靠近治疗床，双足前后分开站立。保持直立姿势，稍微面向患者的上半身

- 推挤定位：操作者将左前臂置于患者臀中肌和臀大肌之间，对患者骨盆施加压力，直到操作者在 L5-S1 节段触诊到运动。用右臂将患者上半身旋转并远离操作者，直到在 L5-S1 节段触诊到张力感。将患者向操作者一侧转动 10°~15°

- 调整以获得适当的预推挤张力

- 推挤前即刻准备：放松且调整操作者的平衡

- 施行推挤手法：操作者的右臂抵住患者腋窝部位，但不产生推挤，只是起到稳定作用(见图 10.35)。推挤方向的变化取决于椎间关节平面。通常来说，推挤的方向近似于患者右股骨的长轴(见图 10.36)

10.7　腰骶关节(L5-S1)

屈曲定位

患者侧卧位

推挤方向取决于椎间关节面*

假设患者确诊了躯体功能障碍(S-T-A-R-T),并且操作者希望使用滑动推挤手法,在右侧 L5-S1 节段产生空化作用(图 10.37 和图 10.38)。

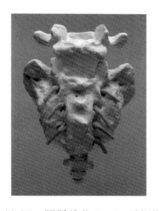

关键词

※ 稳定性

● 施力点

➡ 推挤平面(操作者)

⇨ 身体运动方向(患者)

注:箭头的尺寸不是推挤幅度或推力大小的图示。

图 10.37　腰骶关节 L5-S1 后视图。

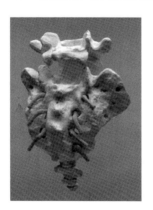

图 10.38　腰骶关节 L5-S1 侧面图。

---

* 关节方向不对称的情况被称为关节趋向性。腰骶关节突关节通常相对于矢状面约有 45°的角度,但这有相当大的个体差异,可能会遇到腰骶椎间关节面在矢状面和冠状面之间的患者。这意味着操作者需要相当多的触诊技巧来准确定位作用于腰骶关节的力并确定最合适的推挤方向。

1.患者体位

患者左侧卧位,用枕头支撑头部和颈部。

下肢:于膝关节处伸直患者的左腿,同时使左侧髋关节屈曲约 20°。弯曲患者右膝,患者右足置于左侧小腿后方(图 10.39)。这个姿势可使患者的下半身保持稳定。

上肢:轻轻外展患者的上肩,并将患者的右前臂置于下方肋骨。操作者用左手触诊患者 L5-S1 棘突间隙,并将患者上半身向右旋转至 L5-S1 节段。为实现该体位,操作者应用右手轻轻地握住患者的左肘,并将其拉向自己身体的方向,也可朝着治疗床的尾侧拉动。继续向右旋转直到操作者在 L5-S1 节段开始感到运动。抵住腋窝,用这只手臂控

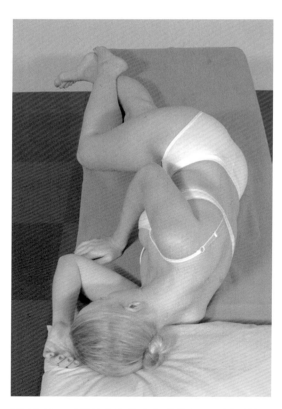

图 10.39 于膝关节处伸直患者的左腿,同时使左侧髋关节屈曲约 20°。弯曲患者右膝,患者右足置于左侧小腿后方。

制患者上半身的旋转。

2.操作者体位

操作者靠近治疗床,双足前后分开站立。保持直立姿势,稍微面向患者的上半身。操作者应保持左臂尽可能靠近其身体。

3.推挤定位

操作者将左前臂置于患者臀中肌和臀大肌之间。此时,操作者用左前臂控制患者下半身的旋转,右前臂置于患者右侧腋窝区域,这样可控制患者上半身的旋转。首先,对患者的骨盆施加压力,直到操作者在 L5-S1 节段触诊到运动。用左前臂向患者骨盆末端方向施加压力使得患者腰椎向左侧侧弯(图 10.40)。然后,操作者用右臂旋转患者的上半身并远离操作者,直到在 L5-S1 节段触诊到张力感。最后,在保持 L5-S1 节段杠杆状态的同时,将患者向操作者一侧转动 10°~15°。

4.调整以获得适当的预推挤张力

确保患者保持放松。保持所有姿势,在屈曲、伸展、侧弯或旋转时做任何必要的改变,直到操作者能感到 L5-S1 节段有适当的张力和杠杆力。患者不应该感到任何疼痛或不适。操作者通过肩部、躯干、足踝、膝关节和臀部的轻微运动来进行最后的调整。

5.推挤前的快速准备

必要时放松且调整操作者的平衡。保持抬头,向下看会阻碍推挤。如果操作者和患者都保持放松且不僵硬,则可实现最佳且有效的 HVLA 推挤技术。这也是实现有效弹响的常见阻碍。

6.施行推挤手法

操作者的右臂抵住患者腋窝部位,但不产生推挤,只是起到稳定作用。施加推挤的

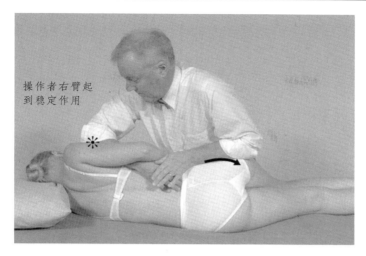

操作者右臂起
到稳定作用

图 10.40　操作者用左前臂向患者骨盆末端方向施加压力使得患者腰椎向左侧侧弯。

(左)手臂尽可能靠近操作者的身体,并保持
左侧腰椎的侧弯杠杆。推挤方向的变化取决
于椎间关节平面。通常来说,推挤的方向近
似于患者右股骨的长轴(图 10.41)。

　　虽然推挤很快,但绝不能过度用力。其
目的应该是使用必需的最小力来实现关节
弹响。在推挤速度不足的情况下使用过大的
幅度是一个常见的错误。

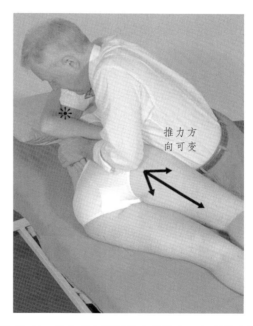

推力方
向可变

图 10.41　操作者右臂抵住患者腋窝,起到稳定作
用。推挤方向的变化取决于椎间关节平面,推挤的
方向近似于患者右股骨的长轴。

总结

腰骶关节(L5-S1):屈曲定位

患者侧卧位

推挤方向取决于椎间关节平面

● 患者体位:左侧卧位

　— 下肢。左侧髋关节屈曲约 20°,膝关节伸展。右侧髋关节和膝关节屈曲(见图 10.39)

　— 上肢。向右旋转患者的上半身,直到操作者在 L5-S1 节段开始感到运动。过程中不要让脊柱屈曲并抵住腋窝

● 操作者体位:操作者靠近治疗床,双足前后分开站立。保持直立姿势,稍微面向患者的上半身

● 推挤定位:操作者将左前臂置于患者臀中肌和臀大肌之间,对患者骨盆施加压力,直到操作者在 L5-S1 节段触诊到运动。将患者腰椎向左侧弯(见图 10.40),而后用右臂将患者上半身旋转并远离操作者,直到在 L5-S1 节段触诊到张力感。将患者向操作者一侧转动 10°~15°

● 调整以获得适当的预推挤张力

● 推挤前即刻准备:放松且调整操作者的平衡

● 施行推挤手法:操作者的右臂抵住患者腋窝部位,但不产生推挤,只是起到稳定作用。推挤方向的变化取决于椎间关节平面。通常来说,推挤的方向近似于患者右股骨的长轴(见图 10.41)

骨盆

引言

腰痛和功能障碍源自骶髂关节(SIJ)仍有争议[1-8]。许多作者认为骶髂关节是导致腰痛的原因[6-22],但现今的腰痛人群中,因骶髂关节致痛的确切患病率存在分歧。据估计,5%~25%的慢性腰痛可能牵扯骶髂关节[7,16,18,23]。骶髂关节的疼痛转移模式极为多变[24]。虽然疼痛经常放射至腰部上段和下段、腹股沟、腹部和下肢,骶髂关节疼痛主要源自臀部[22]。据报道,臀部上部疼痛与骶髂关节的上半部功能紊乱有关,而臀部下部疼痛则与下半部功能紊乱有关[25]。现已有证据支持关节内与关节外所致的骶髂关节疼痛[24]。然而,单一的应用病史、体格检查或影像学检查无法确定诊断骶髂关节疼痛[7,24]。影像学检查在排除危险信号中可起到重要作用,但是骶髂关节引起的机械性腰痛诊断几乎作用不大。据报道,诊断性神经阻滞是诊断的金标准,但由于假阳性与假阴性结果都经常发生,因此必须谨慎诠释结果[22]。尽管许多从业者认为骶髂关节是疼痛与功能障碍的根源,并且可根据骶髂关节的病变进行治疗,但对于使用不同的诊断方法来确定骨盆躯体功能障碍的有效性,学界目前仍未达成共识(图11.1)[18,26-38]。在男性群体中,骶髂关节评估可能与关节融合混淆,这种情况在39岁以下的

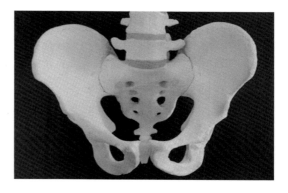

图 11.1　骨盆带。

男性中占 5.8%,而在 80 岁以上的男性中占 46.7%[39]。

现今已有大量的诊断方法和检查用于评估骶髂关节。运动测试与静态的骨性标志触诊一般显示出较差的观察者间的可靠性。由于缺乏骶髂关节功能障碍的客观指标,以及运动功能障碍的检测方法可靠性较差,因此骶髂关节功能障碍难以确诊[8]。疼痛激发试验显示出较好的可靠性[40],并且在疼痛激发试验群体当中显示出更好的可靠性[40-44]。Arab 等[45]提出了运动触诊与激发试验相结合的方法,说明结合两者有益于临床实践。Laslett[46]建议通过结合重复的躯干运动引发的疼痛非集中性和使用 3 种或更多的骶髂关节试验激发患者的熟知疼痛感有助于将骶髂关节疼痛与其他疼痛症状区分。Laslett[46]还指出,反复的腰椎运动试验所表现出的集

中症状与椎间盘源性疼痛有高度的特异性。若这些患者在骶髂关节激发试验中出现阳性结果应当被忽略。

骶髂关节疼痛诱发试验

骶髂关节分离试验检查过程如下(图11.2)。患者仰卧位,操作者两手分别置于两侧髂前上棘,两手同时向外下方推压。若诱发出患者熟悉的症状即为阳性。

右侧屈髋冲压试验检查过程如下。患者仰卧位,操作者站于患者左侧,让患者右侧髋关节和膝关节弯曲至90°,并将一只手放在骶骨下方(图11.3)。操作者沿患者右侧股骨向后施加轴向压力。若诱发出患者熟悉的症

状即为阳性。

右侧分腿试验(盖斯兰试验)检查过程如下。患者仰卧位,患肢垂于床边,操作者站于患者右侧。操作者先将患者左侧(健侧)髋膝关节屈曲,患者双手抱膝以固定姿势(图11.4)。操作者用力下压垂于床边的右肢,使髋关节尽量过伸,另一手将左髋向前推压。若诱发出患者熟悉的症状即为阳性。

骶髂关节挤压激发试验检查过程如下。患者侧卧位,将髋关节和膝关节屈曲,操作者站于患者后方(图11.5)。操作者双手叠置于上侧髂嵴,用力向下挤压髂嵴。若诱发出患者熟悉的症状即为阳性。

骶骨尖加压试验检查过程如下。患者俯卧位,操作者双手放于患者骶骨尖部位,垂直

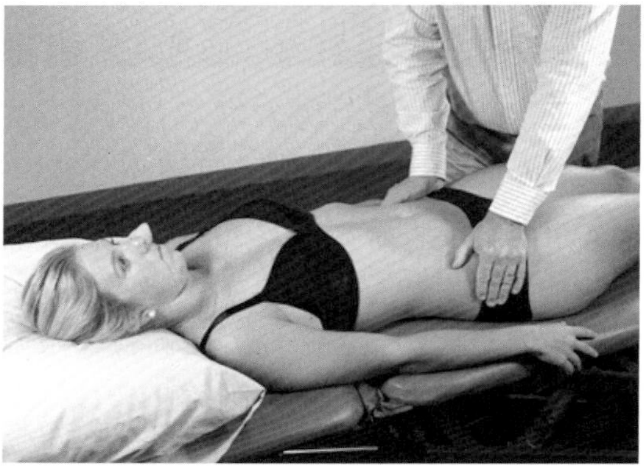

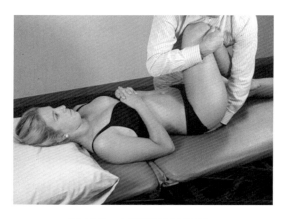

图 11.2　骶髂关节分离试验。

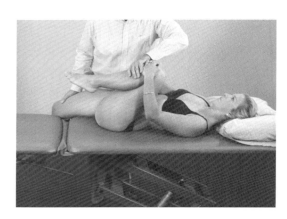

图 11.4　右侧分腿试验(盖斯兰试验)。

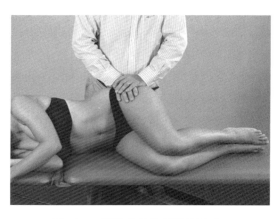

图 11.3　右侧屈髋冲压试验。

图 11.5　骶髂关节挤压激发试验。

于骶骨尖部向下压(图 11.6)。若诱发出患者熟悉的症状即为阳性。

Werner 等[47]对 46 例通过透视引导下骶髂关节阻滞后确诊为骶髂关节病变进行了研究,报道了髂后上棘(PSIS)分离激发试验具有较高的敏感性、特异性和准确性。患者站立或俯卧位,操作者的拇指抵靠 PSIS 的内侧边缘,进行从内侧到外侧的推压。若引起患者疼痛或疼痛加剧即为阳性。在评估此试验的临床效用之前有必要再进一步地进行临床和研究探索。

一些作者[21,48]对骶髂关节疼痛诱发试验是否能用于准确地识别骶髂关节疼痛表示质疑,主要原因是这种试验的操作可导致骶髂关节以外的结构,如骶神经背侧和轴后骶尾神经丛产生疼痛感。

至今,各种不同的骶髂关节运动模型已被提出,并且已有许多关于骶髂关节运动的研究[49-56],但这些模型的正常运动的确切性质尚不清楚[1,4,19,57,58]。在比较两侧骶髂关节的移动性时,个体之间和个体内部的骶髂关节移动性都存在着明显差异[51]。移动性将随着年龄而变化,并且在妊娠期间会增加。

根据我们目前的知识水平,应采用什么样的模型来指导我们的临床决策,才能将 HVLA 推挤技术纳入骨盆躯体功能障碍的治疗方案中呢?有许多不同的生物力学模型用于确认骨盆功能障碍的性质[59-63]。这些从非常复杂到不太复杂的模型,都没有研究证据表明它们的临床效用。框 11.1 显示了 Greenman[62]描述的一些可能的骨盆功能障碍。

英国和美国的网络调查显示,在骶髂关节躯体功能障碍的治疗中,整骨医师和骨科医师都使用了广泛的手法治疗。Fryer 等[64]对美国骨科医师的调查报告中表明,最常用的治疗方法是肌肉能量(70%)、肌筋膜释放(67%)、患者自我伸展(66%)、颅骨整骨手法(59%)、肌肉锻炼(58%)、软组织手法(58%)和关节运动手法(53%)。Fryer 等[65]对英国整

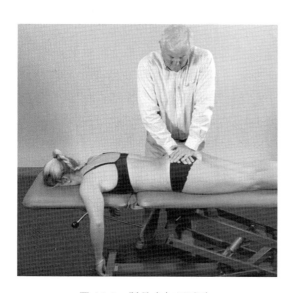

图 11.6 骶骨尖加压试验。

框 11.1 骨盆功能障碍

耻骨
- 上支
- 下支

骶髂
- 双侧前旋
- 双侧后旋
- 单侧前旋(骶骨屈曲)
- 单侧后旋(骶骨后伸)
- 单侧前旋扭转(左斜轴向左扭转或右斜轴向右扭转)
- 对侧后旋扭转(左斜轴向右扭转或右斜轴向左扭转)

骶髂关节
- 向前旋转
- 向后旋转
- 上侧(头侧)剪切
- 下侧(尾侧)剪切
- 向内旋转(内张)
- 向外旋转(外张)

Reproduced with permission from Greenman.[62]

骨医师的调查中发现 HVLA 推挤技术在骶髂关节躯体功能障碍治疗中的使用率最高。报告中也表明英国整骨医师最常用的治疗手法是关节运动手法(91%)、软组织手法(91%)、患者自我伸展(76%)和 HVLA 推挤技术(74%)。

若整骨医师和骨科医师在治疗骨盆疼痛和功能障碍时使用了 HVLA 推挤技术,一般会结合其他非推挤整骨手法,采用多模式的治疗方法。

尾骨痛

尾骨痛是用来描述尾骨区域疼痛的术语。虽然尾骨体积较小,但有几项重要的功能。它与坐骨结节形成一个类似于三脚架的结构,在坐姿时作为承重支撑,并且是骶尾前后韧带、肛尾韧带和提肛肌的止点。臀部跌倒导致创伤、重复性微创伤或分娩是引起尾骨痛的最常见原因[66-69],但有 30%患者的病因是不明确的[69]。强直性脊柱炎患者有尾骨痛症状几乎是慢性非特异性腰痛引起尾骨痛的 3 倍[69]。

尾骨痛的诊断基于患者的病史(框 11.2)和临床检查(框 11.3)。

通过骶骨侧位片和动态放射学检查检测尾骨的形态和运动有助于尾骨痛的诊断[70]。

有一部分尾骨痛病例在不经治疗后症状

框 11.2　尾骨痛:病史

- 尾骨直接创伤史
- 骶尾关节有局部持续性疼痛,无明显的腰痛或放射性疼痛
- 坐姿出现局部疼痛
- 从坐姿站立时可出现疼痛加剧
- 排便和(或)性交时出现局部疼痛

框 11.3　尾骨痛:检查结果

- 尾骨局部压痛
- 尾骨位置可能异常
- 症状可能在外部弹压尾骨时再现

就消失了,但对于难治性病例,治疗方法包括非甾体抗炎药、环形坐垫、盆底康复、直肠内按摩和矫正、经皮神经电刺激、注射、心理治疗、神经阻滞、脊髓刺激疗法和手术[71,72]。

尾骨痛可通过手法治疗师从外部或内部进行治疗。有许多尾骨痛的病例对外部手法治疗没有反应,但可能会受益于直肠内部手法治疗。

现今关于直肠内部松动术或矫正手法治疗尾骨痛的有效性研究证据仍然有限。目前已有文献报道直肠内部手法用于治疗尾骨痛,如直肠内部矫正和按摩[73]、直肠内部矫正和透热法[74]、直肠内部矫正和超声透入疗法、经皮神经电刺激和止痛药[75]。这些研究均显示疼痛在治疗后明显减轻。Howard 等[76]对不同的保守干预治疗尾骨痛的有效性进行了系统评价。系统评价结果表示需要更多高质量的研究来确定松动术或矫正手法治疗尾骨痛的有效性和适用性。

许多手法治疗医学文献[60,62,77-82]提到骶髂关节病变可通过 HVLA 推挤技术治疗,但现今几乎没有证据显示这些手法与弹响是相关的。当听见弹响声音释放时,其病灶部位不一定已经复位。研究显示矫正对骶髂关节的影响有着相互矛盾的结果。尽管临床试验检查的症状在骶髂关节矫正后消失,但立体影像学分析无法检测骶髂关节的位置改变[83]。然而,一项关于腰痛患者的研究发现,患者的骨盆倾斜症状在矫正后发生了改变[84]。另一项研究则表明,髂嵴的对称性在矫正后立即得到改善[85]。文献综述没有发现任何关于 HVLA 推挤技术治疗骶髂关节疼痛和功

能障碍的随机对照试验研究。

然而,许多操作者认为 HVLA 推挤技术用于治疗骶髂关节疾病可带来良好的临床效果。因此,许多临床医生继续使用 HVLA 推挤技术治疗骶髂关节躯体功能障碍。

通过 S–T–A–R–T 诊断法则来识别躯体功能障碍。

- S:症状再现。
- T:组织压痛。
- A:非对称性。
- R:关节活动范围。
- T:组织纹理变化。

第 11 章的其余部分将详细阐述 4 种用于骶髂关节的 HVLA 推挤技术和一种用于骶尾关节的矫正或推挤手法。所有手法的描述都使用了一张可调节高度的矫正床。

在诊断出躯体功能障碍后,建议在施行矫正和推挤手法之前,对本章中描述的每种手法使用以下清单,以确认适合的手法。

- 我是否排除了所有禁忌证?
- 我是否已向患者解释接下来的治疗方法?
- 我是否得到了知情同意?
- 患者姿势是否合适且舒适(最小杠杆定位)?
- 我是否处于舒适和平衡的姿势?
- 我是否需要在推挤前更改任何物理或生物力学因素(请参阅第 3 部分)?
- 我是否在推挤前达到了适当的组织张力(非最终范围)?
- 我是否放松并有信心继续治疗?
- 患者是否放松并愿意继续治疗?

参考文献

1 Alderink GJ. The sacroiliac joint: Review of anatomy, mechanics, and function. J Orthop Sports Phys Ther 1991;13:71–84.

2 Bernard TN, Cassidy JD. The sacroiliac joint syndrome – pathophysiology, diagnosis and management. In: Frymoyer JW ed. The adult spine: Principles and practice. New York, NY: Raven Press; 1991 2107–30.

3 Walker JM. The sacroiliac joint: A critical review. Phys Ther 1992;72:903–16.

4 Dreyfuss P, Cole AJ, Pauza K. Sacroiliac joint injection techniques. Phys Med Rehabil Clin North Am 1995;6(4):785–813.

5 Cibulka M. Understanding sacroiliac joint movement as a guide to the management of a patient with unilateral low back pain. Man Ther 2002;7(4):215–21.

6 Brolinson P, Kozar A, Cibor G. Sacroiliac joint dysfunction in athletes. Curr Sports Med Rep 2003;2(1):47–56.

7 Simopoulos TT, Manchikanti L, Singh V, et al. A systematic evaluation of prevalence and diagnostic accuracy of sacroiliac joint interventions. Pain Physician 2012;15(3):E305–44.

8 Fryer G. Muscle energy technique: An evidence-informed approach. Int J Osteopath Med 2011;14(1):3–9.

9 Grieve G. The sacroiliac joint. Physiotherapy 1976;62:384–400.

10 Weismantel A. Evaluation and treatment of sacroiliac joint problems. J Am Phys Ther Assoc 1978;3(1):1–9.

11 Mitchell F. The muscle energy manual, vol. 1. East Lansing, MI: MET Press; 1995.

12 DonTigny RL. Function and pathomechanics of the sacroiliac joint. Phys Ther 1985;65:35–43.

13 Bernard TN, Kirkaldy-Willis WH. Recognizing specific characteristics of nonspecific low back pain. Clin Orthop 1987;217:266–80.

14 Bourdillon JF, Day EA. Boohhout MR. Spinal manipulation, 5th edn. Avon: Bath Press; 1995.

15 Shaw JL. The role of the sacroiliac joint as a cause of low back pain and dysfunction. First Interdisciplinary World Congress on Low Back Pain and its Relation to the Sacroiliac Joint. Rotterdam: ECO; 1992.

16 Schwarzer AC, April CN, Bogduk N. The sacroiliac joint in chronic low back pain. Spine 1995;20:31–7.

17 Herzog W. Clinical biomechanics of spinal manipulation. New York: Churchill Livingstone; 2000.

18 Maigne JY, Aivaliklis A, Pfefer F. Results of sacroiliac joint double block and value of sacroiliac pain provocation tests in 54 patients with low back pain. Spine 1996;21(16):1889–92.

19 Foley B, Buschbacher R. Sacroiliac joint pain: Anatomy, biomechanics, diagnosis, and treatment. Am J Phys Med Rehabil 2006;85(12):997–1006.

20　Forst S, Wheeler M, Fortin J, et al. The sacroiliac joint: Anatomy, physiology and clinical significance. Pain Physician 2006;9(1):61–7.

21　Hansen H, McKenzie-Brown A, Cohen S, et al. Sacroiliac joint interventions: A systematic review. Pain Physician 2007;10(1):165–84.

22　Vanelderen P, Szadek K, Cohen SP, et al. Sacroiliac joint pain. Pain Pract 2010;10(5): 470–8.

23　Hansen H, Helm S. Sacroiliac joint pain and dysfunction. Pain Physician 2003;6(2): 179–89.

24　Cohen SP, Chen Y, Neufeld NJ. Sacroiliac joint pain: A comprehensive review of epidemiology, diagnosis and treatment. Expert Rev Neurother 2013;13(1):99–116.

25　Kurosawa D, Murakami E, Aizawa T. Referred pain location depends on the affected segment of the sacroiliac joint. Eur Spine J 2014;24(3): 521–7.

26　Speed C. ABC of rheumatology. Low back pain. BMJ 2004;328:1119–21.

27　Carmichael JP. Inter and intra-examiner reliability of palpation for sacroiliac joint dysfunction. J Manipulative Physiol Ther 1987;10:164–71.

28　Dreyfuss P, Dreyer S, Griffin J, et al. Positive sacroiliac screening tests in asymptomatic adults. Spine 1994;19:1138–43.

29　Dreyfuss P, Michaelsen M, Pauza K, et al. The value of medical history and physical examination in diagnosing sacroiliac joint pain. Spine 1996;21:2594–602.

30　Herzog W, Read L, Conway P, et al. Reliability of motion palpation procedures to detect sacro-iliac joint fixations. J Manipulative Physiol Ther 1988;11:151–7.

31　Laslett M, Williams M. The reliability of selected pain provocation tests for sacroiliac joint pathology. Spine 1994;19:1243–9.

32　Van Deursen LLJM, Patijn J, Ockhuysen AL, et al. The value of some clinical tests of the sacro-iliac joint. Man Med 1990;5:96–9.

33　Riddle D, Freburger J. Evaluation of the presence of sacroiliac joint region dysfunction using a combination of tests: A multicenter intertester reliability study. Phys Ther 2002;82(8): 772–81.

34　Young S, Aprill C, Laslett M. Correlation of clinical examination characteristics with three sources of chronic low back pain. Spine 2003;3(6):460–5.

35　Meijne W, van Neerbos K, Aufdemkampe G, et al. Intraexaminer and interexaminer reliability of the Gillet test. J Manipulative Physiol Ther 1999;22(1):4–9.

36　Sturesson B, Uden A, Vleeming A. A radiostereometric analysis of the movements of the sacroiliac joints during the standing hip flexion test. Spine 2000;25(3):364–8.

37　Vincent-Smith B, Gibbons P. Inter-examiner and intra-examiner reliability of palpatory findings for the standing flexion test. Man Ther 1999;4(2):87–93.

38　O'Haire C, Gibbons P. Inter-examiner and intra-examiner agreement for assessing sacro-iliac anatomical landmarks using palpation and observation: A pilot study. Man Ther 2000;5(1): 13–20.

39　Dar G, Khamis S, Peleg S, et al. Sacroiliac joint fusion and the implications for manual therapy diagnosis and treatment. Man Ther 2008;13(2): 155–8.

40　Laslett M, Aprill C, McDonald B, et al. Diagnosis of sacroiliac joint pain: Validity of individual provocation tests and composites of tests. Man Ther 2005;10(3):207–18.

41　Kokmeyer D, van der Wurff P, et al. The reliability of multitest regimens with sacroiliac pain provocation tests. J Manipulative Physiol Ther 2002;25(1):42–8.

42　van der Wurff P, Buijs E, Groen G. A multitest regimen of pain provocation tests as an aid to reduce unnecessary minimally invasive sacroiliac joint procedures. Arch Phys Med Rehabil 2006;87(1):10–14.

43　Robinson H, Brox J, Robinson R, et al. The reliability of selected motion and pain provocation tests for the sacroiliac joint. Man Ther 2007;12(1):72–9.

44　Hancock MJ, Maher CG, Latimer J, et al. Systematic review of tests to identify the disc, SIJ or facet joint as the source of low back pain. Eur Spine J 2007;16(10):1539–50.

45　Arab A, Abdollahi I, Joghataei T, et al. Inter- and intra-examiner reliability of single and composites of selected motion palpation and pain provocation tests for sacroiliac joint. Man Ther 2009;14(2):213–21.

46　Laslett M. Pain provocation tests for diagnosis of sacroiliac joint pain. Aust J Physiother 2006;52(3):229.

47　Werner CM, Hoch A, Gautier L, et al. Distraction test of the posterior superior iliac spine (PSIS) in the diagnosis of sacroiliac arthropathy. BMC Surg 2013;13:52.

48　McGrath MC. Composite sacroiliac joint pain provocation tests: A question of clinical significance. Int J Osteopath Med 2010;13(1): 24–30.

49　Colachis SC, Worden RE, Brechtol CO, et al. Movement of the sacroiliac joint in the adult male: A preliminary report. Arch Phys Med Rehabil 1963;44:490–8.

50　Egund N, Olsson TH, Schmid H, et al. Movements in the sacroiliac joints demonstrated with Roentgen stereophotogrammetry. Acta Radiol Diagn 1978;19:833–46.

51　Sturesson B, Selvik G, Uden A. Movements of the sacroiliac joints. A Roentgen stereophotogrammetric analysis. Spine

1989;14:162–5.

52 Jacob H, Kissling R. The mobility of the sacroiliac joints in healthy volunteers between 20 and 50 years of age. Clin Biomechanics 1995;10(7):352–61.

53 Kissling R, Jacob H. The mobility of the sacroiliac joint in healthy subjects. Bull Hosp Jt Dis 1996;54(3):158–64.

54 Lund P, Krupinski E, Brooks W. Ultrasound evaluation of sacroiliac motion in normal volunteers. Acad Radiol. 1996;3(3):192–6.

55 Wang M, Dumas G. Mechanical behavior of the female sacroiliac joint and influence of the anterior and posterior sacroiliac ligaments under sagittal loads. Clin Biomechanics 1998;13(4/5): 293–9.

56 Sturesson B, Uden A, Vleeming A. A radiostereometric analysis of the movements of the sacroiliac joints in the reciprocal straddle position. Spine 2000;25(2):214–17.

57 Beal MC. The sacroiliac problem: Review of anatomy, mechanics, and diagnosis. J Am Osteopath Assoc 1982;81:667–79.

58 McGrath MC. Clinical considerations of sacroiliac joint anatomy: A review of function, motion and pain. J Osteopath Med 2004;7(1): 16–24.

59 Kaltenborn F. The spine. Basic evaluation and mobilization techniques, 2nd edn. Oslo, Norway: Olaf Norlis Bokhandel; 1993.

60 DiGiovanna EL, Schiowitz S, Dowling DJ. An osteopathic approach to diagnosis and treatment, 3rd edn. Philadelphia, PA: Lippincott Williams & Wilkins; 2005.

61 Mitchell F, Mitchell P. Muscle Energy Manual, vol. 3. Evaluation and treatment of the pelvis and sacrum. East Lansing, MI: MET; 1999.

62 DeStephano L. Greenman's principles of manual medicine, 4th edn. Philadelphia, PA: Wolters Kluwer Health / Lippincott Williams & Wilkins; 2010.

63 Heinking K, Kappler R. Pelvis and Sacrum. In: Chila A. Foundations of osteopathic medicine, 3rd edn. Philadelphia, PA: Wolters Kluwer Health/Lippincott Williams & Wilkins; 2010: Ch. 41.

64 Fryer G, Morse CM, Johnson JC. Spinal and sacroiliac assessment and treatment techniques used by osteopathic physicians in the United States. Osteopath Med Prim Care 2009;3:4.

65 Fryer G, Johnson JC, Fussum C. The use of spinal and sacroiliac joint procedures within the British Osteopathic profession. Part 2: Treatment. Int J Osteopath Med 2010;13(4): 152–9.

66 Fogel GR, Cunningham PY, Esses SI. Coccygodynia: Evaluation and management. J Am Acad Orthop Surg 2004;12:49–54.

67 Patijn J, Janssen M, Hayek S, et al. Coccygodynia. Pain Pract 2010;10(6):554–9.

68 Emerson SS, Speece AJ. Manipulation of the coccyx with anaesthesia for the management of coccydynia. J Am Osteopath Assoc 2012;112(12):805–7.

69 Deniz R, Ozen G, Yilmaz-Oner S, et al. Ankylosing Spondylitis and a diagnostic dilemma: Coccydynia. Clin Exp Rheumatol 2014;32(2):194–8.

70 Karadimas EJ, Trypsiannis G, Giannoudis PV. Surgical treatment of coccygodynia: An analytic review of the literature. Eur Spine J 2011;20(5): 698–705.

71 Lirette LS, Chaiban G, Tolba R, et al. Coccydynia: An overview of the anatomy, aetiology and treatment of coccyx pain. Ochsner J 2014;14(1):84–7.

72 Nathan ST, Fisher BE, Roberts CS. Coccydynia: A review of pathoanatomy, aetiology, treatment and outcome. J Bone Joint Surg Br 2010;92(12): 1622–7.

73 Maigne J, Chatellier G, Faou ML, et al. The treatment of chronic coccydynia with intrarectal manipulation: A randomised controlled study. Spine 2006;31(18):E621–7.

74 Wu C, Yu K, Chuang H, et al. The application of infrared thermography in the assessment of patients with coccydynia before and after manual therapy combined with diathermy. J Manipulative Physiol Ther 2009;32: 287–93.

75 Khatri SM, Nitsure P, Jatti RS. Effectiveness of coccygeal manipulation in coccydynia: A randomized controlled trial. Indian J Physiother Occup Ther 2011;5(3):110–12.

76 Howard PD, Dolan AN, Falco AN, et al. A comparison of conservative interventions and their effectiveness for coccydynia: A systematic review. J Man Manip Ther 2013;21(4): 213–19.

77 Stoddard A. Manual of osteopathic technique, 2nd edn. London: Hutchinson Medical; 1972.

78 Walton WJ. Textbook of osteopathic diagnosis and technique procedures, 2nd edn. St. Louis, MO: Matthews; 1972.

79 Kimberly PE. Outline of osteopathic manipulative procedures, 2nd edn. Kirksville, MO: Kirksville College of Osteopathic Medicine; 1980.

80 Downing HD. Principles and Practice of Osteopathy. London: Tamor Pierston; 1981.

81 Hartman L. Handbook of osteopathic technique, 3rd edn. London: Chapman & Hall; 1997.

82 Hohner JG, Cymet TC. Thrust (high velocity / low amplitude) approach: "The pop". In: Chila A ed. Foundations of osteopathic medicine, 3rd edn. Philadelphia, PA: Wolters Kluwer Health/Lippincott Williams & Wilkins; 2010: Ch. 45.

83 Tullberg T, Blomberg S, Branth B, et al.

Manipulation does not alter the position of the sacroiliac joint: A Roentgen stereophotogrammetric analysis. Spine 1998;23(10):1124–9.

84 Cibulka MT, Delitto A, Koldehoff RM. Changes in innominate tilt after manipulation of the sacroiliac joint in patients with low back pain.

Phys Ther 1988;68(9):1359–63.

85 Childs J, Piva S, Erhard R. Immediate improvements in side-to-side weight bearing and iliac crest symmetry after manipulation in patients with low back pain. J Manipulative Physiol Ther 2004;27(5):306–13.

11.1 骶髂关节

左后侧

患者俯卧位
韧带肌筋膜定位

假设患者确诊了躯体功能障碍(S-T-A-R-T),并且操作者希望向前推挤左侧关节。

关键词

※ 稳定性
● 施力点
➡ 推挤平面(操作者)
⇨ 身体运动方向(患者)

注:箭头的尺寸不是推力大小或推挤幅度的图示。

1.受力点

(1)左侧髂后上棘(PSIS)。
(2)左下大腿前侧。

2.施力点

(1)右手小鱼际隆起处。
(2)左手掌侧。

3.患者体位

患者以舒适的姿势俯卧。

4.操作者体位

操作者站在患者右侧,双足微微张开,面

向患者。操作者尽量站直,以避免俯身于患者上方而限制推挤手法和推力的传递。

5.受力点触诊

将右手小鱼际隆起处放在左侧髂后上棘,确保接触良好,不会在皮肤或浅表肌肉组织上打滑。将左手掌侧轻轻放在左侧大腿前侧和膝关节近端的位置。

6.推挤定位

抬起患者的左腿,使其伸直并轻微内收(图 11.7),避免导致患者的腰椎伸展。操作者向治疗床施加一个向下的推力,头部稍微朝下,操作者的右手紧靠着髂后上棘的下方。

通过向前倾斜至右臂和小鱼际上,将重心转移到患者身上。将重心向前移动有助于稳定在髂后上棘的受力点。

7.调整以获得适当的预推挤张力

确保患者保持放松。保持所有姿势,在髋关节伸展、内收和旋转时进行任何必要的调整。同时,调整髂后上棘施加压力的方向,直到施力点达到平衡的状态,并且操作者能

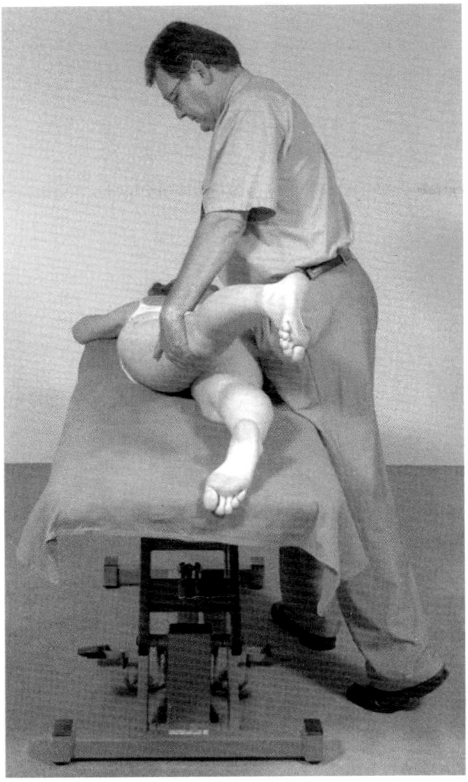

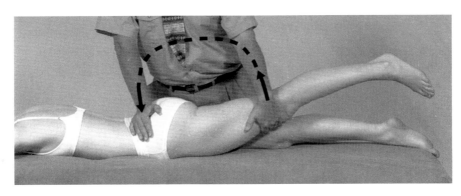

图 11.7　操作者抬起患者的左腿,使其伸直并轻微内收。

感到左侧骶髂关节有适当的张力和杠杆状态。患者不应该感到任何疼痛或不适。操作者通过肩部、躯干、足踝、膝关节和臀部的轻微运动来进行最后的调整。

8.推挤前即刻准备

必要时放松且调整操作者的平衡。操作者保持抬头,确保与患者的身体接触牢靠。如果操作者和患者放松且不僵硬,则可实现最佳且有效的 HVLA 推挤技术。这也是实现有效弹响的常见阻碍。

9.施行推挤手法

这项手法使用了韧带肌筋膜定位,而非椎间关节对锁。这种方法通常比椎间关节对锁手法更强调放大主要杠杆作用。

在朝着治疗床的弯曲平面上,操作者用右手在骶髂关节上施行 HVLA 推挤。同时,用左手稍微增加髋部伸展(图 11.8)。操作者在施行推挤时不能过分强调髋部伸展。其目的是通过该手法实现左后侧的前旋和左侧骶髂关节的运动。由于骶髂关节的解剖和生物力学有着巨大差异,不同患者的推挤方向会有所不同。

虽然推挤很快,但绝不能过度用力。其目的应该是使用必需的最小力来实现关节弹响。

图 11.8　朝着治疗床的弯曲平面上,操作者用右手在骶髂关节上施行 HVLA 推挤。同时,用左手稍微增加髋部伸展。

总结

骶髂关节：左后侧

    患者俯卧位

    向前推挤

    韧带肌筋膜定位

- 受力点：
  - 左侧髂后上棘
  - 左下大腿前侧
- 施力点：
  - 右手小鱼际隆起处
  - 左手掌侧
- 患者体位：患者以舒适的姿势俯卧
- 操作者体位：操作者站在患者右侧，面向治疗床
- 受力点触诊：将右手小鱼际放在左侧髂后上棘。将左手掌侧放在左大腿前侧和膝关节近端的位置
- 推挤定位：抬起患者左腿，使其伸直并轻微内收（见图 11.7），避免导致患者的腰椎伸展。操作者向治疗床施加一个向下的推力，头部稍微朝下，操作者的右手紧靠着髂后上棘的下方
- 调整以获得适当的预推挤张力：在髋关节伸展、内收和旋转时进行任何必要的调整。同时，调整髂后上棘施加压力的方向
- 推挤前即刻准备：放松且调整操作者的平衡
- 施行推挤手法：在朝着治疗床的弯曲平面上，操作者在患者的骶髂关节上施加推挤，同时用左手稍微增加髋部伸展（见图 11.8）

11.2　骶髂关节

右后侧

患者侧卧位

假设患者确诊了躯体功能障碍(S-T-A-R-T)，并且操作者希望向前推挤右侧关节。

关键词

※ 稳定性

● 施力点

➡ 推挤平面(操作者)

⇨ 身体运动方向(患者)

注:箭头的尺寸不是推力大小或推挤幅度的图示。

1.患者体位

患者左侧卧位，用枕头支撑头部和颈部。治疗床上半部分抬高 30°~35°，使胸椎下部和腰椎上部向右侧弯曲。

下肢:伸直患者的小腿，确保下肢和脊柱在一条直线上，处于中立位置。弯曲患者上髋关节至约 90°。弯曲患者的上膝，将足跟置于小腿膝关节的前面。小腿和脊柱应尽可能形成一条直线，下臀部或膝关节不能弯曲。

上肢:轻轻伸展患者上肩，将患者右前臂置于下肋骨上。用左手触摸 L5-S1 棘突间隙，向右旋转患者躯干，直至并包括 L5-S1 节段。要做到这一点，操作者可用右手轻

轻握住患者的左侧肘部，并将其拉向自己，但也要朝治疗床头侧的方向拉动。注意，在这个动作中不要让患者的脊柱发生任何弯曲。现在调整胸抱姿势，将患者的上臂置于胸部后方。

2.操作者体位

操作者靠近治疗床，双足前后分开站立。确保患者的上膝放于操作者的两腿之间。这可使操作者能够进行必要的调整，以达到适当的推挤前张力(图 11.9)。保持直立姿势，面向患者上半身方向。

3.推挤定位

操作者的左手掌根放在髂后上棘(PSIS)的下方，右手应靠在患者的上胸廓和胸腔部位。用右手轻轻旋转患者的躯干，直到脊柱的锁定状态。避免对盂肱关节施加直接压力。最后，在保持杠杆作用增强的同时，将患者向操作者的方向推 10°~15°。

4.调整以获得适当的预推挤张力

确保患者保持放松。保持所有姿势，在髋关节屈曲和内收时进行任何必要的调

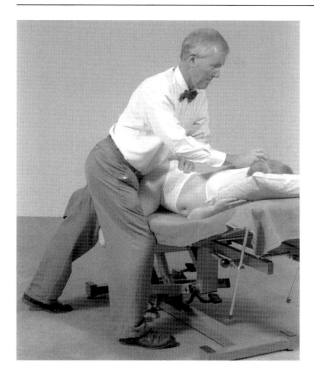

图 11.9　操作者靠近治疗床，双足前后分开站立。确保患者的上膝放于操作者的两腿之间。

整。同时，调整施加到 PSIS 的压力方向，直到力达到平衡的状态，感到右侧骶髂关节处于适当的张力和杠杆状态。患者不应该感到任何疼痛或不适。通过肩部、躯干、足踝、膝关节和臀部的轻微运动进行最后的调整。

5.推挤前即刻准备

　　放松并在必要时调整平衡。操作者保持抬头并确保与患者的身体接触牢靠。如果操作者和患者放松且不僵硬，则可实现最佳且有效的 HVLA 推挤技术。这也是实现有效弹响的常见阻碍。

6.施行推挤手法

　　施加 HVLA 推挤，操作者的左手掌根在一个弯曲的平面上指向患者髂前上棘（图 11.10）。操作者的右臂靠在患者的胸部区域并不产生推挤，只是起到稳定作用。这项技术的目的是实现右侧髋骨的前旋转和右骶髂关节的运动。由于骶髂解剖和生物力学的广泛差异，不同患者的推挤方向也会发生改变。

　　虽然推挤很快，但绝不能过度用力。其目的应该是使用必需的最小力来实现关节弹响。

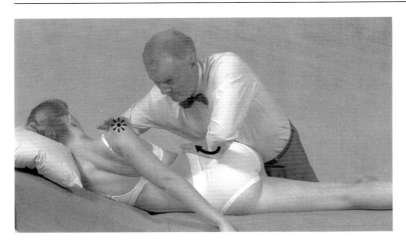

图 11.10　操作者的左手掌根在一个弯曲的平面上指向患者髂前上棘,施行 HVLA 推挤。

总结

骶髂关节:右后侧

　　患者侧卧位

　　向前推挤

　　● 患者体位:患者左侧卧位,将治疗床上半部分抬高 30°~35°,以使胸椎下部和腰椎上部向右侧弯曲

　　　– 下肢。左腿和脊柱在一条直线上。右臀部弯曲至约 90°。右膝弯曲,右足跟刚好位于小腿膝关节前方

　　　– 上肢。将患者的上半身向右旋转至包括 L5–S1 节段的位置。在这个运动过程中,不要使脊柱弯曲。通过将患者的上臂放在胸部后面来调整胸部的状态

　　● 操作者体位:操作者靠近治疗床,双足前后分开站立。确保患者的上膝放在操作者的两腿之间(见图 11.9)。保持直立姿势,面向患者上身方向

　　● 推挤定位:操作者的左手掌根放在髂后上棘(PSIS)的下方。旋转患者的上半身,直到达到脊柱的锁定状态。将患者向操作者的方向推 10°~15°

　　● 调整以获得适当的预推挤张力:在髋关节屈曲和内收时进行任何必要的调整。同时,调整施加到 PSIS 的压力方向

　　● 推挤前即刻准备:放松且调整操作者的平衡

　　● 施行推挤手法:对 PSIS 的推挤是在一个弯曲的平面上朝向患者的髂前上棘(见图 11.10)。操作者的右臂靠在患者的胸部区域并不产生推挤,只是起到稳定作用

11.3 骶髂关节

左前侧

患者仰卧位

假设患者确诊了躯体功能障碍(S-T-A-R-T),并且操作者希望向后推挤左侧关节。

1.受力点

(1)左侧髂前上棘(ASIS)。

(2)左肩带后侧。

2.施力点

(1)右手掌侧。

(2)左手和手腕的手掌面。

3.患者体位

患者以舒适的姿势仰卧。将患者的骨盆向右侧移动。向相反的方向移动足和肩部,使躯干向左侧弯曲。将患者的左足和足踝置于右足踝之上,要求患者将手指扣在颈部后面(图 11.11)。

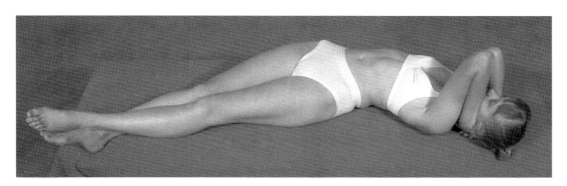

图 11.11　患者仰卧位,将患者的骨盆向右侧移动,向相反的方向移动足和肩部,使躯干向左侧弯曲。将患者的左足和足踝置于右足踝之上,要求患者将手指扣在颈部后面。

4.操作者体位

操作者站在患者的右侧,双足微微分开,面向治疗床。操作者要尽可能站直,以避免俯身于患者上方而限制推挤手法的施展和推力的传递。

5.受力点触诊

操作者的右手掌侧放在 ASIS 上,确保有良好的接触,不会在患者的皮肤或浅表肌肉组织上打滑。操作者的左手掌和手腕轻轻地放在患者左肩带的后面。

6.推挤定位

操作者向右旋转患者的躯干,使其朝向自己。保持初始定位时的左侧躯干侧屈至关重要。施加一个向下朝向治疗床头侧的力,操作者将右手固定在 ASIS 的下方(图 11.12)。

操作者通过将身体重量向前倾斜到右臂和右手,将重心移到患者身上。重心向前移动有助于 ASIS 上稳固的接触点压力。

7.调整以获得适当的预推挤张力

确保患者保持放松。保持所有姿势,在躯干旋转、弯曲和侧屈时进行任何必要的调整。同时,调整施加到 ASIS 的压力方向,直到施力点达到平衡,并且操作者可感到适当的张力和杠杆状态。患者不应该感到任何疼痛或不适。通过肩部、躯干、足踝、膝关节和臀部的轻微运动进行最后的调整。

8.推挤前即刻准备

必要时放松且调整操作者的平衡。操作者保持抬头并确保与患者的身体接触牢靠。如果操作者和患者放松且不僵硬,则可实现最佳且有效的 HVLA 推挤技术。这也是实现有效弹响的常见阻碍。

9.施行推挤手法

操作者的右手在弯曲的平面上对着 ASIS 向治疗床的方向施加 HVLA 推挤(图 11.13)。操作者的左前臂、手腕和手放在患者的肩带上,不施加推挤,而只是起到稳定作用。这项技术的目的是实现左后侧关节的后旋转和左骶髂关节的运动。由于骶髂解剖和生物力学的广泛差异,不同患者的推挤方向也会发生变化。

虽然推挤很快,但绝不能过度用力。其目的应该是使用必需的最小力来实现关节弹响。

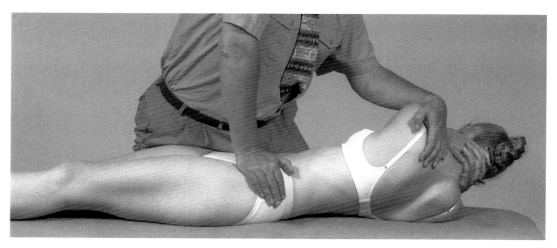

图 11.12 操作者向右旋转患者的躯干,使其朝向自己。施加一个向下朝向治疗床头侧的力,操作者将右手固定在髂前上棘下方。

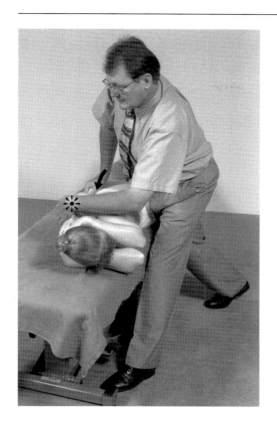

图 11.13　操作者的右手在弯曲的平面上对着髂前上棘向治疗床的方向施加 HVLA 推挤。

总结

骶髂关节:左前侧

患者仰卧位

向后推挤

- 受力点:
  - 左侧髂前上棘
  - 左肩带后侧
- 施力点:
  - 右手掌侧
  - 左手和手腕的手掌面
- 患者体位:仰卧位。向右移动患者的骨盆。向相反的方向移动足和肩部,以使躯干向左侧弯曲。将患者的左足和足踝置于右足踝之上,让患者将手指扣在颈部后面(见图 11.11)
- 操作者体位:操作者站在患者的右侧,面向治疗床
- 受力点触诊:操作者的右手手掌放在 ASIS 上,将左手的手掌和手腕放在患者左肩带的后面
- 推挤定位:操作者向右旋转患者的躯干,保持患者左侧躯干侧屈。施加一个向下朝向治疗床头侧的力,操作者将右手固定在 ASIS 的下方(见图 11.12)
- 调整以获得适当的预推挤张力:在躯干旋转、弯曲和侧弯时进行任何必要的调整。同时,调整施加到 ASIS 的压力方向
- 推挤前即刻准备:放松且调整操作者的平衡
- 施行推挤手法:对 ASIS 的推挤是在一个弯曲的平面上朝向患者的 ASIS(见图 11.13)。操作者的左前臂、手腕和手放在患者的肩带上,不施加推挤,仅起到稳定作用

11.4 骶髂关节

骶基底前侧

患者侧卧位

假设患者确诊了躯体功能障碍(S-T-A-R-T),并且操作者希望向前推挤骶骨的顶点。

关键词
※ 稳定性
● 施力点
➡ 推挤平面(操作者)
⇨ 身体运动方向(患者)
注:箭头的尺寸不是推力大小或推挤幅度的图示。

1.患者体位

患者右侧位并用枕头支撑头部和颈部。

下肢:伸直患者的小腿,确保腿和脊柱在一条直线上,处于中立位。稍微弯曲患者的上臂部和膝关节,将大腿放在小腿的正前方。小腿和脊柱应尽可能形成一条直线,在下臀部或膝关节处不要弯曲。

上肢:轻轻伸展患者的上肩,将患者的左前臂放在下肋骨上。用右手触诊 L5—S1 棘突间隙,将患者躯干向左旋转至包括 L5—S1 的位置。操作者用左手轻轻握住患者的右肘部并拉向自己的方向,也可向治疗床的头侧方向拉动。在这个运动过程中,注意不要弯曲患者的脊柱。抵住腋窝,用这只手臂控制患者上半身的旋转。

2.操作者体位

操作者靠近治疗床,双足前后分开站立。保持直立姿势,面向患者上半身的方向。

3.推挤定位

操作者右前臂的手掌面放在患者骶骨的顶端。确保接触点在第二骶骨段下方。操作者的左前臂应该靠在患者的上胸廓和肋骨区域,控制和保持患者躯干的旋转。操作者的左前臂轻轻旋转患者的躯干,直到达到脊柱锁定的状态。小心避免腋窝过度受压。最后,在保持杠杆作用增强的同时,将患者向操作者的方向推 10°~15°。

4.调整以获得适当的预推挤张力

确保患者保持放松。保持所有姿势,在屈曲、伸展、侧弯或旋转时进行任何必要的调整,直到操作者有信心完全做到脊柱锁定。患者不应该感到任何疼痛或不适。通过肩部、躯干、足踝、膝关节和臀部的轻微运动进行最后的调整。

5.推挤前即刻准备

必要时放松且调整操作者的平衡。操作者保持抬头并确保与患者的身体接触牢靠。如果操作者和患者放松且不僵硬,则可实现最佳且有效的 HVLA 推挤技术。这也是实现有效弹响的常见阻碍。

6.施行推挤手法

操作者的右前臂在弯曲的平面上向骶

骨顶端施加 HVLA 推挤(图 11.14)。操作者的左臂靠在患者的胸部并不产生推挤,只是起到稳定作用。这项技术的目的是实现骶骨的反向旋转运动。

虽然推挤很快,但绝不能过度用力。其目的应该是使用必需的最小力来实现关节弹响。

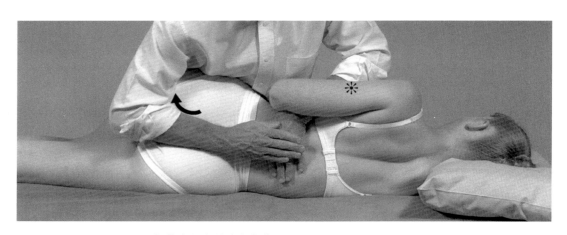

图 11.14 操作者的右前臂在弯曲的平面上向骶骨顶端施加 HVLA 推挤。

总结

骶髂关节:骶基底前侧

患者侧卧位

向前推挤

- 患者体位:右侧卧位

  - 下肢。患者右腿和脊柱在一条直线上,左髋和左膝轻微弯曲,位于小腿前侧

  - 上肢。将患者躯干向左旋转至 L5-S1 节段。在这个运动过程中,不要使脊柱弯曲,抵住腋窝

- 操作者体位:操作者靠近治疗床,双足前后分开站立。保持直立姿势,面向患者上半身的方向

- 推挤定位:操作者右前臂的手掌面放在骶骨的顶端。确保接触点在第二骶骨段下方。操作者的左前臂应该靠在患者的上胸廓和肋骨区域。操作者的左前臂轻轻旋转患者的躯干,直到达到脊柱锁定的状态。将患者向操作者的方向推 10°~15°

- 调整以获得适当的预推挤张力

- 推挤前即刻准备:放松且调整操作者的平衡

- 施行推挤手法:对骶骨顶端的推挤是在一个弯曲的平面上朝向操作者的方向(见图 11.14)。操作者的左臂靠在患者的胸部并不产生推挤,只是起到稳定作用

11.5　骶尾关节

尾骨前侧

患者侧卧位

假设患者确诊了躯体功能障碍(S-T-A-R-T),并且操作者希望向后移动或推挤尾骨。

关键词
※ 稳定性
● 施力点
➡ 推挤平面(操作者)
⇨ 身体运动方向(患者)
注:箭头的尺寸不是推力大小或推挤幅度的图示。

操作者必须小心谨慎,确保患者完全了解该步骤的性质。这项手法包括通过直肠途径进行评估和治疗。操作者检查患者的肛门和直肠区域,以确定是否有执行该步骤的禁忌证。这种手法既可用来轻轻移动骶尾部关节,也可对尾骨施加 HVLA 推挤。尾椎痛可能会很严重,手法的选择取决于患者的舒适度和方法的感知效果。在试图将尾骨向前推挤之前,操作者应熟悉调动骶尾部关节。

1.受力点

(1)穿过直肠后壁的尾骨前侧。
(2)尾骨的后侧面。

2.施力点

(1)操作者戴手套润滑后的示指。
(2)操作者戴手套的右手拇指。

3.患者体位

患者左侧卧位,臀部、膝关节和脊柱保持最大弯曲程度,且保持舒适。患者应该完全脱光衣服,这样才能进入肛管。臀部应该在治疗床边缘。

4.操作者体位

操作者站在患者身后,大约在患者髋关节的高度,面对着治疗床和患者的背部。

5.受力点触诊

操作者应戴一副合适的手套,在右手示指涂上润滑剂。必须告知患者,手指插入直肠会引起类似于排便的感觉。要求患者放松,用右手示指抵住肛门边缘(图 11.15A)。操作者用稳定的压力,将右手示指朝治疗床头侧方向插入患者的肛管,稍微向前(图 11.15B)。手指将穿过肛门括约肌进入直肠。如果患者

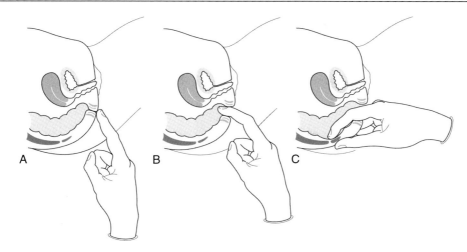

图 11.15　骶尾关节。**(A)**示指抵住肛门边缘。**(B)**右手示指如图所示插入。**(C)**直肠检查后,尾骨保持在示指内侧和拇指外侧之间。

难以放松,请他(她)竭尽全力打开肠道,并轻轻地将手指滑过肛门括约肌进入直肠。一旦通过肛门括约肌,直肠的方向是沿着尾骨和骶骨的头侧及后侧的曲线。

操作者触诊的右手示指通过直肠后壁识别患者的骶骨和尾骨,将右手示指的末节指骨紧靠骶尾部关节正下方的尾骨前表面,用右手大拇指向外识别臀部之间尾骨的后侧。患者的尾骨现在被轻轻地夹在操作者示指内侧和拇指外侧之间(图 11.15C),向多个方向施加轻柔的力,以确定过度的压痛或任何患者熟悉症状的再现。尾骨相对于骶骨的活动度和位置也值得注意。

6.固定受力点

操作者右手示指保持在患者尾骨前侧,同时用右手拇指按压尾骨后侧。固定轻柔但牢固,尾骨前表面的压力应较小。

7.调整以获得适当的预推挤张力

操作者应能在不同的运动范围和不同的平面内移动尾骨。确保患者保持放松。保持所有姿势,在尾骨的弯曲、伸展、侧弯和旋转时进行任何必要的调整,直到操作者感到骶尾部关节处于适当的张力和杠杆状态。

8.推挤前即刻准备

必要时放松且调整操作者的平衡。操作者确保与患者接触牢靠。如果操作者和患者放松且不僵硬,则可实现最佳且有效的 HVLA 推挤技术。这也是实现有效弹响的常见阻碍。

9.施行推挤手法

操作者在弯曲的平面上朝向自己的方向施加 HVLA 推挤(图 11.16)。

虽然推挤很快,但绝不能过度用力。其目的应该是使用必需的最小力来实现关节弹响。

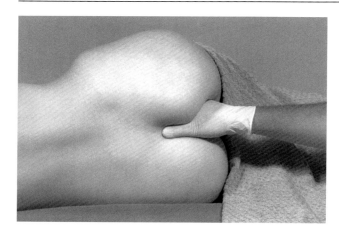

图 11.16   操作者在弯曲的平面上朝向自己的方向施加 HVLA 推挤。

总结

骶尾关节：尾骨前侧

　　患者侧卧位

　　向后移动或推挤

- 受力点：
  - 尾骨前侧
  - 尾骨后侧
- 施力点：
  - 操作者戴手套润滑后的右手示指
  - 操作者戴手套的右手拇指
- 患者体位：左侧卧位，臀部、膝关节和脊柱弯曲
- 操作者体位：操作者站在患者身后
- 受力点触诊：操作者将右手示指放在肛门边缘（见图 11.15A），将右手示指沿治疗床头侧方向插入肛管（见图 11.15B）。触诊示指通过直肠后壁识别骶骨和尾骨。将右手示指的末节指骨靠在尾骨的前表面，识别臀部之间尾骨的后部。患者的尾骨现在被轻轻地夹在操作者右手示指内侧和拇指外侧之间（见图 11.15C）
  - 固定受力点：操作者右手示指放在患者尾骨前侧，同时用右手拇指按压尾骨后侧
  - 调整以获得适当的预推挤张力
  - 推挤前即刻准备：放松且调整操作者的平衡
  - 施行推挤手法：推挤的方向是在弯曲的平面上朝向操作者的方向（见图 11.16）

第 3 部分

技术失败及分析

本书中的技术以结构化的格式进行了描述。这种格式具有灵活性,因此每种技术都可以改进,以适应患者和操作者。

随着实践和经验的积累,使用 HVLA 推挤技术的能力和专业知识不断提高。应用 HVLA 推挤技术的高水平技能的发展是基于对性能的批判性反思。当 HVLA 推挤技术不能用最小力产生关节弹响时,操作者应考虑如何调整和改进该技术。即使是经验丰富的操作者也应该回顾每一项 HVLA 推挤技术,以确定可能改善技术施行的因素。

用最小力也不能实现关节弹响的原因有很多,可以从以下 3 个方面进行回顾。

- 一般技术分析。
  - 技术选择错误。
  - 力量定位不充分。
  - 推挤无效。
- 操作者和患者因素。
  - 患者的舒适度与配合度
  - 患者体位。
  - 操作者的安慰和信心。
  - 操作者体位。
- 物理和生物力学因素。
  - 主要杠杆。
  - 次要杠杆。
  - 接触点压力。
  - 确定适当的预推力。

- 推挤方向。
- 推挤速度。
- 推挤振幅。
- 推挤力度。
- 技术停滞。

如果遇到操作障碍,请按照下面概述的审查过程进行操作。

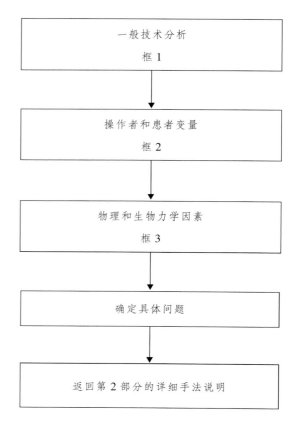

框 1　一般技术分析

技术选择错误

- 操作者体格太小而患者体格太大
- 操作者体位限制了手法的有效传递
- 操作者没有经验,手法选择错误
- 由于疼痛、不适或体位限制而无法准确定位患处
- 患者忧虑

力量定位不充分

- 主要杠杆的错误应用
- 次要杠杆的错误应用
- 无法识别适当的预推挤张力

推挤无效

- 接触点压力丧失
- 双手协调能力差
- 推挤方向错误
- 推挤速度不足
- 推挤幅度不正确
- 推挤力度不正确
- 推挤时失去杠杆作用
- 操作者体位不正确
- 操作者未放松
- 未能充分阻止推力和杠杆作用
- 操作者缺乏信心

框 2　操作者和患者变量

常见错误

- 患者体位不适
- 患者不放松
- 粗暴对待患者
- 手法过快
- 操作者体位错误
- 操作者缺乏信心

检查表

患者的舒适度与配合度
取决于:

- 对操作者的信心和信任
- 以往成功 HVLA 推挤技术的患者经验
- 缓慢、坚定和温和地处理患者
- 操作者的自信和令人放心的手法
- 手法说明和知情同意
- 最佳患者体位

患者体位
取决于:

- 选择合适的体位和治疗技术配合患者
- 正确识别主要杠杆和次要杠杆

- 无痛定位
- 正确使用治疗概况和调整治疗床

操作者的安慰与信心
取决于:

- 建立工作诊断
- 选择合适的体位和治疗手法配合患者
- 相信该手法将改善而不是使患者的症状恶化
- 先前使用所选的 HVLA 推挤技术的经验和成功经验
- 最佳操作者体位

操作者体位
取决于:

- 尽可能使用宽底座
- 不能仅仅依靠手臂力量和速度
- 尽可能使用操作者的身体来产生推力
- 不得弯腰或弯腰压在患者身上
- 操作者保持脊椎直立
- 治疗床的最佳高度

框 3 物理和生物力学因素

常见错误

- 主要杠杆不足
- 过多的次要杠杆。通常是由于过度应用次要杠杆造成锁死。这可能发生在杠杆的建立过程中或在推力点
- 预推的压力接触点立即消失
- 在推挤之前没有确定适当的预推挤张力和杠杆。如果对最佳预推挤张力有怀疑,尝试多次轻轻推挤
- 推挤方向不正确。推挤方向应让患者感到舒适。多次轻轻推挤可帮助识别合适的推挤方向
- 推挤速度不足
- 幅度过大。这通常是推力过大和(或)

控制不佳的结果

- 用力过大
- 手法停顿不足。这通常是操作者协调和控制不佳的结果

检查表

- 主要杠杆
- 次要杠杆
- 压力接触点
- 确定适当的预推挤张力
- 推挤方向
- 推挤速度
- 推挤幅度
- 推挤力度
- 手法停顿

索 引

共同交流探讨
提升专业能力

■ 智能阅读向导为您严选以下专属服务 ■

 ☆读书笔记 >>>>>>>>>>>>>>
在线记录书中知识点，形成个人医学笔记

 ☆交流社群 >>>>>>>>>>>>>>
加入本书专属读者社群，交流探讨专业话题

 ☆书单推荐 >>>>>>>>>>>>>>
获取医学专业参考书单，精进你的专业能力

操作步骤指南

微信扫码直接使用资源，无须额外下载任何软件。如需重复使用可再次扫码。或将需要多次使用的资源、工具、服务等添加到微信"收藏"功能。

扫码添加
智能阅读向导